Causa de la muerte

PENÍNSULA

Causa de la muerte

La vida y las muchas muertes de un médico forense

Richard Shepherd

Traducción de Ana Camallonga

PENÍNSULA

Título original: *Unnatural Causes*

First published as Unnatural Causes in 2018 by Michael Joseph,
an imprint of Penguin Books.
Penguin Books is part of the Penguin Random House group of companies.

Primera edición: mayo de 2021
Tercera impresión: enero de 2025

Ediciones Península,
Diagonal 662-664
08034 Barcelona
edicionespeninsula@planeta.es
www.edicionespeninsula.com

REALIZACIÓN PLANETA - fotocomposición
Depósito legal: B. 5.325-2021
ISBN: 978-84-9942-993-9

Nota del autor

No fue fácil para mí tomar la decisión de cambiar los nombres y otros elementos que pudieran identificar a las personas que aparecen en este libro, porque durante toda mi vida profesional he tratado de ser siempre lo más fiel posible a la verdad. Pero también me he esforzado durante toda mi vida profesional por aliviar el dolor de los que han perdido a un ser querido y no querría que nadie reconociera a un familiar en estas páginas y revisitara aquí sus horas más oscuras. De modo que solo se proporcionan en este libro los nombres de las personas que, por su fama, sería imposible ocultar. En el resto de los casos, se explican los hechos relevantes tal como se produjeron, pero se han cambiado algunos detalles para preservar la confidencialidad.

No es bastante reunir gusto, juicio y conocimiento;
que brillen en todo lo que digas verdad y candor:
que no solo lo que se debe a tu sentido
consientan todos, pero que busquen tu amistad.
Guarda silencio cuando dudes de tu sentido
y habla, aunque estés seguro, aparentando no estarlo:
conocemos a bobos recalcitrantes
que, cuando se equivocan, persisten en su error:
pero reconoce con gusto tus errores pasados
y haz todos los días una crítica del último.
No basta que tu consejo sea sincero,
la verdad brusca daña más que la afable falsedad;
has de enseñar a los hombres como si no les enseñaras
y proponerles lo que no saben como si lo hubieran olvidado:
sin buena educación la verdad no se aprovecha;
solo eso hace que se ame un sentido superior.
No escatimes el consejo con excusas,
pues la peor avaricia es la del sentido.
No traiciones tu confianza con mezquina complacencia
ni seas tan cortés que parezcas injusto.
No temas suscitar la cólera del sabio:
los que merecen alabanza soportan mejor el reproche.

Alexander Pope,
«Ensayo sobre la crítica»[1]

1. Alexander Pope, *Ensayo sobre el hombre y otros escritos*, traducción de Antonio Lastra y Ángeles García Calderón, Madrid, Cátedra, 2017.

I

Había nubes. Algunas eran montañas nevadas que se alzaban formidables. Otras se extendían sobre el cielo como grandes gigantes durmientes. Manejé los mandos con tanta suavidad que cuando la avioneta se inclinó, hacia abajo y a la izquierda, pareció hacerlo no respondiendo a mis órdenes, sino por instinto. Luego, frente a mí, el horizonte se convirtió en una línea recta. El horizonte es un amigo peculiar: siempre está allí, destellando entre el cielo y la tierra, inalcanzable, intocable.

Por debajo aparecieron las colinas de North Downs, y sus suaves promontorios se parecían de un modo extraño a las ondulaciones del cuerpo humano. La autopista los partía limpiamente. Los coches se perseguían unos a otros a lo largo de aquel profundo corte. Centelleaban como peces diminutos. Luego la autopista dejó de verse y la tierra desapareció en el agua, en un río en el que se entretejían una multitud de afluentes.

Un pueblo grande de repente, con su centro compacto de color rojo del que irradiaban carreteras flanqueadas por edificios más claros y modernos.

Tragué saliva.

El pueblo se estaba desintegrando.

Parpadeé.

¿Un terremoto?

Los colores del pueblo se difuminaban. Los edificios eran como guijarros en el lecho de un río a los que veía a través del cristal distorsionado del agua en movimiento.

¿Corrientes de aire fuera de lo común?

No. Porque el pueblo se difuminaba al mismo tiempo que algo en mi interior, algo que se parecía a la náusea. Pero más inquietante.

Parpadeé más rápido y mis manos se aferraron a los mandos de la avioneta, como si rectificando la altitud o la dirección pudiera rectificar esa sensación. Pero venía de muy dentro de mí y se abría paso a través de mi cuerpo con una fuerza física que me dejaba sin aliento.

Soy un hombre práctico y sensato. Pensé en posibles explicaciones prácticas y sensatas. ¿Qué había comido para desayunar? ¿Tostadas? No parecía que las tostadas pudieran explicar la repentina intensidad de mi malestar. Y si aquello no eran náuseas, ¿qué era? Lo que predominaba era algo parecido a una sensación de infelicidad y... sí, de miedo. Sentía que algo terrible estaba a punto de pasar. Incluso... sentía el impulso de hacer que pasara.

Un pensamiento grotesco e irracional cruzó por mi mente. ¿Y si saltaba de la avioneta?

Luché por seguir sentado, por respirar y por controlar la avioneta, por parpadear. Por volver a la normalidad.

Y entonces mire el GPS. Y leí: Hungerford.

Casas antiguas y de color rojo en el centro. Hungerford. En las afueras, calles grises y campos de deporte. Hungerford.

Y de pronto ya no estaba allí, y en su lugar apareció Savernake Forest, una vasta extensión de vegetación verde. El gran bosque me devolvió poco a poco la tranquilidad, como si yo fuera un caminante que estuviera disfrutando de la sombra que proporcionaban sus árboles. Si mi corazón seguía latiendo con fuerza era por el horror de lo que había dejado atrás. ¿Qué me había pasado?

Tengo más de sesenta años. Soy médico forense y he practicado más de 20.000 autopsias. Pero hasta aquel momento, que es reciente, no pensé que mi trabajo, que ha hecho que me familiarice con el cuerpo humano sin vida tras enfermedades, procesos de descomposición, crímenes, masacres, explosiones, entierros y desastres de grandes dimensiones, pudiera tener consecuencias emocionales.

No hace falta llamarlo ataque de pánico. Pero me impactó hasta el punto de hacerme varias preguntas. ¿Quizá debía pedir hora con un psicólogo? ¿O incluso con un psiquiatra? Y, lo más preocupante: ¿quería dejar de hacer mi trabajo?

2

La masacre de Hungerford, que fue el nombre que se le acabó dando, fue mi primer gran caso como médico forense y me llegó cuando hacía ridículamente poco que lo era. Seguía siendo joven, estaba lleno de entusiasmo y había tardado muchos años en reunir los requisitos necesarios para ejercer mi profesión. Años de una formación muy especializada que iba más allá de los cursos habituales sobre anatomía y patología. Admito que el aburrimiento de tener que dedicar tanto tiempo a observar ínfimas diferencias celulares en el portaobjetos de un microscopio a punto estuvo de hacerme claudicar. En ocasiones, para recuperar la motivación, me escabullía y entraba en el despacho de mi mentor forense, el doctor Rufus Crompton, que dejaba que mirara sus expedientes y las fotografías de sus casos. A veces me quedaba allí sentado, absorto, hasta muy tarde. Y para entonces era capaz de recordar por qué hacía todo aquello.

Completé mi formación al fin. Me asignaron de inmediato al departamento de medicina forense del Hospital de Guy, bajo la tutela de quien entonces era el forense más famoso del Reino Unido: el doctor Iain West.

En aquella época, a finales de la década de los ochenta, de los médicos forenses se esperaba, igual que de los policías de mayor rango, que fueran bebedores impenitentes, hombres que se expresaban con firmeza, machos alfa. Los que hacen un trabajo necesario que a otros les repugna a menudo se sienten con derecho a ir por el mundo con cierta arrogancia, y Iain la tenía. Era un hombre carismático, un forense excelente y una bestia parda cuando le tocaba declarar en un juicio, donde no dudaba en enfrentarse a los abogados cuando hacía falta. Era un buen bebedor, un gran seductor de mujeres y alguien que sabía mantener en vilo a todo un bar cuando contaba una historia. Yo, que podía ser tímido, para entonces casi me había convencido a mí mismo de que tenía algún tipo de habilidad social. Hasta que de repente me vi en el papel de torpe hermano pequeño de Iain. Irradiaba una luz que iluminaba los *pubs* de Londres y yo estaba a su sombra, admirándolo junto al resto del público, sin atreverme apenas a añadir una ocurrencia propia de vez en cuando. O quizá lo que ocurría es que no era capaz de pensar en nada que valiera la pena decir, no hasta al menos una hora más tarde.

Iain era el jefe del departamento y estaba claro que era también su líder. La masacre de Hungerford fue un desastre de alcance nacional y una tragedia personal para los habitantes de aquel municipio, sobre todo para las familias a las que afectó directamente. En condiciones normales, Iain, siendo el jefe del departamento, habría partido de inmediato hacia el lugar de la tragedia. Pero ocurrió a mediados de agosto y él estaba de vacaciones, de modo que, cuando llegó el aviso, fui yo quien se hizo cargo.

Conducía de vuelta a casa cuando sonó mi busca. Aunque ahora cueste recordarlo, en 1987 vivíamos en un mundo sin móviles, y lo único que tenía era aquel pitido que me avisaba de que debía hacer una llamada telefónica lo antes posible. Encendí la radio, por si el pitido pudiera estar relacionado con la actualidad. Y resultó estarlo.

Había un hombre armado aún suelto en una localidad de Berkshire tan recóndita que no había estado nunca en ella y apenas reconocía el nombre. Había provocado una masacre que se extendía desde Savernake Forest, el lugar de los primeros disparos, hasta el centro de Hungerford, y se había refugiado en un instituto de educación secundaria, donde la policía lo tenía rodeado. Intentaban persuadirlo para que se entregara. Los periodistas creían que había acabado con la vida de al menos diez personas, pero, como de momento no se podía acceder a la zona, no había forma de proporcionar una cifra exacta.

Llegué a casa, que por aquel entonces era una bonita vivienda en Surrey. Un matrimonio feliz, una niñera, dos niños pequeños que jugaban en el jardín: el contraste con los escenarios del crimen que yo frecuentaba no podía ser mayor. Aquel día yo sabía que mi mujer, Jen, probablemente no habría llegado aún, porque estaba estudiando.

Entré por la puerta principal y fui directo hacia el teléfono, diciéndole adiós a la niñera que se iba al mismo tiempo. Me informaron de cuál era la situación y estuvimos hablando con la policía y con la oficina del oficial de instrucción[1] sobre si creían que debía ir a Hungerford aquella misma tarde. Insistieron en que era necesario que lo hicie-

1. En gran parte del Reino Unido, las muertes por causas no naturales y las ocurridas en circunstancias sospechosas o bajo custodia policial las investiga un organismo público que lidera la figura del *coroner* u oficial de instrucción, que es quien solicita, si lo considera necesario, la intervención de un médico forense. En la actualidad, en el Reino Unido los oficiales de instrucción son abogados con al menos cinco años de experiencia y tienen un equipo a su cargo, formado a menudo por expolicías, que es quien hace el seguimiento de cada caso. *(N. de la t.)*

ra. Me comprometí a ponerme en camino en cuanto llegara mi mujer.

Encendí la radio y estuve atento a las novedades que llegaban de Hungerford mientras les preparaba la cena a los niños. Luego los bañé, les conté un cuento y los arropé en la capa.

—Que durmáis bien —dije, como siempre hacía.

En aquel momento yo era el padre cariñoso con sus hijos, y al mismo tiempo el experto forense que se moría de ganas de meterse en el coche e ir a ver lo que estaba pasando en el mayor caso de su vida profesional hasta la fecha. Cuando Jen entró por la puerta, el experto forense se hizo con las riendas de la situación. Me despedí de ella con un beso y salí a toda velocidad.

La policía me había indicado que debía abandonar la autopista M4 en el enlace 14 y esperar a la salida a la escolta policial. Poco después un coche de policía se deslizó junto al mío y dos rostros serios se volvieron hacia mí.

No hubo saludos.

—¿El doctor Shepherd?

Asentí.

—Síganos.

Había estado escuchando la radio, claro, durante todo el trayecto y ya sabía que la masacre había terminado con la muerte del infractor, Michael Ryan, de veintisiete años, el cual, por razones que nadie podía discernir, había recorrido la población de Hungerford armado con dos rifles semiautomáticos y una pistola Beretta. Ya fuera porque había acabado disparándose con una de sus armas o porque un francotirador le hubiera ahorrado la molestia de hacerlo, el caso es que estaba muerto. Se había impedido el acceso a la prensa, los heridos habían sido trasladados al hospital, los habitantes del pueblo permanecían en sus casas y ya solo quedaban policías y muertos en las calles.

Dejamos atrás un control policial y seguí al coche de la policía muy despacio a través de las calles extrañamente vacías. Los últimos rayos de sol del atardecer de verano atravesaban aquel pueblo fantasma y lo bañaban en una luz cálida y benigna. Los vivos estaban en el interior de las casas pero en las ventanas no se veía a nadie. Ningún coche se movía, solo los nuestros. Ningún perro ladraba. Ningún gato rondaba por los parterres de flores. Los pájaros habían enmudecido.

En nuestro recorrido por las afueras no muy extensas de la población pasamos junto a un Renault rojo atravesado a un lado de la carretera. Había un cuerpo de mujer desplomado sobre el volante. Un poco más adelante, al girar en South View, aparecieron los restos humeantes de la casa de Ryan a la izquierda. La calle estaba cortada. Vi el cuerpo de un agente de policía sentado inmóvil en su coche patrulla. El vehículo estaba atravesado por multitud de agujeros de bala. Un Toyota azul había chocado contra él; en el interior había otro conductor muerto.

Había un hombre mayor tendido junto a la puerta de su jardín, en medio de un charco de sangre. En la calzada, una mujer mayor, muerta. Boca abajo. Sabía, por las noticias, que debía de ser la madre de Ryan. Su cuerpo estaba en el exterior de su vivienda, consumida por las llamas. Más allá, un hombre en una vereda, con una correa de perro en la mano. En aquel atardecer de agosto, ya casi sin luz, la yuxtaposición entre lo cotidiano de las calles y la matanza indiscriminada que había tenido lugar era, ciertamente, irreal. Nunca antes había ocurrido nada parecido en el Reino Unido.

Nos detuvimos junto a la comisaría de la policía. La puerta de mi coche se cerró con un golpe seco y luego se cerró también la del vehículo policial y después de eso el silencio volvió a bañar —no, a asfixiar— Hungerford. Pasarían años antes de que volviera a oír un silencio parecido, el silencio que sigue al horror. Por lo general, a las escenas de homicidio las acompaña el trajín de los vivos: agentes uniformados, detectives, peritos forenses, personas que se encargan del papeleo, que toman fotografías, que llaman por teléfono, que vigilan la puerta. Pero la enormidad de lo ocurrido aquel día había paralizado Hungerford y había llevado a la población a un estado que solo puedo comparar con el *rigor mortis*.

La comisaría de policía era más bien un puesto de policía: estaban haciendo obras, en cualquier caso, y había trozos de yeso en el suelo y cables colgando. Supongo que me saludaron. Supongo que le di la mano a alguien en algún momento. Pero tengo la sensación, al echar la vista atrás, de que todas las formalidades se llevaron a cabo en medio del más absoluto silencio.

Pronto se hizo de noche del todo y yo estaba en un coche policial, en dirección a la escuela en la que Michael Ryan se había parapetado y luego se había disparado un tiro.

Nos deslizamos muy despacio por una calle silenciosa. Los faros iluminaron un coche accidentado, con su conductor claramente visible, inmóvil. Salí del vehículo una vez más. La luz de mi linterna recorrió los pies, el torso, la cabeza. Bueno, sobre la causa de la muerte no había ninguna duda: tenía una herida de bala en la cara.

Nos detuvimos junto al siguiente coche y luego junto a un par más. Las heridas de bala estaban en un lugar distinto en cada caso. A algunos les había disparado una vez, a otros les había disparado una vez y otra vez y otra vez.

Había grúas esperando a un lado del camino a llevarse los coches accidentados en cuanto la policía hubiera fotografiado la escena y retirado los cuerpos. Me volví hacia el agente que conducía el vehículo en el que viajaba. Mi voz rompió el silencio como un cristal haciéndose pedazos.

—No creo que sea necesario que examine más cuerpos *in situ*. No hay duda sobre cómo murieron. Podemos dejar lo demás para la autopsia.

—De acuerdo, pero necesitamos que le eche un vistazo a Ryan —dijo.

Asentí con la cabeza.

En el instituto de educación secundaria John O'Gaunt había muchos más agentes de policía.

Me explicaron la situación antes de ir al piso de arriba.

—Nos dijo que llevaba una bomba. No lo hemos registrado todavía porque nos preocupaba que la bomba pudiera detonar si lo movíamos. Pero necesitamos que vea el cuerpo y certifique la muerte. Solo por si estalla cuando vayamos nosotros. ¿De acuerdo?

—De acuerdo.

—Le aconsejo que no lo mueva, señor.

—De acuerdo.

—¿Quiere un chaleco antibalas?

Rechacé el ofrecimiento. El chaleco estaba diseñado para detener balas y no habría sido de demasiada utilidad a tan poca distancia de una bomba. Y, en cualquier caso, no tenía la menor intención de mover a Ryan.

Fuimos al piso de arriba. Ese olor como a goma de las escuelas. Cuando abrieron la puerta del aula, había pupitres. Algunos estaban volcados, pero la mayoría seguían en pie, en ordenadas hileras. En las paredes se veían dibujos clavados con chinchetas y esquemas de ciencias. Todo perfectamente normal. Salvo por el cadáver que había apoyado, casi como si estuviera sentado, en la parte delantera de la clase, junto a la pizarra.

El asesino llevaba una chaqueta verde. Hubiera podido parecer un hombre que había salido de caza de no ser por la herida de bala de la cabeza. La mano derecha descansaba sobre su regazo. Sostenía una pistola Beretta.

En cuanto avancé en su dirección, fui consciente de que todos los agentes abandonaban en silencio el aula. Oí cerrarse la puerta a mis espaldas. Desde el otro lado se escuchó un mensaje de radio: «Está dentro».

Estaba solo en un aula con el mayor asesino en serie del Reino Unido. Y tal vez con una bomba. Me había sentido atraído por mi profesión gracias a los libros de ese monstruo de la medicina forense que fue Keith Simpson. Pero no puedo recordar que mencionara la posibilidad de algo así en ninguno de ellos. Era muy consciente de todo lo que me rodeaba. Los sonidos amortiguados que llegaban del otro lado de la puerta. Las luces del exterior que arrojaban sombras oscuras que se solapaban en el techo. El débil rayo de luz de mi propia linterna. El aula olía a tiza y sudor, y ese olor se mezclaba de forma extraña con el de la sangre. Crucé la habitación, con la atención puesta en el cuerpo que había en la esquina. Al llegar, me arrodillé y lo miré. La pistola, que había matado ya a tanta gente aquel día, me apuntaba directamente.

Michael Ryan se había disparado un tiro en la sien derecha. La bala le había atravesado la cabeza y había salido por la sien opuesta. Vi la bala poco después, al salir del aula, incrustada en un tablón de anuncios que había al otro lado de la estancia.

Informé a los agentes de lo que había visto. No había cables ocultos. La causa de la muerte era una herida de bala en el lado derecho de la cabeza, un clásico de los suicidios.

Luego, con el alivio de alejarme de aquel lugar convertido en triste sepultura, aceleré en la autopista. Pero parecía que el silencio de Hungerford se hubiera infiltrado en el coche y viajara conmigo, como un pasajero descomunal y no deseado. Me sentí abrumado de repente por todo lo que había visto aquel día. Por la enormidad de lo ocurrido. Por el horror. Me detuve en el arcén y me quedé sentado en la oscuridad mientras las luces de los demás vehículos pasaban a mi lado, sin ver, sin saber.

Solo me di cuenta de que un coche de policía se había detenido justo detrás del mío cuando noté que alguien daba un golpecito en la ventana.

—Disculpe, señor. ¿Se encuentra bien?

Le expliqué quién era y de dónde venía. El agente asintió con la cabeza y me miró con atención, analizándome, preguntándose si debía creerme.

—Necesito solo un minuto —dije— antes de seguir.

Los agentes de policía no son ajenos a las transiciones entre el trabajo y el hogar. Asintió de nuevo y volvió a su vehículo. Sin duda para comprobar lo que yo le había dicho. Unos minutos más tarde tuve la certeza de que había dejado Hungerford atrás y que lo que tenía ante mí era mi casa. Puse las luces, hice un gesto de despedida con la mano y me incorporé a la gran corriente del tráfico de la autopista. El vehículo policial arrancó detrás de mí y me escoltó durante un rato; luego se quedó atrás y dio la vuelta. Seguí solo el resto del trayecto.

En casa, los niños estaban acostados y Jen estaba en el piso de abajo, mirando la televisión.

—Sé dónde has estado —dijo—. ¿Ha sido horrible?

Sí. Pero lo único que hice fue encogerme de hombros. Me volví de espaldas a ella para que no pudiera verme la cara. Me invadió la urgencia de apagar el televisor, de dejar de ver a los periodistas que hablaban con animación, con apremio, sobre Hungerford. Los muertos de Hungerford ya no sentían animación y nada los apremiaba. Eran hombres y mujeres a los que habían asesinado mientras se ocupaban de sus asuntos, asuntos que creían importantes y urgentes hasta que alguien decidió ponerles punto y final. Ya no había nada importante para ellos. Nada que fuera urgente.

Aquella noche estuve hasta tarde haciendo llamadas para organizar las múltiples autopsias que habría que hacer al día siguiente. Esperaba poder ayudar a la policía a reconstruir cada muerte y de este modo, con el apoyo de los testigos, también los movimientos de Ryan. La reconstrucción de un crimen es importante. No solo para todos los involucrados, sino para todo el mundo. Como humanos, sentimos la necesidad de saber. Sobre ciertas muertes concretas. Sobre la muerte en general.

A la mañana siguiente practiqué varias autopsias rutinarias: borrachos, drogadictos y ataques al corazón. Todas en la morgue de Westminster. Mientras mis compañeros me pedían detalles de lo ocurrido en Hungerford, la policía trasladaba los últimos cuerpos a la morgue del Hospital Royal Berkshire, en Reading. Cuando llegué, en torno a las dos de la tarde, me recibió el personal que trabajaba allí e hicimos las presentaciones a la manera tradicional de nuestra profesión: frente a una taza de té. Se considera un ritual esencial en las morgues, tanto un derecho como un deber antes de practicar una autopsia.

Y entonces la puerta se abrió de par en par y en la habitación irrumpió Pam Derby. La estancia se llenó de movimiento. Pam era nuestra secretaria, tan diminuta como fundamental para el funcionamiento del equipo.

—¡Vaya! —dijo.

Su presencia era siempre imponente, pero aquel día parecía estar a niveles máximos de eficiencia. Dos auxiliares de la morgue no demasiado entusiastas se afanaban tras ella con el ordenador.

—¿Dónde puedo enchufarlo?

No era una pregunta, era una exigencia. Los ordenadores de oficina estaban en pañales en 1987, y eran unos pañales muy grandes. Nuestro ordenador, de hecho, podría haber salido de un huevo de dinosaurio: Pam tuvo que traerlo del Guy en una furgoneta.

Vio que yo llevaba ya mi delantal verde y mis botas blancas de agua. Estaba a punto de iniciar los exámenes externos y de organizar los rayos X. Listo para empezar.

—No, no, no, no puedes hacer nada hasta que el ordenador no se haya puesto en marcha y eso tarda al menos diez minutos. O me llevarás demasiada ventaja. Hazme una taza de té —pidió. Sin duda Iain West se engañaba si creía que era el jefe del departamento.

Con el ordenador y la tetera ya ronroneando, Pam se sentó ante el teclado.

—Todo esto es un poco absurdo; les han disparado, cualquiera puede verlo —dijo enérgicamente.

Pam estaba familiarizada con el trastorno emocional y espontáneo de los homicidios reales. Por eso, ella y otras personas del equipo leían a menudo novelas policíacas de tramas trazadas con escuadra y cartabón, donde el asesino deja pistas evidentes y al final todas las piezas del puzle encajan. Nada que ver con las múltiples versiones de la verdad, los hechos que entran en conflicto y las interpretaciones que se hacen de ellos que conforman el caótico día a día de las investigaciones reales.

Pam tenía razón: no había ningún misterio ante nosotros. Pero cada cuerpo era un hermano, un padre, un hijo, un amante. Cada uno de ellos era especial para su familia y amigos y era un acertijo que yo debía resolver. Había seis mesas que iban de una punta a otra de la habitación, y había un cuerpo en una de cada dos; las mesas vacías que había entre un cuerpo y otro se usaban para depositar en bolsas y luego etiquetar los cientos de muestras que íbamos a tomar.

El primer cuerpo era el de Michael Ryan. Seguramente, la mayoría de los desconsolados familiares de las víctimas no habrían querido que compartiera morgue con los suyos, y menos una sala de autopsias. De hecho, lo que todo el mundo quería era sacárselo de encima. La prensa seguía insinuando con indisimulado regocijo que a Ryan lo habían «eliminado» las fuerzas especiales aéreas, el Special Air Service (SAS), pese al comunicado de la policía que había confirmado, tras mi inspección de la noche anterior, que Ryan se había suicidado. Ahora la autopsia debía confirmar también que se trataba de un suicidio.

Hay dos situaciones que requieren que se practique una autopsia, también llamada examen *post mortem*. Puede hacerse tras una muerte natural, por lo general en un centro hospitalario —y aunque se conozca la causa de la muerte—, para confirmar el diagnóstico del paciente y, posiblemente, evaluar los efectos del tratamiento. A los familiares más próximos del fallecido se les pide permiso para practicar este tipo de autopsia y tienen todo el derecho a negarse. Por fortuna, muchos dicen que sí. Lo que se descubra en ella puede ayudar a otros pacientes, ya que proporciona al personal médico una oportunidad excepcional de aprender y mejorar. En mi opinión es un acto de gran generosidad acceder a que se le practique una autopsia clínica a un ser querido.

El segundo caso tiene lugar cuando la causa de la muerte es desconocida o existe la posibilidad de que no haya sido natural. En ese caso, se informa del fallecimiento a la oficina del oficial de instrucción. Cuando la muerte es sospechosa, no natural, criminal o inexplicable se practica una autopsia que no es clínica sino forense. Se trata de un examen completo y muy detallado del exterior y del interior del cuerpo. A continuación, el médico forense detalla todos sus hallazgos en un informe.

El informe en cuestión debe hacer constar la identificación formal del fallecido y ese, el de la identificación, es a menudo un proceso largo y complejo, que no siempre llega a completarse. El informe también explica por qué la policía o el oficial de instrucción han solicitado la autopsia, enumera a las personas presentes durante el examen e informa de los resultados de los análisis de laboratorio que se realizaron *a posteriori*.

El grueso del informe lo conforma una descripción detallada de los hallazgos del forense. Solemos ofrecer algún tipo de interpretación de esos hallazgos y al final dictaminamos una causa de la muerte. Si no sabemos por qué murió aquella persona, lo hacemos constar, aunque por lo general tras sopesar las diversas posibilidades.

Pese a haber pasado años estudiando el aspecto macroscópico y microscópico que presentan los órganos en miles de enfermedades durante nuestro periodo de formación, el examen cuidadoso del cuerpo que tenemos ante nosotros es a menudo la parte más importante de una autopsia. Durante ese detallado examen externo, medimos y tomamos nota del tamaño, la localización y la forma de cada rasguño y hematoma, y de cada agujero de bala y herida de arma blanca. Quizá parezca un procedimiento sencillo si se compara con el análisis médico del interior del cuerpo, pero se ha demostrado que a menudo es el que más cuenta a la hora de reconstruir un homicidio. Sería un error contemplar el examen externo como una mera formalidad y realizarlo de forma apresurada. Luego, cuando el cuerpo ya ha sido incinerado, podríamos lamentar haber tomado tan pocas notas.

Michael Ryan era un asesino en serie. Mató a 16 personas y otras tantas resultaron heridas por su culpa. Mi carrera hasta entonces había girado en torno a víctimas de accidentes, de crímenes o de la mala suerte. Pocas veces veía a criminales, y sin duda nunca había contemplado de cerca a nadie que hubiera causado tanta muerte y dolor. ¿Podía, debía tratar a Ryan con el mismo respeto con el que trataría a sus víctimas?

Sabía que era mi deber hacerlo. No hay lugar para los sentimientos en una sala de autopsias. He aprendido, y es una de las mayores lecciones de mi trabajo, a no sentir una aversión moral que otros creerían no solo justificada sino necesaria. De modo que aparté de mi mente y de mi corazón cualquier sentimiento que pudiera tener sobre aquel chico y sobre sus actos. Sabía que examinarlo requeriría de tanto o más cuidado y atención del que serían necesarios para los demás. Solo tras un examen físico exhaustivo y conclusivo podría facilitar al oficial de instrucción la información que su oficina necesitaba para emitir el veredicto adecuado durante la investigación judicial.[2] Sabía que tener pruebas era crucial en ese veredicto, para evitar cualquier impugnación que pudiera haber en el futuro o las inevitables teorías de la conspiración.

2. Se refiere al procedimiento oficial que el oficial de instrucción pone en marcha en las zonas del Reino Unido en las que es este funcionario el encargado de investigar las muertes no naturales y las ocurridas en circunstancias sospechosas. Aunque también se emite un veredicto, es un procedimiento judicial distinto al ordinario, y se desarrolla en un tribunal propio. *(N. de la t.)*

Costaba hacerse a la idea de que aquel joven delgado que yacía desnudo en la mesa de autopsias había llevado a cabo una masacre. Todos los presentes en la sala —agentes de policía, personal de la morgue, incluso Pam— lo miraban atónitos. Tenía un aspecto tan vulnerable como el de cualquier víctima de un crimen, como cualquiera de sus víctimas.

Sin más dilación, me puse a hacer mi trabajo: realicé un examen completo, en particular de los orificios de entrada y salida de la cabeza; abrí el cuerpo para examinar el interior y tomar muestras para los análisis toxicológicos; examiné el recorrido, por último, de la bala a través de su cerebro.

En cuanto me puse a trabajar, se hizo el silencio en la sala. No hubo más llamadas. Ni movimientos nerviosos. Nadie dio golpecitos a nada. Dejaron de circular teteras y tazas de té. Incluso la temperatura descendió de forma significativa. En cuanto terminé, se llevaron la camilla. Nadie quería acercarse a aquel chico extraño que había llevado una vida tranquila con su madre mientras alimentaba una obsesión con las armas de fuego y pensaba en Dios sabe qué.

Me puse a continuación con las víctimas de Ryan y me di cuenta de que sería un día largo, difícil y agotador. Se oía el golpeteo de las cámaras frigoríficas al abrirse y cerrarse cuando completábamos una autopsia y empezábamos la siguiente. Al margen de aquello, y de lo que le dictaba de viva voz a Pam, en la habitación reinaba el silencio. Me ayudaba una forense en prácticas, Jeanette MacFarlane. Pam tecleaba lo que yo le dictaba y varios agentes de policía, en turnos rotativos, me seguían de mesa en mesa; los de más rango tomaban notas, y los demás recogían mis muestras.

Cuando yo terminaba con un cuerpo, el personal de la morgue lo limpiaba, lo cosía y lo preparaba para que la familia pudiera verlo.

Las muertes no tenían ningún misterio: eran todas por heridas de bala. Ninguna de las víctimas había visto a Ryan enfurecido, armas en mano, y se había desplomado por un ataque al corazón. Pero mi trabajo era buscar cualquier enfermedad natural que pudiera haber causado o acelerado la muerte. Tenía que documentar cuidadosamente cada herida, explicarla, analizarla, describir la trayectoria de la bala o balas. Daba vueltas alrededor de los cuerpos, dando instrucciones al fotógrafo, midiendo heridas, tomando nota de cualquier anormalidad, recitando mi liturgia a Pam. Poco a poco empezó a emerger una imagen más clara del día de furia de Ryan.

Por lo general, a las víctimas que habían muerto de un solo disparo les había disparado desde lejos. Si estaba más cerca de la víctima, Michael Ryan sentía la aparente necesidad de disparar más veces.

Cuando su madre, que trabajaba de cocinera en un colegio, oyó por una amiga lo que estaba pasando, volvió a casa a reprenderle. La amiga la llevó en coche hasta South View y ella siguió a pie hasta llegar a su domicilio, dejando atrás a muertos y heridos, y acercándose sin miedo a su hijo.

—¡Basta ya, Michael! —le gritó.

Él se encaró a ella y le disparó un tiro en la pierna con el rifle semiautomático. Eso hizo que cayera boca abajo al suelo. Tal como yo lo veo, con ese disparo solo pretendía incapacitarla. Luego fue hacia ella, se apostó de pie a su lado y le disparó dos veces en la espalda para matarla.

En esos dos últimos tiros se veían el hollín y las abrasiones típicas de las heridas en las que el arma se ha disparado a muy poca distancia, quizá a unos quince centímetros. Puede que no fuera capaz de mirarla a la cara mientras la mataba. Hasta la llegada de su madre, Ryan no había salido del área que rodeaba su vivienda; la teoría que yo me hice era que, con su madre muerta, él se había permitido ampliar su zona de actuación por el pueblo. Mi sensación era que solo entonces Ryan se había sentido libre para regodearse en la experiencia del poder extraordinario y desacostumbrado que las armas que llevaba le concedían sobre los que iban desarmados.

En los días siguientes seguí adelante con aquel peculiar trabajo, abriéndome paso despacio en un cuerpo tras otro. La muerte, para aquellas víctimas, había sido un final inesperado y violento a unas vidas pacíficas y quizá, por lo demás, sin grandes sobresaltos. A todos en la morgue la idea les conmovía enormemente, pero los forenses no podemos permitirnos sucumbir al horror, ni siquiera al malestar. No hay lugar para la conmoción en el trabajo forense. Debemos buscar la verdad con desapego clínico. Para prestar un servicio a la sociedad en ocasiones debemos dejar de lado algunos aspectos de nuestra propia humanidad. Creo que esa misma humanidad dejada de lado es la que se reafirmó a sí misma con fuerza al volar sobre Hungerford casi treinta años después.

De hecho, me ha llevado todo este tiempo admitir que aquella masacre me afectó profundamente. Por aquel entonces yo era incapaz de reconocer, tampoco a mí mismo, que sentía horror o tristeza, en cualquiera de sus manifestaciones. Mis compañeros de profesión, machos alfa o aspirantes a serlo, eran el espejo en el que me miraba, y ellos nunca habrían mostrado o expresado un sentimiento de ese tipo, ni se habrían permitido pensar en ello. No, para hacer este trabajo tenía que recordar la integridad profesional del profesor Keith Simpson, el médico forense que, durante mi adolescencia, me había fascinado hasta el punto de decidirme a seguir sus pasos. ¿Acaso en sus libros dijo algo alguna vez sobre el espanto o el horror? No, no lo hizo.

Cuando Iain regresó de sus vacaciones no me preguntó nada sobre Hungerford ni me dio ningún consejo ni hizo referencia a lo ocurrido de ninguna otra manera. Sin duda lo enfurecía que me hubiera hecho cargo de un caso tan importante en su ausencia, aunque cubrirle durante sus vacaciones era parte de mi trabajo. ¿Podría haberle localizado y pedido que viniera? Quizá, y por algo así seguro que habría venido. Los dos sabíamos que un caso de tanto impacto como aquel tendría que haber sido suyo: había intervenido en muchos atentados y tiroteos del IRA. De hecho, se había especializado en balística.

Su furia se manifestó en forma de frialdad, aunque poco a poco empezó a saberse por otros compañeros que Iain creía que lo más estúpido que había hecho Ryan había sido cometer aquella masacre cuando él, Iain, estaba de vacaciones. A lo que nosotros añadimos por nuestra cuenta que, como si eso no hubiera sido suficiente, Iain también debía pensar para sus adentros que Ryan había sido un idiota por pegarse un tiro y privar al famoso doctor West de una intervención espectacular en el juicio.

Durante mucho tiempo, la masacre de Hungerford pesó en nuestra relación. Sin embargo, no cabe duda de que mi posición en el Guy, y probablemente en todo el Reino Unido, cambió como consecuencia de mi trabajo en aquel caso. Había dejado de ser el hermano pequeño que miraba embobado, el discípulo complaciente. Era un forense reconocido por derecho propio.

3

Dejé de darle vueltas a mi viaje, extraño y emocional, de vuelta a los acontecimientos de 1987 en Hungerford en cuanto me comuniqué por radio, hice un giro para realizar la maniobra de aproximación final con la avioneta y aterricé sin problemas. Mi aeronave es una Cessna 172 que comparto con una veintena de pilotos más de Liverpool. Disfruto mucho utilizándola tan a menudo como puedo para acudir a reuniones y autopsias en otras partes del Reino Unido y de Irlanda, aun sabiendo que es un disparate: de puerta a puerta, yendo en tren llegaría casi siempre antes.

Reboté sobre la pista de aterrizaje del pequeño aeródromo cubierto de hierba en el que relucía el sol, busqué mi zona de estacionamiento y apagué el motor. Salí de la Cessna y vi a mi compañero esperándome. Me encontraba bien. Mientras nos alejábamos en coche empecé a preguntarme si no me habría imaginado todo lo que había pasado allá arriba. ¿Quizá no llegaba suficiente oxígeno a la cabina? Difícilmente, estando a menos de mil metros. En cualquier caso, estaba seguro de que mi reacción no podía haber sido tan intensa como la recordaba. No había sido un ataque de pánico en absoluto.

En el vuelo de vuelta las condiciones meteorológicas fueron menos favorables y exigieron mi total atención, lo que hizo que apenas pensara en Hungerford. Salvo para evitar pasar por encima. Se me ocurrió entonces, por primera vez, que la preocupación del piloto por mantenerse con vida, que suprime de forma tan poderosa el resto de los pensamientos, sentimientos y temores, era quizá una de las razones por las que volaba.

Ya en casa, las nubes dejaron paso a un suave atardecer de verano. Me puse un whisky con soda y me senté fuera, en el patio, a disfrutar de los últimos rayos del sol que se ponía.

Pero, de repente, cuando menos lo esperaba, aquel anochecer nacarado y la quietud silenciosa que lo acompañaba me recordaron a... Hungerford. Otra vez. Mi corazón empezó a latir con fuerza. Me sentí extrañamente mareado, y no había probado aún mi bebida. Avanzaba de nuevo a través de las calles de la localidad entre cuerpos que yacían inmóviles, cuerpos en medio de charcos de sangre, junto a cortacéspedes, dentro de coches, atravesados en la acera. Una sensación de terror escaló por mi pecho y lo estrujó con fuerza.

Respiré profundamente tratando de tranquilizarme. Me recordé a mí mismo que ahora sabía lo que estaba pasando. Mi mente me estaba jugando una mala pasada, sin duda. De modo que, con un gran esfuerzo, debía ser capaz de controlarla. Sin duda.

Seguí respirando. Cerré los ojos. Tenía que vencer aquella sensación, aplastarla como se aplasta el hielo entre los dedos cuando lo aprietas.

Poco a poco mi cuerpo se relajó. Abrí los puños. Mi respiración se hizo más profunda. Levanté el vaso de forma vacilante y me lo llevé a los labios. Sí. Había recuperado el control.

Con el vaso vacío, fui capaz de contestar con seguridad a las dos preguntas que me había hecho aquella mañana en la avioneta. No, claro que no necesitaba ver a un psicólogo, y mucho menos a un psiquiatra: la idea era absurda. Y no había ningún motivo por el que tuviera que dejar de trabajar como forense. Fuera lo que fuese lo que me estaba pasando aquel día, pasaría rápido. Todo iría bien. Seguro.

Pocos meses después, en el otoño de 2015, una serie coordinada de atentados terroristas en bares, restaurantes, un estadio deportivo y una sala de conciertos de París se saldó con la muerte de 130 personas y con centenares de heridos. Escuché la noticia en la radio de camino al trabajo. De fondo, tras el periodista, se oía el ulular de las sirenas habituales en las situaciones de emergencia y un parloteo de voces estupefactas. El paisaje del horror. Tuve que detener el coche.

Sentado en un área de descanso cercana a mi casa, cerré los ojos. Pero seguía viendo, y mis orejas oían también. Luces azules de ambulancia. Controles policiales. Hileras de mesas de autopsia bajo el resplandor brillante de la morgue, y miembros humanos sobre ellas. Gritos. La radio de la policía. El llanto de los heridos. Cadáveres ante mí. En mis orificios nasales, el olor de la muerte. Un pie, una mano, un niño. Una mujer joven que había estado bailando en una discoteca, sus intestinos desmadejados. Hombres con traje y corbata pero sin piernas. Oficinistas, empleadas de cafetería, estudiantes, pensionistas. Destrozados, todos y cada uno de ellos.

No sé cuál de los desastres que había presenciado estaba viendo: las bombas de Bali, los atentados del 7 de julio de 2005 en Londres, el accidente ferroviario de Clapham, el hundimiento del *Marchioness*, el 11 de septiembre de 2001 en Nueva York, la masacre de Whitehaven... O quizá fueran todos ellos.

Esperé en la cuneta a que el tsunami que me engullía se calmara. Cuando lo hizo, me invadió una sensación de tristeza y de miedo. El olor a putrefacción humana tardó unos minutos en disiparse del coche. Respiré hondo. Ya estaba.

Arranqué de nuevo, conmocionado pero con la situación bajo control.

Quizá sí necesitaba hablar de todo ello con un profesional, al fin y al cabo. ¿Un cura, tal vez? Alguien, en cualquier caso, cuyo trabajo fuera escuchar nuestras debilidades y prestarnos apoyo.

Sacudí la cabeza sin darme cuenta. Claro que no. Lo ocurrido en París era terrible, pero nadie me había pedido que fuera a ayudar y no tenía nada que ver conmigo. Conocía la muerte a fondo y no le tenía miedo. Las noticias que llegaban de París habían abierto de forma inesperada un filón de recuerdos, pero la grieta había vuelto a cerrarse. Compadecí a mis colegas franceses, consciente de la larga noche de trabajo que tenían por delante.

Y reemprendí mi camino hacia la morgue. Todo estaba bien. No iba a pasarme nada.

4

Desde muy joven, he tenido una relación con la muerte a la vez íntima y distante. Me crie en una casa acogedora, cerca de Londres. Mi padre trabajaba como contable en un organismo público local. Mi madre y él, ambos del norte de Inglaterra, se habían instalado en el sur en busca de fortuna. No encontraron ninguna fortuna, pero no les fue mal: los amantes de las clasificaciones nos habrían catalogado de clase media-baja. Mi hermana tiene diez años más que yo y mi hermano, cinco. Yo era el benjamín de la familia. Solo había un aspecto en el que éramos diferentes al resto: nuestra madre tenía una dolencia cardíaca que hacía que poco a poco se fuera apagando.

De pequeña había contraído una fiebre reumática y una de las complicaciones de aquella infección infantil era que la válvula mitral de su corazón cada vez estaba más dañada. Eso lo sé ahora. Entonces, todo lo que sabía es que mi madre a menudo se quedaba sin aliento incluso tras hacer el menor de los esfuerzos y que, a diferencia de las madres de otros, necesitaba sentarse con frecuencia.

Mi hermana mayor, Helen, me aseguraba que mi madre había sido una vez una mujer vibrante y risueña que arrastraba sin contemplaciones a mi padre, un hombre más bien adusto y reticente, a la pista de baile a la menor oportunidad. Que de joven había emprendido junto a él un viaje por Europa en un tándem poco antes de que estallara la guerra. Que siempre era el alma de la fiesta.

A mí me gustaba sentarme en la sala de estar y escuchar las historias que contaba mi hermana sobre nuestra madre. Las paredes, en aquella época, no lucían muchos adornos, pero lo intrincado de los dibujos de las alfombras lo compensaba. En la esquina había un televisor en blanco y negro diminuto; cuando lo apagabas, en el centro de la pantalla se quedaba un punto blanco —era hipnótico— que se resistía varios minutos a desaparecer en la oscuridad. Había un centro de entretenimiento (un mueble gigantesco que combinaba tocadiscos y radio), con una malla metálica en la parte frontal, de la que salía sobre todo música clásica, del tipo que las clases medias con aspiraciones creían que las hacía parecer cultivadas.

El fuego eléctrico brillaba con calidez, aunque seguramente daba más luz que calor. Los sillones quizá mostraban signos de desgaste, pero los tapetes los cubrían estratégicamente. Sí, me gustaba escuchar historias de aquella mujer alegre sentado en la alfombra de colores chillones de la sala de estar. Aunque parecieran no tener nada que ver con la persona que languidecía en la cama. En el piso de arriba. O en el hospital.

Sus estancias en el hospital eran largas y frecuentes, o al menos a mí me lo parecían entonces. A menudo me enviaban de vacaciones a la costa con mi abuela, en Lytham St Annes, o con mi tía, en Stockport, y no descubrí hasta mucho después que no era para que disfrutara de la playa ni para que viera a mi primo, sino porque mi madre debía someterse a una operación y necesitaba tiempo para recuperarse.

En casa, conmigo, sin duda se esforzaba por que todo pareciera normal. Se levantaba cada mañana para verme salir en dirección a la escuela (en aquellos tiempos hasta los niños muy pequeños iban solos al colegio) y despedirse amorosamente. Un día me olvidé el violín y tuve que volver a casa de forma imprevista; me la encontré en la cama, y fue entonces cuando me di cuenta de que, cada mañana, en cuanto me iba, debía de dejarse caer de nuevo entre las sábanas. Se sorprendió tanto de ser testigo de mi descubrimiento como yo me sorprendí de hacerlo. Me temo que me chocó tanto que incluso reñí a la pobre mujer. Quería que se recuperara y que fuera la madre que todo el mundo decía que había sido. Pero hasta yo podía ver que estaba desapareciendo ante mis ojos.

Un día de diciembre llegué a casa de la escuela y ella no estaba. Se la habían llevado a un hospital que ahora sé que era el Royal Brompton. Más pruebas y más reposo. Tenía cuarenta y siete años.

Me llevaron a verla el día de Navidad. Mis recuerdos de esa visita casi han desaparecido bajo el peso de las muchas otras visitas a hospitales que he hecho a lo largo de mi carrera. Puedo excavar a través de los años, levantando capas geológicas, hasta llegar a la Navidad de 1961, pero lo que encuentro se rompe en pedazos en cuanto trato de contemplarlo de cerca. Solo es posible captar algo a través de miradas rápidas, de reojo.

Yo sabía que los niños de nueve años no eran bienvenidos en los hospitales. Me habían dicho que debía portarme muy bien. Consciente de todo ello, me condujeron por un pasillo de techos altos y con eco. Enfermeras ajetreadas, con uniformes elegantes y almidonados pasaban junto a nosotros a toda prisa. Había grandes habitaciones a cada lado. Olía a desinfectante. A través de las ventanas del fondo podía verse la luz amarillenta de un encapotado día londinense. Giré, tras mi padre, en dirección a una amplia sala. Suelos de tarima. Una larga fila de camas, todas blancas, listas para la llegada de nuevos pacientes. En mi recuerdo, todas están vacías. Menos una. En ella está mi madre. Creo que debía de ser la única paciente del ala aquel día de Navidad.

Ojalá pudiera recordar qué dijo mi madre al verme, cómo me miró. Imagino que me abrazó y me cogió de la mano. Supongo que lo hizo. Imagino que trepé a la cama y le enseñé los regalos que me habían hecho. Quizá abrí algunos con ella. Creo que lo hice. Espero haberlo hecho.

Pocos días después, una mañana fría de enero, me levanté temprano, como siempre, y salí de la habitación que compartía con mi hermano, Robert, para ir a la de mis padres, y deslizarme junto a mi padre en la cama. Lo hacía cada mañana. Pero aquel día algo había pasado. La cama estaba fría. Seguía hecha. Nadie había dormido en ella.

Me acerqué de puntillas a lo alto de las escaleras. Había luces. Luces en casa a primera hora de la mañana. Y voces. No hablaban con normalidad, como se habla cuando es de día. Eran voces apagadas, como cuando se habla de noche, en un tono extraño con notas de alarma que no fui capaz de reconocer. Caminé sigilosamente de vuelta a mi cama y me acosté. Esperé. Estaba preocupado. Algo había pasado y tarde o temprano alguien vendría a explicármelo.

Al fin entró nuestro padre.

Para mi horror y espanto, estaba llorando. Nos quedamos mirándolo. Robert parpadeaba porque acababa de despertarse.

—Vuestra madre era una mujer maravillosa —dijo nuestro padre.

Tenía nueve años y aquello fue demasiado sutil para mí. Robert tuvo que explicarme por qué nuestro padre usaba el tiempo pasado, por qué de nuestra madre se hablaba ahora en tiempo pasado: estaba muerta.

Con el tiempo supe que mi padre y mi hermana habían ido a verla la tarde anterior al Royal Brompton, como solían hacer. Mi madre no mejoraba, pero tampoco parecía empeorar. Le dieron las buenas noches y se disponían a marcharse cuando una enfermera los llevó a un aparte.

—¿Se dan cuenta de lo enferma que está la paciente? Es posible que la señora Shepherd no pase de esta noche —les dijo.

La noticia les cayó como un jarro de agua fría, porque la posibilidad de que mi madre pudiera morir simplemente no se le había ocurrido a nadie. Si a mi padre se le había pasado por la cabeza, o alguien del equipo médico se lo había sugerido, él se había convencido a sí mismo de que no iba a pasar. Su mujer estaba en el hospital para curarse. Su familia la visitaba. Era el orden normal de las cosas. Nadie había anticipado que pudieran tener un final.

En realidad, el suyo era un caso terminal. Sufría una insuficiencia cardíaca y también había desarrollado una bronconeumonía, una afección a la que se ha llamado en ocasiones «la amiga de los ancianos», porque pone fin al sufrimiento de los más débiles. No iba a ser capaz de superar la neumonía, pese a que entonces ya había antibióticos que trataban la infección. Ojalá se hubiera descubierto la penicilina a tiempo de prevenir que la fiebre reumática dañara su corazón cuando contrajo la infección de pequeña.

Años después, siendo yo estudiante de Medicina, mi padre sacó un día con mucha solemnidad el informe de la autopsia de mi madre de un cajón especial y me pidió que se lo explicara. Le conté que la respuesta de su cuerpo a la fiebre reumática infantil había sido fabricar unas sustancias químicas que habían eliminado las bacterias. Pero esas mismas sustancias habían atacado no solo la infección sino también los propios tejidos del cuerpo; en este caso, y como suele ocurrir con la fiebre reumática, a la válvula mitral del corazón. Esa válvula, que controla el flujo de sangre que circula por el lado izquierdo del corazón, había quedado tan dañada que estaba parcialmente obturada y se había endurecido. Cada vez que llevaban a mi madre al hospital para operarla a corazón abierto, los cirujanos literalmente introducían los dedos por la válvula para liberar sus valvas. El resultado: volvían a funcionar con cierta normalidad y se restablecía el flujo de sangre entre la aurícula izquierda y el ventrículo izquierdo. O al menos mejoraba. Durante un tiempo.

Esa era la razón por la que la ingresaban con tanta frecuencia en el hospital y el motivo por el que volvía revitalizada. Pero cada vez la mejoría se notaba menos.

Se trataba de una cirugía a corazón abierto pionera en su época, en la vanguardia de la ciencia médica, pero no bastaba para ganar la batalla contra una válvula cardíaca que no cooperaba y que el propio cuerpo de la paciente parecía decidido a destruir. De hecho, cuando yo entré en la Facultad de Medicina diez años después, aquel tratamiento ya había quedado superado. Podrían haberle colocado una válvula sintética y habría sobrevivido y podido llevar una vida activa durante muchos años.

Yo no sabía nada de eso cuando mi madre murió. Tampoco sabía lo que debía sentir. Todos me miraban con lágrimas en los ojos, como si esperaran algo. Pero ¿qué? Fui a casa de mi amigo John, que vivía en la puerta de al lado. Era sábado y toda la familia estaba allí. Su madre tenía los ojos llorosos y fue muy amable, y John y yo nos sentamos juntos a ver dibujos animados en la televisión. Eran graciosos, pero pensé que no debía de ser apropiado que me riera.

Volvió a pasar algo parecido poco después, un día que llegué a casa después del colegio y me la encontré llena de familiares y de flores. Luego caí en que debía de haberse celebrado el funeral; a nadie se le ocurrió que yo debería haber ido. En cuanto entré, todos me miraron con aire trágico. ¿Qué esperaban que hiciera o dijera? Yo no sentía nada. Quizá en lo más hondo, a fin de cuentas, yo no entendiera lo que significaba morirse. Mi madre había desaparecido muchas veces antes y siempre había vuelto. Tal vez, pese a las apariencias, yo confiaba en que ella volviera.

Cuando pienso en aquellos primeros años de mi vida, en mi madre, es poco lo que recuerdo y no siento nada por ella. ¿Es por sus frecuentes ausencias para ir al hospital y porque cuando volvía a casa ella tampoco estaba demasiado presente? ¿Cómo es que recuerdo lo que hacía con mis abuelas, mi hermano, mi hermana, mi padre, mi tío... mientras que hay un vacío donde debería estar ella? Y siempre lo habrá, imagino.

Cuando mi madre murió, ocurrió algo sorprendente. Mi padre cambió. Creo que vio lo que había perdido y trató de suministrárnoslo convirtiéndose en madre y padre a la vez. Dejó de ser un hombre hosco y retraído y se volvió enormemente cariñoso. Mi hermana fue de gran ayuda, aunque tenía diecinueve años cuando mi madre murió y ya no vivía en casa. Estaba estudiando para ser maestra. Mi padre creyó que volvería para ocuparse de nosotros, pero ella, con buen criterio, no lo hizo, aunque nunca dejó de ser la mejor y más comprensiva de las hermanas mayores, incluso después de casarse pocos años después.

Mi padre llevaba la casa, compraba, cocinaba y trabajaba a tiempo completo en una época en la que había pocos padres solteros y el consumismo apenas se había desarrollado, lo que hacía que a las horas en las que él, por su trabajo, podía ir a comprar, las tiendas estuvieran invariablemente cerradas. Mi padre creía, sin asomo de duda, que para conseguir algo solo había que proponérselo. De modo que arregló la instalación eléctrica de la casa y pintó la cocina y llevó el coche al taller y aprendió a cocinar (con, admitámoslo, resultados desiguales). Por añadidura, reorganizó su vida para adaptarse a nuestras necesidades y eso le hizo descubrir una nueva capacidad para dar y recibir afecto. Cuando echo la vista atrás y pienso en todo lo que hizo no puedo evitar sentir una gran admiración por él.

Hay una foto pequeña en blanco y negro de mi padre con un niño grande y de largas piernas, que debo de ser yo, al que abraza en su regazo. Los dos estamos dormidos. Es una imagen inusual para su época. A la mayoría de los hombres de la posguerra los habían criado padres victorianos que en realidad no sabían cómo mostrar a sus hijos ese grado de amor y ternura.

Se aseguró de que yo tuviera una buena infancia. Me gustaba la escuela, aprobé sin dificultades mis exámenes de final de primaria, disfrutaba nadando, iba al club para jóvenes de la zona, cantaba en el coro y tenía muchos amigos. Uno de ellos era hijo de un médico. Cuando teníamos unos trece años, para asustarnos, cogió «prestado» uno de los libros médicos de su padre de los estantes de casa y lo trajo a la escuela. Era *Medicina forense de Simpson*, del profesor Keith Simpson (tercera edición), un libro rojo, pequeño y raído, que desde fuera no parecía gran cosa. Pero el interior estaba lleno de imágenes de personas muertas. De hecho, de personas en su mayoría asesinadas. Las habían estrangulado, electrocutado, colgado, apuñalado, disparado, asfixiado... No había muerte horrible que se le escapara al profesor Simpson. Lo había visto todo. Aparecía una foto de la marca en forma de helecho que podía dejar el impacto de un rayo en la piel, una imagen del interior del cráneo de un chico al que habían golpeado con un ladrillo en la cabeza y una serie increíble de heridas de entrada y salida de bala, además de fotos de cuerpos en diversos estados de descomposición.

Desde luego yo estaba familiarizado con el concepto de muerte. Había experimentado en mi propia piel muchas de sus consecuencias. Pero no sabía nada sobre el aspecto físico de la muerte. Mi madre había fallecido en el hospital, lejos de mí, y estaba claro que nadie había considerado apropiado que yo viera su cuerpo. Hasta el psicólogo más inexperto sabría ver que, detrás de mi insólito interés por aquel ejemplar de *Medicina forense de Simpson*, estaba mi necesidad de saber cómo era la muerte. En realidad, más que un interés, era una fascinación. Lo que sentía era más que morbo, mucho más que cualquier afán que pudieran tener los demás chicos de ver cosas horribles.

Pedí el libro prestado y pasé horas estudiándolo. Leí y luego volví a leer el texto y examiné las fotos que lo acompañaban. Eran sin duda gráficas, sobre todo porque en aquellos tiempos nadie pensaba en los familiares y los rostros de las víctimas eran del todo reconocibles.

Quizá quería ver esa cosa tan horrible, la peor que podía pasar, eso llamado muerte, a través de la mirada imparcial, clínica y analítica del gran Simpson. Quizá Simpson me ayudó a controlar lo incontrolable. O quizá es que me gustaba esa mezcla de conocimientos médicos y trabajo detectivesco, sin más.

Yo me había planteado estudiar Medicina. La especialidad de anatomía patológica era interesante, pero la de medicina legal y forense parecía mejor aún. Yo sabía que, a diferencia de los patólogos, los forenses tienen pacientes. Aunque, a diferencia del resto de los médicos, todos sus pacientes están muertos, claro. Desde luego, no tendría nada que ver con la vida de un médico de familia que cada mañana se enfrenta a una cola de personas que se suenan la nariz.

Supe que a los médicos forenses se los llamaba a cualquier hora del día o de la noche, si había una muerte sospechosa, lo que podía significar tener que acudir a la escena de un crimen real. El trabajo de aquellos hombres (eran siempre hombres por aquel entonces) consistía en llevar a cabo un análisis médico exhaustivo del cadáver que ayudara a la policía a resolver el crimen. Ante un hombre tendido en el suelo, acribillado por las balas, el forense no solo examinaría la situación del cuerpo y las heridas sino que también, decía Simpson, exigiría ver todas las armas de fuego que hubiera en las inmediaciones.

El forense debía hacerse a sí mismo cuatro preguntas:

1. ¿Podría ser esa arma la causante de la herida?
2. ¿A qué distancia fue disparada?
3. ¿Desde qué dirección?
4. ¿Podría ser una herida autoinfligida?

Todo aquello formaba parte del día a día del profesor Keith Simpson. Ansioso por saber más, leí todo lo que pude sobre él y quedé fascinado por el modo en que salía corriendo hacia la escena del crimen, a menudo, en aquellos tiempos, a bordo de un tren de vapor, y una vez allí hacía uso de sus habilidades médicas para ayudar a los detectives a reconstruir homicidios, resolver lo irresoluble, exonerar al inocente, defender su tesis en el juicio y llevar al culpable a la justicia.

Supe cuál era mi futuro después de aquello. Mi noble ambición era convertirme en el próximo profesor Keith Simpson.

5

Me encontraba en un sótano inmenso de Bloomsbury, de baldosas blancas y aspecto clínico. Las luces brillaban en el techo. Ante mí, bajo una sábana, su forma apenas discernible, yacía el primer cuerpo muerto que iba a ver.

La asignatura de Anatomía era obligatoria para todos los estudiantes de Medicina del University College de Londres. Éramos setenta los alumnos de primer año y todos sabíamos lo que significaba cursar Anatomía: diseccionar. Yo había diseccionado una mielga en la escuela. También una rata. Allí íbamos a diseccionar un cuerpo humano.

Nada más bajar las escaleras había reconocido el olor a formol; así olía el laboratorio de biología del colegio. Atravesamos la sala, pasando junto a quizá cuarenta mesas de porcelana con las disecciones en marcha de los estudiantes de los cursos superiores. Las esquivamos con cuidado, conscientes de que había cuerpos bajo aquellas sábanas. Rocé sin querer uno de ellos a mi paso, la sábana se deslizó por una de las esquinas y apareció un pie enorme y peludo de gorila. Ja, ja, era para la asignatura de Anatomía Comparada. Solté una risa nerviosa. Todos nos reímos nerviosamente. Todos estábamos nerviosos.

Para mucha gente, lo que estábamos a punto de hacer era siniestro o repugnante. Aunque lo que me preocupaba a mí era otra cosa. Seguía queriendo ser médico forense, como el profesor Keith Simpson, pero solo había visto cuerpos humanos muertos en foto. ¿Cómo reaccionaría ante mi primer cadáver? Sabía que, si vomitaba, me desmayaba, me ponía pálido o incluso vacilaba (y había personas en la sala al borde de todas esas cosas), la carrera con la que había soñado habría acabado antes de empezar.

Nos colocamos cuatro por mesa alrededor de los cuerpos, con nuestras batas blancas, nuevas e impecables. Aquellos cadáveres iban a acompañarnos a lo largo de todo el curso de Anatomía, dieciocho meses, hasta que supiéramos más de ellos, desde el punto de vista físico, de lo que jamás sabríamos de nosotros mismos, pero mucho menos, desde el punto de vista personal, de lo que sabíamos de cualquier desconocido con el que hubiéramos compartido un trayecto de autobús, a quien habríamos visto mover el rostro y cuya voz habríamos oído.

Intentamos disfrazar nuestras emociones, cada uno a su manera, mientras esperábamos al profesor. Pero las curvas indisimulables de aquellas formas humanas, sin vida bajo las sábanas, provocaron cambios en la dinámica del grupo. Algunos se hacían los chulos. Otros bromeaban, y los que los escuchaban se sentían obligados a reírse con entusiasmo. Había quien miraba a los ojos, y quien sostenía la mirada. Hubo apresuradas propuestas románticas. La estancia palpitaba por la intensidad de las relaciones personales bajo aquella presión nueva y desacostumbrada.

Cuando el profesor empezó a hablar nos pusimos firmes junto a nuestros cadáveres. Sus palabras cayeron en medio de un profundo silencio. La luz rebotaba con dureza sobre las baldosas, sobre nuestras batas de laboratorio, sobre los bisturís brillantes y sobre nuestros rostros cansados y en tensión.

Se levantaron las sábanas y allí estaban. Los muertos. Grises, quietos, silenciosos, mirando sin ver. Algunos de los estudiantes fijaron la vista en el profesor. Otros se quedaron mirando las figuras desnudas que había ante ellos, o sus rostros inexpresivos.

Sobre nuestra mesa había un hombre mayor. Los ojos y la boca cerrados, los pómulos pronunciados, la carne bajo su barbilla firme, las manos a los lados, el vientre rotundo, artritis en las articulaciones de las rodillas, los pies anchos. Vulnerable e invulnerable. Humano y a la vez no.

Nos dijeron la fecha en la que habían muerto nuestros cadáveres. Hacía un año en nuestro caso. Aquel hombre había cedido generosamente sus restos mortales a la ciencia médica y, por lo visto, a nosotros, estudiantes inexpertos, se nos consideraba la ciencia médica. Habían embalsamado el cuerpo muy poco después de su muerte y luego lo habían sumergido en formol hasta el momento de depositarlo en aquella mesa. Tardé un tiempo en saber que el peculiar color grisáceo que mostraba era una característica del formol que habían inyectado al cuerpo para preservarlo y no de la propia muerte.

No nos dijeron el nombre de ninguno de los fallecidos ni nada personal sobre ellos, quizá para deshumanizarlos un poco. Como por aquel entonces yo ya me sabía el *Medicina forense de Simpson* casi de memoria quizá albergaba el secreto deseo de que el cuerpo presentara al menos una pequeña herida de bala, pero nos contaron que todas las muertes habían sido por causas naturales y que en cualquier caso tampoco estábamos allí para buscar las causas de la muerte, pese a que pudiéramos cruzarnos con una de ellas. Aquello era solo una introducción básica al cuerpo humano y su funcionamiento. Veríamos con nuestros propios ojos de qué forma el músculo se conecta con el hueso, se nos revelarían las fibras nerviosas, examinaríamos los conductos que llevaban a los riñones y los vasos sanguíneos que rodeaban el corazón.

Abrimos nuestros manuales: *A Manual of Human Anatomy*, de Aitken, Causey, Joseph y Young, volumen 1, sección 1: «El tórax y las extremidades superiores». El profesor dijo que debíamos empezar haciendo un corte hacia abajo por el medio del pecho. Hubo un silencio cuando preguntó cuál sería la persona de cada grupo que empuñaría el bisturí. ¿Quién estaba preparado para hacer la primera incisión en carne humana?

Yo, claro. Aquella era una prueba importante para mí. Tenía que saber si podía hacerlo.

Contemplé el rostro del hombre muerto, prueba evidente del tiempo que hacía que su dueño ya no estaba allí. ¿Qué había visto aquel hombre? ¿Qué había sabido? Había formado parte del mismo mundo que nosotros, pero, en el año que había pasado desde su muerte, ese mundo había cambiado y evolucionado y, en cambio, él, no. Miré su pecho. Su piel no se parecía en nada a la mía. Era firme pero de aspecto gomoso.

Alcé el bisturí. Había manejado un escalpelo con anterioridad, en la escuela, pero aquello era distinto. ¿Cuánta fuerza debía emplear para atravesar la carne humana? Los ojos de mis compañeros de grupo estaban fijos en mí. Nadie hablaba.

Una mano situó el bisturí sobre el pecho del cadáver. Contemplé la mano y me di cuenta de que era la mía. Mis compañeros se inclinaron hacia delante. Apreté. No pasó nada. Apreté con más fuerza y noté que la piel cedía. Había practicado una incisión. Deslicé la hoja poco a poco hacia abajo, con firmeza. La carne se abría a medida que la atravesaba, tan recto como podía, con el bisturí, desde la base del cuello hasta el extremo de la apófisis xifoides. ¡Íbamos a levantar aquella capa, como si fuera la tapa de un libro, y a leer el cuerpo humano! Quería meter la nariz hasta el fondo, enseguida, y ver lo que había dentro.

Estaba tan absorto que me había olvidado del profesor, de los demás estudiantes, del olor a formol. Cuando el profesor habló, levanté la vista y parpadeé sorprendido. A nuestro alrededor había movimiento. En otra de las mesas, una chica se había desmayado y había un círculo de personas a su alrededor. En el otro extremo de la gran sala las puertas batientes se cerraban detrás de alguien que acababa de efectuar una rápida salida. Unos pocos estudiantes más se encaminaban hacia esas mismas puertas en aquel momento. Uno de ellos era un amigo que no volvió más, ni a las clases de Anatomía ni a los estudios de Medicina. Pero entre los que nos quedamos se había establecido una nueva intimidad. Al diseccionar un cuerpo muerto, nos habíamos convertido juntos en profesionales. Habíamos entrado a formar parte de un grupo muy selecto, de una secta, de una tribu. Éramos los iniciados. A mí, aquel vuelo inaugural con el bisturí me confirmó lo que esperaba: que aquello era lo mío.

Me alegró saber que, más allá de las clases de Anatomía, cada día, a la hora de la comida, se practicaban autopsias de rutina a los pacientes que habían fallecido en el Hospital del University College, y que los estudiantes de Medicina podíamos asistir. Y yo a menudo iba, cuando una pinta de cerveza y un trozo de empanada no reclamaban mi atención en la cafetería. Aquellos exámenes *post mortem* con propósitos didácticos eran muy diferentes de nuestro análisis cuidadoso, capa por capa, músculo a músculo, nervio a nervio, del cuerpo humano. Allí podía ver a los expertos con las manos en la masa. Empezaban realizando un corte hacia abajo por la línea media, como había hecho yo en la clase de Anatomía, pero sin miedo. Luego los veía destapar capas del cuerpo hasta llegar a los órganos y a la causa de la muerte. Un cáncer extendido, un páncreas enfermo, una hemorragia cerebral, una arteria ocluida. Quería verlos todos.

En la universidad, no faltaban las oportunidades de hacer cosas interesantes, conocer gente, estudiar y divertirse. Para mí fue un alivio dejar atrás mi casa y llegar a aquel nuevo mundo. Porque mi casa había cambiado. El ambiente allí era tenso y a veces incómodo.

Mi padre era un hombre cariñoso y atento, pero, tras la muerte de mi madre, también se había convertido en una persona irritable. Muy irritable. A mí no se me escapaba de dónde salía aquello: la mujer que adoraba había muerto y las responsabilidades que hasta entonces compartían entre los dos habían recaído por completo sobre él. En casa tenía un hijo pequeño que necesitaba todo su afecto y otro hijo que había sentido en lo más hondo la pérdida de su madre y que se había convertido en un adolescente difícil. Por si aquello fuera poco, mi padre echaba de menos la compañía femenina.

De modo que, pese al gran dolor que sentía, un tiempo después de la muerte de nuestra madre mi padre empezó a tener citas. Robert y yo no pusimos objeciones: nuestro padre no era feliz y una de sus primeras novias, Lillian, era una viuda que hacía que se sintiera mucho mejor; que hacía que todos nos sintiéramos mejor, en realidad. Era una mujer cálida y maternal. Se reía mucho. Nuestra casa era un lugar silencioso, poblado de sombras, de recuerdos y espacios vacíos, mientras que Lillian era una persona bulliciosa y divertida, con la que siempre había buena comida en la mesa e invitados alegres. Y celebraba fiestas. ¡Fiestas! Pasamos con ella una Navidad y nos reímos e hicimos el tonto con el resto de los invitados pasándonos una naranja de barbilla a barbilla.

Por desgracia, Lillian pasó a la historia. Alguien, y la principal sospechosa era la propia Lillian, había hecho circular el rumor de que mi padre y ella iban a casarse. Él giró sobre sus talones y salió corriendo. Para entonces había convertido a nuestra madre en algo así como una santa y quizá casarse con otra persona tan pronto le pareció que era dejarla por debajo de la beatificación.

Un tiempo después, durante un verano que pasamos haciendo excursiones por Devon, nuestro padre nos anunció que iba a ver a una vieja amiga y desapareció. Nos dimos cuenta de que se había puesto muy elegante para esa vieja amiga.

Al día siguiente trajo a su amiga para que nos conociera. Se llamaba Joyce. Por lo visto había trabajado en algún momento en la misma oficina que nuestro padre, pero luego había abandonado Londres por razones que no supimos y había vuelto al hogar familiar en el suroeste.

Joyce se esforzó mucho por ser amable. Era una mujer de mediana edad, de aspecto insulso, con una actitud tan dulzona que me daba escalofríos. No se lo tuve en cuenta, porque me daba lástima. Parecía estar siempre amedrentada. Resultó que vivía con su padre enfermo y con su madre, una mujer autoritaria que la asfixiaba. Tenía una sobrina casada que vivía cerca y que parecía agradable. Pero aparte de la sobrina, del padre, que no contaba, y de su horrible madre, Joyce estaba sola en el mundo.

Su relación con mi padre no se quedó en un breve reencuentro veraniego. Empezó a venir los fines de semana.

Se esforzaba por ser maternal, pero no sabía cómo tratar a dos chicos adolescentes. Por otra parte, solía cocinar, y sus platos no tenían nada que ver con los que preparaba mi padre. Una vez incluso intentó hacer paella, lo que en los sesenta no era poco atrevimiento. También ponía en orden la casa y en general le dio un toque femenino a nuestro masculino hogar.

—No necesitamos un toque femenino —dijo Robert.

A mi hermano no le gustaba el exceso de sacarina de Joyce y detestaba sus torpes intentos de rellenar los huecos. Huecos en forma de madre, huecos en los que deberían haber abrazos o risas, huecos en la conversación.

Yo no tenía nada en contra de Joyce, pero solía refugiarme en casa de algún amigo la mayor parte del tiempo en que ella estaba en casa. El hecho es que Joyce hacía a nuestro padre, si no feliz, al menos sí menos volátil. Porque escondido dentro de aquel hombre amable y cariñoso había un volcán. Y podía entrar en erupción en cualquier momento. De repente. De forma impredecible.

Cuando mi padre perdía los estribos gritaba, chillaba, lanzaba objetos... Me aterrorizaba. No pasaba a menudo, pero yo sabía que el volcán estaba ahí, a punto de estallar en su interior en forma de furia enrojecida, y me daba tanto miedo que una vez hasta me oriné encima.

De vez en cuando íbamos a pasar unos días a Manchester, a la casa, pulcra y acogedora, de mi abuela materna. Una mañana, estando allí, cuando yo tenía unos trece años, trepé como solía hacer a la cama de mi padre para charlar y tomar un té. Mientras me acomodaba sobre las almohadas, rodeado de limpias sábanas de lino y con una taza caliente entre las manos, mi padre soltó de improviso:

—Estoy pensando en casarme con Joyce.

«¡No!», quise gritar.

—Muy bien —dije.

Quizá si se casaba con ella sería feliz. Y yo quería que lo fuera. Tal vez así disminuirían sus accesos de furia destructiva. Y yo también quería eso.

Nadie nos invitó a la boda. Nuestro padre fue un día en coche a Devon y a la vuelta ya estaban casados. A Joyce aquel matrimonio le permitió escapar, como soñaba, de su horrible madre. Tal vez para ir a parar a otro tipo de cárcel, porque el funcionamiento de la casa recayó desde el primer momento en sus manos. De hecho, mi padre pareció desentenderse de todo lo doméstico con la misma rapidez con la que se había hecho cargo del asunto al morir mi madre. Quizá lo suyo, más que un noviazgo, había sido una entrevista de trabajo. Para un puesto de ama de casa.

Creo de verdad que Joyce intentó ser una buena esposa. Nuestra casa desde luego se convirtió en un lugar en el que podías comer en el suelo. Pero para mí ya no había escapatoria: Joyce estaba siempre allí. Ni siquiera podía invitar a mis amigos porque ella no sabía cómo actuar cuando había invitados. Pero era una buena mujer y, por suerte, pronto abandonó sus torpes intentos de hacerme de madre, quizá porque yo no hice ningún esfuerzo por tratarla como a una.

Mi padre, Joyce, Robert y yo no éramos más que cuatro personas que, por un motivo u otro, vivían en la misma casa. Hasta mi padre acabó distanciándose de ella. No puedo decir que aquel fuera un matrimonio feliz. Había peleas y periodos de ira glacial. Una vez, para regocijo mío y de Robert, mi padre llevó a Joyce de vuelta a Devon. Aunque no tardó en regresar. También había peleas durante el día seguidas de lo que, visto con perspectiva, me doy cuenta de que eran reconciliaciones nocturnas. Con mañanas de un empalago amoroso residual que daba dentera y que, por supuesto, no duraba demasiado. Resultaba desconcertante.

Robert decidió estudiar Derecho, una carrera que mi padre aprobaba fervorosamente. Yo echaba de menos a mi hermano, pero que no estuviera en casa significaba que no había tantas peleas y también alguna que otra erupción menos.

Un año después, Robert apareció por casa tras haber suspendido los exámenes. Anunció que, de todas formas, tampoco quería estudiar Derecho. Quería estudiar Psicología y Sociología.

Resultado: explosión de mi padre.

—¿Sociología? —escupió—. ¿Qué clase de carrera es esa?

Robert estudió Sociología, en cualquier caso, y ha tenido mucho éxito como profesor de la especialidad en varias universidades francesas, el país en el que ha vivido durante toda su vida profesional.

Helen, cuando venía de visita, solía mencionar todas las cosas que echaba en falta en nuestra casa. Yo opté por no hacer mucho caso de lo que decía mi hermana, pero a medida que me fui haciendo mayor pude ver que tenía razón. Se estaba suprimiendo todo lo que tenía que ver con nuestra madre, poco a poco. Todas sus cosas fueron desapareciendo con el paso de los años, hasta que no quedó ni un adorno, ni una foto, ni un remiendo, ni un cesto de costura, ni un libro, ni un trapo, ni una pieza de vajilla que fuera suyo. La pobre Joyce trataba de sustituir todos esos objetos con otros de su propiedad, pero nada de lo que compraba o hacía ella misma podía llenar el vacío que mi madre dejó en aquella casa.

El caso es que para cuando yo también me fui a Londres parecía como si Joyce hubiera borrado a mi madre y, hasta cierto punto, también se hubiera llevado a mi padre. Todo eso cambió pocos años después de que yo empezara a estudiar Medicina. Mi padre se jubiló de su trabajo en la administración local y aceptó un puesto de contable en el centro de Londres. Ahora nuestros encuentros ya no se limitaban a mis ocasionales visitas a la casa familiar, con Joyce vigilando. Podíamos quedar para comer en la ciudad, y lo hacíamos a menudo. Volví a pasar ratos a solas con él.

Íbamos siempre al mismo restaurant de Greek Street. Era tan pequeño que a veces te sentías como en el salón de la casa de alguien. Se comía muy bien y era barato, y sospecho que la higiene en la cocina no debía ser gran cosa, pero no importaba: nuestras comidas de padre e hijo allí eran agradables y afectuosas. Como en los viejos tiempos. Es decir, antes de Joyce. La actitud de mi padre era relajada y cariñosa, y la mía también, en parte porque no había ningún riesgo de que el volcán entrara en erupción estando en un lugar público.

Quizá mi padre empezaba a verme como un doctor y como un adulto; en cualquier caso, se mostraba muy comunicativo. Me contó que la «sobrina» de Joyce era en realidad su hija. Se había quedado embarazada de un piloto canadiense durante la guerra. La madre de Joyce había criado a la niña, y a ella la había relegado al papel de tía ocasional; una historia no del todo inusual en los años cuarenta. Aquel secreto vergonzoso es lo que había permitido que la madre de Joyce la tuviera tan sometida. De modo que, cuando mi padre apareció, la ya añosa Joyce lo vio como una vía de escape.

Era fácil entender, visto lo visto, por qué había sido incapaz de mostrar el menor amago de amor maternal hacia dos chicos adolescentes. Al fin y al cabo, nunca se le había dado la oportunidad de hacer de madre de su propia hija.

Mi padre incluso me contó lo triste que había sido su boda y cómo, de camino a Devon para casarse, se había planteado seriamente la posibilidad de estrellar el coche. No tanto como para matarse, pero sí para eludir la boda. A la postre, en una reacción muy propia de él, había decidido que era mejor seguir adelante pare evitar que Joyce —o más probablemente su madre— lo denunciara por faltar a su palabra.

Sonreí por el modo en que mi padre intentaba actuar siempre del modo correcto y recordé el diccionario que me había regalado cuando yo tenía dieciséis años. En las primeras páginas había escrito trabajosamente, en una perfecta caligrafía inglesa y dentro de un recuadro dibujado con mucho cuidado a tinta, una cita de Alexander Pope. ¿Qué decía? Me la había aprendido de memoria siendo adolescente, pero entonces solo fui capaz de recordar un fragmento.

Que brillen en todo lo que digas verdad y candor...

Me propuse, nada más llegar a casa, volver a aprenderme toda la cita. Recordé que el poema era un código de conducta para llevar una vida decente y tener un comportamiento recto. Mi padre creía en ese código y quería que yo también lo hiciera.

En una de aquellas comidas me explicó que, tras la muerte de mi madre, había pensado muchas veces en el suicidio. No llegó a intentarlo porque creyó que no podía dejarnos a Robert y a mí. Para sobrellevarlo, le recetaron Valium. Se desenganchó de las pastillas poco a poco, por su cuenta, y las sustituyó por el alcohol, que lo ayudaba a dormir y a relajarse. Nunca lo vi borracho: solo se tomaba como mucho una pinta o dos de sidra inglesa a última hora de la tarde. El alcohol hacía más soportable la pérdida que había sufrido y su matrimonio, tardío e infeliz.

Además de hablarme sin tapujos de su propia vida, también de sus errores y de lo que se arrepentía de haber hecho, me dijo lo orgulloso que estaba de nosotros tres: de Helen, maestra; de Robert, profesor universitario, y de mí, médico. Y lo orgullosa que habría estado nuestra madre. Me conmovió en lo más hondo recibir su aprobación, que sentí que de verdad venía de los dos. Incluso ahora, cuando hace tanto que mi madre y mi padre han muerto, puedo notar cómo me conmueven sus palabras, pronunciadas en aquel pequeño restaurante mugriento del Soho. Qué suerte haber podido tener aquellas conversaciones adultas y honestas con él.

Un año después, dejamos de tenerlas. A mi padre le ofrecieron un lectorado en el departamento de Administración y Dirección de empresas de la Universidad de Loughborough. Todo un logro para alguien que había dejado la escuela a los catorce. Joyce y él iban a tener que vender la casa familiar y trasladarse a vivir a otra zona del país. No sabía qué efecto podía tener aquello en su matrimonio, pero de hecho mejoró su relación de forma considerable: en su casa de Loughborough no había ninguna primera esposa que hubiera dejado su huella indeleble.

La mayoría de los estudiantes volvían a sus casas durante las vacaciones, pero yo me libré pronto de ese hábito. Pasaba las vacaciones de verano trabajando y viajando. En 1974, recorriendo en coche la costa de Italia hacia el norte en dirección a Venecia, en un Ford Anglia con mis amigos, felizmente ajeno a las convulsiones políticas que habíamos dejado atrás en Grecia, con *Tubular Bells* sonando en el radiocasete..., en fin, no importaba que mi casa ya no estuviera donde solía estar porque mi padre y Joyce se hubieran mudado. Me habían desarraigado justo en el momento en el que otras raíces se estaban formando. Tenía una nueva novia y el suyo era el rostro del futuro.

6

Tenía casi treinta años cuando practiqué mi primera autopsia. Había hecho las rotaciones habituales en varios departamentos del hospital, de cirugía a ginecología, de dermatología a psiquiatría. En cuanto las completé, en 1980, pude empezar a avanzar hacia mi objetivo. Hacía más de diez años que había comenzado a formarme como médico y ni siquiera había llegado al primer peldaño de la escalera que iba a llevarme a ser médico forense, que era cursar la especialidad de anatomía patológica y convertirme en anatomopatólogo.[1]

En términos generales, la patología es la ciencia que nos permite entender la enfermedad a través de su estudio a nivel microscópico: sirve para que le pongamos un nombre, averigüemos cuál es la causa y aprendamos cómo avanza. Todo el mundo tiene algún tipo de contacto con un laboratorio de patología aunque no lo sepa: todas las muestras

1. En el Reino Unido, como se indica aquí, para ejercer como médico forense hay que cursar primero la especialidad de anatomía patológica. En España, en cambio, hasta fechas recientes, había que ser licenciado en Medicina, aprobar una oposición y realizar un curso de especialización. Desde 2020 existe la especialidad de Medicina Legal y Forense, lo que implica conseguir nota suficiente en el MIR y cuatro años más de formación específica. *(N. de la t.)*

de orina y de sangre van a parar allí, por ejemplo. Desde luego, mirar tantas muestras con semejante nivel de detalle no es un trabajo demasiado glamuroso y no es de extrañar que el departamento de patología esté siempre en algún lugar al fondo del hospital, lejos de los pacientes.

Convertirse en anatomopatólogo requiere pasar una enorme cantidad de tiempo observando muestras en un microscopio y estudiando tanto el tejido sano como el enfermo. He perdido la cuenta de las horas que pasé contemplando, por ejemplo, células cancerosas.

Me resultaba muy tedioso porque sabía que, en cuanto alcanzara mi objetivo y me convirtiera en médico forense, derivaría todas esas muestras a los especialistas y solo en contadas ocasiones las estudiaría yo mismo. Pero era algo por lo que tenía que pasar. Hay muchos anatomopatólogos que practican autopsias, si la muerte se considera que ha sido por causas naturales, para establecer la razón exacta del fallecimiento, y aquella sería la siguiente fase de mi formación. Porque, ¿cómo podría analizar muertes sospechosas y que no tenían explicación y observarlas desde un punto de vista forense si no era capaz de reconocer una muerte por causas naturales?

De modo que mi primera autopsia no tenía nada de criminal. La paciente había muerto en el Hospital de St George, en Tooting, y habían seleccionado su caso especialmente para mí porque les pareció que era fácil.

Sabía que iba a estar arropado por compañeros con más experiencia y por los serviciales trabajadores de la morgue, pero, aun así, las mariposas en el estómago de camino al trabajo me hicieron pensar en mi primer día de escuela. La lluvia golpeaba con fuerza las ventanas del autobús y descendía formando chorretones y desdibujando el mundo exterior, y deseé que llegara el día en que pudiera permitirme un buen par de zapatos que no me dejaran los pies empapados, y un abrigo de verdad. Me acurruqué en uno de los asientos de delante del autobús, que traqueteaba y se balanceaba de camino a Tooting Broadway, y traté de distraerme releyendo, otra vez, el historial médico de la fallecida. Me lo habían dado el día anterior, lo había comentado con otros compañeros con más experiencia y para entonces me lo sabía ya casi de memoria.

Había presenciado bastantes autopsias en la morgue, deseando y al mismo tiempo temiendo el momento en que llegara mi turno con el bisturí. Era una prueba, como aquella primera clase de Anatomía: no estaba permitido desmayarse, palidecer o vomitar. No porque nada de aquello fuera a acabar con mi carrera, sino porque sabía que mis compañeros nunca dejarían que lo olvidara. Lo mismo podía decirse de los errores: los demás me corregirían, y luego me lo recordarían eternamente. Y yo quería hacerlo bien. Nada de cortarme los dedos en lugar de cortar al paciente, nada de agujerear órganos importantes, nada de cortar los intestinos por error. Quería cortes limpios, que los órganos principales quedaran expuestos de forma concluyente, que todas las anotaciones fueran correctas y el diagnóstico preciso. También quería un poco de suerte. Oh, y mucho valor.

A la mayoría de la gente no le gusta cómo huelen las morgues. A mí ahora me parece que las morgues no huelen a nada, pero quizá es que me he acostumbrado. Sin duda, en aquellos tiempos sí me parecía que mis orificios nasales se veían asaltados por el olorcillo a formol, un olor tan acre como el de las ramas rotas, como el acebo en invierno o un saúco partido en verano. Pero mucho más penetrante.

Lo primero que se oye al entrar en una morgue es el vaivén de voces, casi siempre amistosas. Y, aunque cueste creerlo, a menudo se oyen risas, como en cualquier otra oficina o lugar de trabajo del mundo. De hecho, si los trabajadores de los servicios funerarios están por allí, las bromas son constantes, aunque nunca he oído que fueran a costa de los fallecidos. En mi experiencia, siempre se los trata con el mayor de los respetos.

La puerta por la que se introducen los cuerpos no está a la vista del público. Suele estar al lado de una oficina limpia y luminosa, donde las llegadas se planifican de forma cuidadosa, meticulosa en realidad. Luego los cuerpos se trasladan a las hileras de cámaras frigoríficas, diez o quince, en una sola fila.

Las cámaras tienen unos pocos metros de alto. En el interior hay espacio en horizontal para unos seis cuerpos. La bandeja de la camilla, con el cadáver encima, se desliza en el estante correspondiente. ¡Zas! La puerta se cierra. ¡Pum! La camilla se deja a un lado, lista para usarla de nuevo. ¡Chas! Ese es el sonido de la morgue. Zas, pum, chas.

Yo ya conocía bien esos sonidos y esos olores. De hecho, las morgues empezaban a ser como mi casa. Pero aquel día no podía fingir que aquella familiaridad me resultara reconfortante.

—¿Una taza de té, Dick? —ofreció un auxiliar con amabilidad.

No fui capaz de contestarle, ya no digamos de bebérmela.

Los demás trabajadores de la morgue estaban decididos a convertir mi rito de iniciación en un chiste.

—Eh, Dick, no te equivoques de cuerpo, ¿eh?

Etcétera, etcétera. Yo intentaba reírme pero el resultado se parecía más bien a una risa sardónica, la sonrisa macabra e inamovible que provoca la intoxicación con estricnina.

Salí del vestuario con mi ropa quirúrgica y localicé unas

botas de agua de las que se utilizaban en la morgue. Eran de color blanco, y aquel día iban muy a juego con mi cara. Me puse un par de guantes de látex de color amarillo brillante y un delantal. El uniforme de trabajo ha cambiado mucho a lo largo de los años, pero por aquel entonces el delantal era parecido a los que se utilizan en los mataderos y las carnicerías. Los guantes eran sin duda baratos, y quizá adecuados para lavar los platos, pero solo te protegían de los gérmenes, no de los cortes.

—Y recuerda, Dick, los guantes también sirven para que sepas dónde tienes los dedos... —fue el consejo final, y útil, de uno de los miembros del personal cuando pasé junto a las cámaras frigoríficas y me dirigí a la sala de autopsias.

La paciente era una mujer de mediana edad que había ingresado en el hospital con un fuerte dolor en el pecho y que había muerto en la unidad coronaria pocos días después. El personal de la morgue la había colocado sobre una mesa de porcelana. El cuerpo estaba aún amortajado. Envolver a los cadáveres cuidadosamente en sábanas bien tensadas alrededor del fallecido solía ser una de las habilidades de enfermería más preciadas, igual que hacer una cama con las esquinas en mitra, pero ahora se ve poco. Se hacía por respeto a los muertos, pero para el personal de enfermería era exasperante: podía llevarles hasta una hora amortajar bien un cuerpo, y todo para que nosotros llegáramos y sacáramos la sábana en la morgue para practicar la autopsia. Teniendo tantas otras cosas que hacer, no es de extrañar que se decidiera abandonar toda aquella papiroflexia de ropa de cama y se empezaran a usar sudarios de papel en su lugar.

Los trabajadores de la morgue levantaron el sudario y dejaron el cuerpo al descubierto.

Me quedé mirando a la mujer. En las disecciones anatómicas, hacía tanto que los cuerpos habían muerto y estaban tan grises que era posible olvidar que en algún momento habían sido seres vivos. Pero aquello era otra cosa. Aquel era un cuerpo fresco. Aquella era una mujer que, veinticuatro horas antes, estaba viva y respiraba y hablaba con su familia y con los médicos. Según su historial, la mujer había dicho que estaba decidida a ponerse bien para ir a la boda de su nieta, que iba a celebrarse en un mes. Una hora después estaba muerta.

De hecho, tenía un aspecto saludable y en absoluto parecía muerta. Tuve la extraña sensación de que podría despertarse en cualquier momento. Y yo iba a cortar su carne rosada. A deslizar un cuchillo por su torso y abrirlo. Los cirujanos, por supuesto, lo hacen, pero ellos tienen una buena razón, al menos en teoría: están intentando salvar una vida, o mejorar la calidad de vida de la persona a la que intervienen. Yo no podía alegar nada por el estilo. En ese momento me pregunté si no tendría más en común con un maníaco homicida que con un médico.

Mis compañeros, todos con más experiencia que yo, dejaron de tomarme el pelo y me observaron con atención mientras realizaba el examen externo del cuerpo, en busca de marcas visibles y de cualquier indicio de la causa de la muerte.

Aquello es lo que siempre había querido hacer. Me había esforzado mucho para llegar a donde estaba. Y, sin embargo, de repente, mi sueño de convertirme en Keith Simpson, de especializarme en medicina forense para ayudar a resolver crímenes, me pareció una fantasía de colegial. La mujer que yacía inmóvil sobre la mesa de porcelana era la realidad. ¿Por qué estaba haciendo aquello? Debía de estar loco.

—¿Todo bien? —preguntó una voz.

El regocijo había dejado paso a la preocupación.

Respiré profundamente, me armé de valor, levanté el

cuchillo y lo situé en la pequeña cavidad del centro de la base de su cuello, entre los dos extremos interiores de las clavículas. La piel no ofreció resistencia cuando hice presión con el filo. Continué por la línea media del cuerpo. Firmemente, para que la mano no me temblara. Hacia abajo, hacia abajo, justo hasta el hueso púbico.

El segundo corte junto a la misma línea me llevó a atravesar una capa de grasa de color amarillo brillante. La paciente tenía sobrepeso. La grasa se solidifica y se adhiere más a la piel tras la muerte, cuando el cuerpo se enfría, y se puede retirar con facilidad. Debajo hay una capa de músculo y a continuación la caja torácica de la persona delgada que hay siempre escondida en el interior de un cuerpo robusto.

El siguiente corte también fue fácil, el corte a través del músculo. Es increíble lo poco que se diferencia el cuerpo humano, cuando está despojado de lo que lo recubre, del de los animales que cuelgan en la carnicería, y hasta qué punto el músculo de una persona puede parecerse a un filete.

Ahora podía retirar la piel hacia un lado y hacia fuera de la línea media, como si abriera un libro. Incluso con un pecho a cada lado, es una operación fácil. Solo debía asegurarme de que mi cuchillo no atravesara la delicada piel de alrededor del cuello: a los familiares de la mujer podría horrorizarles ver, al ir a presentarle sus respetos, una marca como de apuñalamiento. De hecho, el personal de la morgue suele ser muy hábil a la hora de reparar ese tipo de errores de los forenses más inexpertos, pero aquello me costaría una botella de whisky, y no podía permitírmela.

Con la piel, la grasa y el músculo apartados, no hay más que seguir cortando y luego levantar la parte frontal de las costillas. Una vez lo hice, quedaron a la vista los órganos internos de la mujer, que ya podía inspeccionar.

Los pulmones estaban hinchados y tenían un color violáceo. Parecían salpicados de hollín.

—Mmm, al parecer fumaba —dijeron mis compañeros más veteranos, sacudiendo la cabeza desaprobadoramente y escondiendo, al mismo tiempo, sus dedos manchados de nicotina.

—Pero el color sugiere un edema —añadió otro.

—Edema pulmonar... —dije, nervioso, haciéndome eco de sus palabras. Eso significaba que los pulmones estaban llenos de líquido. Es algo que puede suceder cuando hay un problema de corazón, pero yo sabía que a menudo ocurre durante la muerte, cuando el corazón finalmente falla. Como la muerte puede tener miles de causas, unos pulmones encharcados no suelen ser, por sí solos, de mucha utilidad a la hora de realizar un diagnóstico.

Abrí la membrana que envuelve el corazón. Está en el lado izquierdo del pecho.

—No hay sangre ni exceso de fluidos. Pero parece que tuvo un infarto agudo —añadí de inmediato antes de que los demás pudieran decírmelo.

Una tercera parte del tejido muscular que recubría la parte delantera del corazón presentaba un color marcadamente más pálido que el resto, lo que indicaba que se había visto privado de riego sanguíneo y de oxígeno. El infarto de miocardio, al que se suele llamar coloquialmente infarto de corazón, ocurre cuando el músculo del corazón muere: si el paciente sobrevive al daño inicial entonces a la larga el músculo cicatriza. Pero aquel infarto de corazón no había tenido tiempo de cicatrizar.

—¿Qué presión arterial tenía la última vez que se la midieron? —me preguntaron.

—Alta. Ciento ochenta y cien.

—Presión arterial alta... Oh, y era una mujer con un gran corazón —apuntaron los demás.

A mí su corazón me parecía normal.

—¿Es más grande de lo normal?

—La pared del ventrículo izquierdo parece algo gruesa... Pésalo.

El corazón pesaba 510 gramos. Eso es mucho.

—¿Qué opinas? —dijeron.

—Mmm... Pulmones llenos de líquido. Presión arterial alta, ventrículo izquierdo hipertrófico y un infarto. Hay una trombosis en una de las arterias coronarias.

—Sí, pero ¿en cuál?

De vuelta a clase de Anatomía. A recordar la anatomía del corazón. Había dedicado mucho tiempo —tenía mis propios motivos— a estudiar ese órgano. Su estructura. Su patología. Sus mecanismos patogénicos asociados. Sus arterias. Sus válvulas. Especialmente la mitral. Sí, yo de corazones sabía.

—Debería haber una obstrucción en... mmm... ¿la arteria descendente anterior izquierda?

—¡Echa un vistazo! —dijeron asintiendo con la cabeza.

Lo hice y ahí estaba. Un coágulo grande, rojo y sólido que había interrumpido el riego sanguíneo en la arteria, privando al tejido muscular del corazón de la sangre y oxígeno que necesitaba. Lo que había provocado la muerte.

El ser humano es un mecanismo singular, pensé aquel día. A medida que mis miedos se diluían, me absorbió el trabajo. Pero tuve tiempo de maravillarme ante el funcionamiento del cuerpo, ante sus sistemas intrincados, sus colores y sí, su belleza. Porque la sangre no es roja: es de un rojo brillante. La vesícula biliar no es verde, es del verde de la vegetación de la jungla. El cerebro es blanco y gris, y no es el gris de un cielo de noviembre, es el gris plateado de un pez que se escabulle. El hígado no es del color marrón de un uniforme escolar, sino del vivo marrón rojizo de un campo recién arado.

Cuando terminé de examinar cada órgano, los recoloqué en el interior del cuerpo y el personal de la morgue se dispuso a hacer lo que mejor sabía hacer: reconstruirlo.

—Bien hecho —dijo uno de los otros anatomopatólogos en prácticas, uno de los más veteranos—. No ha sido para tanto, ¿a que no?

Todo había acabado y yo había sido lento —pasaba la hora de la comida—, pero lo había hecho bien. Había dejado de lado mis propias experiencias en relación a las mujeres de cierta edad con problemas de corazón, había recordado todos mis años de estudio y me había comportado de un modo completamente profesional. Al terminar, mientras me lavaba, me invadió una sensación de alivio. Me sentía como un caballo que, después de muchos años entrenándose en el hipódromo, se hubiera puesto nervioso ante la perspectiva de saltar un obstáculo, solo para después salvarlo con facilidad.

La autopsia acabó no siendo la parte más difícil del trabajo de aquel día. Hablar con los familiares de la mujer fallecida fue mucho peor. De haber podido elegir, habría preferido no verlos en absoluto. Pero ellos, con buen juicio, pidieron hablar con el médico anatomopatólogo para que les ayudara a entender por qué había muerto. Y ese era yo, claro.

Me salvaron mis compañeros, que fueron quienes hablaron. Yo no fui capaz de hacerlo. No pude soportar el dolor y la conmoción de los familiares. De hecho, ante su emoción me sentí desarmado. Su sufrimiento se me contagiaba, invadía mi cuerpo y mi mente, como si nos unieran cables invisibles. No recuerdo si dije algo, en realidad: puede que me limitara a repetir lo mucho que lamentaba su pérdida. La mayor parte del tiempo estoy seguro de que iba asintiendo con la cabeza mientras mis compañeros hablaban.

Aquella conversación me hizo ver —aunque quizá era evidente, en realidad— el contraste atroz entre los muertos, silenciosos e insensibles, y la inmensidad de los sentimientos que provocaban en los vivos. Abandoné la habitación con alivio, diciéndome que debía evitar a los familiares de los fallecidos a toda costa, y resguardarme en el refugio seguro que era el mundo en el que habitaban los muertos, con sus hechos, sus medidas, sus certezas. En su universo, no había emociones. Ni tampoco su hermanastra, el dolor.

7

Tenía ya treinta años, pero se me daba mucho mejor manejar emociones fuertes que experimentarlas. Supongo que de niño debí de aprender a reprimir todo lo posible la ansiedad que me provocaba la enfermedad de mi madre. Y luego a seguir adelante, pese al dolor de su pérdida. Nuestra casa, con sus silencios y sus vacíos, se convirtió en una especie de desierto donde, para mi alivio, no abundaban las emociones fuertes. Aparecían de vez en cuando, por la actitud desafiante de mi hermano y los explosivos ataques de mal genio de mi padre, y daban mucho miedo, como si llegaran de repente de otro planeta. Costaba creer que aquello pudiera haber estado bajo la superficie durante todo aquel tiempo.

Me hubiera gustado llevar una vida sin emociones fuertes, pero el día de mi primera autopsia desde luego ese no era el caso. Volví a casa desde la morgue y en cuanto abrí la puerta oí el llanto de mi hijo recién nacido. Él no era consciente de las emociones que suscitaba en sus padres, del extraordinario amor y desconcierto que provocaba en nosotros. En cuanto a mi mujer, no parecía que le satisficiera en absoluto el paisaje emocional sin sobresaltos por el que yo mostraba preferencia.

Jen y yo nos habíamos conocido en el hospital cuando yo estudiaba Medicina. Ella era la guapa enfermera de cabello oscuro que me había secado el sudor de la frente durante los exámenes finales, que había irrumpido, llena de energía, en mi vida y cuya inteligencia yo admiraba. Completaba cada día gran parte del crucigrama del *Times* a una velocidad de vértigo; aunque no tan rápido como su padre, Austin, conseguía completar el del *Telegraph*. Austin, que había prestado servicio en la policía montada de la India, se había jubilado tras una destacada carrera en la policía colonial de Uganda, y ahora vivía en la isla de Man.

La casa de los padres de Jen era el centro de la vida social de la isla. Cuando me llevó allí por primera vez me sentí sobrepasado por aquel ambiente vertiginoso, bullicioso y, desde mi perspectiva, también de lujo. Austin derrochaba encanto haciendo de anfitrión ante un salón lleno de visitas. Entre los whiskies con soda, la algarabía y las risas, el frío que hacía en la gran mansión apenas se notaba ante la calidez con la que se recibía a todo el mundo allí. Muebles y cortinas lucían un aspecto recargado. La inmensa aunque algo desvencijada cocina olía bien. Y siempre había dos perros dormidos delante del horno.

Siempre que llegábamos, por tarde que fuera, la madre de Jen, Maggie, con un *gin-tonic* en un ángulo precario en una mano y una cuchara de madera en la otra, nos recibía con mucho alborozo e insistía en que bebiéramos una copa tras otra de buen vino. Era el tipo de mujer cuya presencia definía cualquier fiesta. El tipo de mujer que mis hermanos me aseguraban que mi propia madre había sido, aunque me costara creerlo. El hogar en el que había crecido parecía un lugar triste y silencioso, vacío incluso, visto desde el torbellino bullicioso que era la casa de Austin y Maggie en la isla de Man. Intentaba recordar con afecto el centro de entretenimiento, los tapetes, los intrincados dibujos de las alfombras de la casa de mi infancia. Y no podía.

Cuando nos casamos, los maravillosos padres de Jen nos ayudaron a comprar una casa nueva en Surrey. Yo ya tenía el título de médico, había completado mis rotaciones por los diferentes departamentos y estaba a punto de empezar a formarme como anatomopatólogo. Jen trabajaba entonces como enfermera domiciliaria. Durante un tiempo no pudimos permitirnos una cama como dios manda ni ningún otro mueble, pero éramos felices. Pocos años después supimos que había llegado el momento de formar una familia.

Las cosas nos habían ido bien hasta entonces, pero de repente la desgracia nos golpeó, como si quisiera recuperar el tiempo perdido. Jen sufrió un aborto. Los dos estábamos desolados. Yo no tenía ni idea de cómo lidiar con la apabullante sensación de pérdida que sentía —por el niño que podría haber sido, por la vida que podría haber tenido— y tampoco sabía qué hacer con el amor que le pertenecía a ese hijo. Mi dolor era un monstruo enorme e invisible que yo llevaba torpemente conmigo a todas partes. ¿Dónde ponerlo? Me preocupaba tanto que fui del todo incapaz de ofrecerle a Jen el afecto que ella necesitaba para enfrentarse a su propia y enorme tristeza. ¿Se suponía que tenía que decir algo o que hacer algo? Y, si la respuesta era sí, ¿qué?

No fui capaz de decirlo, fuera lo que fuese; no fui capaz de hacerlo, fuera lo que fuese, y tampoco fui capaz de admitir que aquello, desde el punto de vista emocional, me superaba. De modo que cuando perdimos al siguiente bebé, y al siguiente, la pena inconsolable de Jen empezó a abrumarme. No era más que un reflejo fiel de mi propia desolación no expresada, pero, en lugar de afrontarla —lo confieso y lo lamento—, le di la espalda. Me aislé cada vez más. Y Jen también lo hizo.

Me las apañé para decirle lo mucho que la quería y lo triste y confuso que me sentía porque nuestros hijos no parecieran capaces de ser algo más que un montoncito de células. ¿Sería suficiente?

No. Jen parecía esperar más de mí. Y tenía razón. Aunque sigo sin saber qué se suponía que tenía que hacer. Igual que, cuando era niño, tampoco sabía qué quería la gente que hiciera yo después de la muerte de mi madre.

Cuando Jen descubrió que estaba embarazada de nuevo, los médicos decidieron que debía guardar reposo absoluto en el hospital durante gran parte del embarazo. No fue una época feliz, porque nos separamos y aislamos aún más el uno del otro. Pero el embarazo llegó a término y un día de invierno nació un niño precioso al que llamamos Christopher.

Muchos padres recordarán el caos que sigue a la llegada de su primer y ansiado hijo. Yo me había visto desbordado cuando el bebé no llegaba. Ahora lo estaba porque el bebé había llegado. Y también lo estaba Jen, pese a que era una enfermera domiciliaria con experiencia. Y yo era un doctor que había hecho una rotación de pediatría. Pero a los dos nos pilló por sorpresa el llanto, el descontento radical con el que nuestro pequeño príncipe respondía a nuestros esfuerzos por complacerlo. Y al mismo tiempo nos sentíamos inundados de un amor por él tan profundo y apasionado que me impactó en lo más hondo. Y el escaso aprecio que parecía sentir por nuestros esfuerzos quizá nos sorprendió a ambos.

El día que llegué a casa tras completar mi primera autopsia y oí, nada más abrir la puerta, el llanto agudo y familiar de Chris y el dulce olor a aceite de bebé, encontré a Jen en el piso de arriba. La madre de la criatura estaba en una vorágine de baños y pañales y trataba de calmar con caricias al siempre quejoso Chris. En la planta de abajo, en el salón, había libros abiertos: Jen acababa de empezar un grado universitario a distancia, pero Chris y sus gritos habían dinamitado sus intentos de estudiar aquella tarde.

Jen no tenía un minuto libre; no podía extrañarme que hubiera olvidado que aquel era un día importante para mí. Y ahora que el obstáculo de mi autopsia empezaba a quedar atrás, este caballo de carreras empezó a preguntarse si el obstáculo había sido en realidad tan alto.

Una vez en el piso de arriba, Chris me miró y contrajo la cara en un gesto del que podría haber surgido una sonrisa. O un bramido de desaprobación. Como era de esperar, fue un bramido. Cogí de brazos de Jen al bebé, que siguió gimoteando. Lo acuné, lo mecí, lo miré, le hice muecas. Sus facciones diminutas se retorcían de nuevo en un gesto cómico pero no demasiado favorecedor. ¿Una sonrisa? Por supuesto que no. Lanzó un nuevo y enorme gemido. ¿Cómo, por Dios, cómo hacer que se callara?

Jen puso al bebé en la cuna mientras yo hacía la cena. Milagrosamente, los bramidos de Chris en el piso de arriba amainaron justo cuando la comida estaba lista. Cenamos, saboreando el silencio tanto como lo que comíamos. Tras la cena, los dos estudiamos. Yo vivía en un mundo de exámenes sin fin, un mundo en el que Jen, con su grado, acababa de entrar.

Es tarde. Estoy cansado. Gran parte de la noche anterior la he pasado preocupado por la autopsia de hoy, preparándola. La jornada ha acabado y en cuanto poso la cabeza sobre la almohada sé que todo lo que quiero es dormir, sumirme en la dulzura del sueño. Noto cómo me envuelve. Mi cuerpo se relaja, feliz. Me estoy dejando llevar cuando de repente... «¡Buaaaaa!»

Chris. Otra vez. Dios, otra vez. Llora tanto que estamos empezando a sospechar que tal vez sea intolerante a la lactosa. Solo se alimenta de leche materna. Pero ¿de qué me sirven ahora todas las teorías del mundo? Porque Chris puede que sea intolerante a la lactosa pero sus pulmones están en un estado de forma excelente y está llorando y uno de los dos va a tener que hacer algo.

—Te toca —masculla Jen.

Me levanto. La casa está fría y silenciosa.

Llego a la cuna y levanto en brazos el cuerpecito caliente, tieso e indignado de Chris. Camino con él por la casa, acunándolo. La falta de sueño me está despojando de mi humanidad, soy un robot condenado a caminar hasta el fin de los tiempos con aquel bultito que da patadas en brazos. Sé que el bultito es un bebé, un bebé vulnerable. Pero empiezo a preguntarme si no será, de hecho, un tirano; un tirano cuyo único objetivo es privarme de lo que más deseo: poder dormir.

Poco a poco, cuando ha pasado mucho, mucho rato, el ligero balanceo consigue que llore menos, bostece más y cierre los ojos. Escucho su respiración. Regular. Profunda. Sí, está durmiendo.

Con enorme cuidado, sigilosamente, como un ladrón de arte, camino hacia el cuarto del bebé y deposito mi diminuta obra maestra en su cuna. Cubro con las mantas el cuerpecito que huele tan bien. El sueño lo hace muy fácil de manejar. Lo contemplo un momento. Tuerce el gesto y eso podría querer decir... Contengo el aliento, pero nada rompe el silencio. Está durmiendo. Experimento algo parecido a la alegría mientras me arrastro hacia la cama. El edredón me cubre como un abrazo, cierro los ojos. Y entonces... «¡Buaaaaaa!»

¿Qué progenitor desesperado no se ha sentido capaz de sacudir a su hijo o de perder los nervios y lanzar al bebé a la cuna o de darle al niño un cachete rápido y violento para hacerlo callar? ¿Qué progenitor desesperado no ha tenido miedo de su propia y apremiante necesidad de descansar de las demandas constantes, del agotador y penetrante «buaaaaaaa»?

Sabía que, aunque Chris estaba inquieto, no le pasaba nada. Y sabía que yo necesitaba unos instantes de tranquilidad. Cerré la puerta de la habitación en la que lloraba mi hijo y bajé a la cocina. Cerré también la puerta detrás de mí. Chris seguía llorando, pero el llanto se oía a lo lejos. Me tapé los oídos. Ya no podía oírlo. Me quedé así cinco minutos. Respirando hondo. Recuperando mi equilibrio. Luego volví a su cuna. Puede que no rebosante de amor, pero sí amoroso, y habiendo recuperado la capacidad de mostrar compasión. Lo acuné con cariño hasta que se durmió de nuevo.

Después de aquello, investigamos la posibilidad de que sufriera alergia neonatal a la leche y Jen dejó de comer y beber productos lácteos. Chris se convirtió casi de inmediato en un niño distinto. Dormía. Incluso sonreía. Aunque doy las gracias por todo lo que aprendí de aquel bebé llorón. Gracias, Chris, por ayudarme a entender la enorme presión que sufren algunos padres.

8

Dos años más tarde nació nuestra hija, Anna. Toleraba bien la lactosa y era un bebé mucho más fácil. O quizá éramos nosotros, sus padres, los que, al tener más experiencia, éramos más fáciles.

Cuando Anna nació, mi primera autopsia, y las muchas que vinieron luego, quedaban ya muy atrás. En cuanto aprobé los exámenes iniciales de mi especialidad, empecé a trabajar en morgues de todo Londres, de Wembley a Finchley y a Tooting, lo que hizo que mejoraran la velocidad a la que trabajaba, mi entendimiento de lo que hacía y mis habilidades.

Al llegar por la mañana solía encontrarme una hilera de cuerpos esperándome pacientemente sobre las mesas. No eran nunca muertes sospechosas. La mayoría se creía que habían muerto por causas naturales, y mi trabajo era verificarlo.

Ese tipo de casos son fáciles de resolver. ¿Algo que parecía una mancha de mermelada de grosella en el cerebro? Un derrame cerebral. ¿Una enfermedad cardiovascular aguda? No hay más que diseccionar las arterias coronarias para comprobar que la placa las ha vuelto quebradizas, o abrir el pericardio para descubrir una válvula obstruida o la suave sombra del tejido cardíaco privado de oxígeno. Los riñones pueden evaluarse con rapidez, igual que los pulmones, el bazo, el hígado, el árbol biliar, la vesícula, el páncreas, el estómago y los intestinos. El corazón ya cuesta algo más, y lo mismo ocurre con la garganta, el cuello, la tráquea y los bronquios.

Aquella era una época de grandes cambios para los que nos dedicábamos a los exámenes *post mortem*. El tiempo que dedicaban de media mis predecesores, incluido mi ídolo, el profesor Simpson, a cada autopsia y a determinar la causa de la muerte cuando no se sospechaba que hubiera nada raro puede que sorprenda a los forenses actuales: solo quince minutos. La razón, en parte, era que el personal de las morgues preparaba los cuerpos y extraía los órganos internos para su examen incluso antes de que llegara el forense, para ahorrar tiempo. Esa seguía siendo la norma cuando yo empecé. También solía ser habitual —y sigue siéndolo en algunos lugares— que, una vez localizada la causa de la muerte, el especialista pasara al siguiente cuerpo, tras hacer unas someras anotaciones sobre el resto de los órganos. Los anatomopatólogos de la vieja escuela sostenían que, si estaba claro que había un problema de corazón, no hacía falta perder el tiempo pesando los riñones. Y el modelo de informe que facilitaba el Gobierno, un documento oficial, parecía confirmarlo, porque constaba de una sola página.

Por supuesto, eso había llevado a que se rumoreara que había anatomopatólogos que solo examinaban el corazón y que, si encontraban en él algún rastro de enfermedad, declaraban que la causa de la muerte era esa, y ni se molestaban en mirar nada más, ignorando el hecho de que la mayoría de los ciudadanos occidentales sufren algún grado de ateroma (obstrucción arterial) y que muchos de ellos siguen vivos y coleando con ese mismo grado de ateroma que tienen en las manos. Nadie sabía cuántos especialistas de gatillo fácil estaban en activo, pero había fundadas sospechas de que el número excesivo de muertes por enfermedades de corazón que diagnosticaban habían acabado distorsionando las estadísticas gubernamentales sobre las causas de muerte más frecuentes.

Aquellos tiempos empezaban a quedar atrás incluso antes de que yo iniciara mi carrera. No era solo que a mí ya me hubieran enseñado a realizar exámenes más concienzudos, sino que dentro de mí había un forense ansioso por salir al exterior. Yo tenía ganas y curiosidad por saber si una muerte era más sospechosa de lo que parecía en un principio. También me apetecía averiguar no solo la causa inmediata de la muerte sino cualquier otra cosa que tuviera que ver con ella.

Pero no era fácil para el joven y entusiasta doctor Shepherd convencer a las viejas morgues públicas de las bondades de las prácticas modernas que me habían enseñado. Entre ellas, el examen externo del cuerpo antes de que lo tocara el personal de la morgue, pesar y examinar cada órgano, tomar muestras para realizar análisis toxicológicos o histológicos, anotar con detalle cualquier hallazgo... Incluso que hubiera más luz. A los empleados de la morgue no les gustaba nada todo aquello. Las morgues solían estar en la parte trasera de un cementerio oscuro, y el personal más veterano llevaba años trabajando allí y estaba acostumbrado a hacer las autopsias a la vieja usanza. No había que aguzar mucho el oído para escuchar los murmullos de sublevación que salían de las oficinas, las frases susurradas sobre los «chicos nuevos» y los «buenos tiempos». A veces, si yo insistía en mostrar un interés particular en un caso que ellos consideraban de rutina, se enfadaban de verdad y me negaban mi taza de té. Un castigo cruel que pocas veces se alargaba demasiado.

Aprendí algunas cosas, no obstante, de su forma de pensar. Aquellos charlatanes a los que les faltaba tiempo para convertir la primera irregularidad que encontraban en la causa de la muerte fueron la primera toma de contacto del joven doctor Shepherd con el concepto de la elasticidad de la verdad. La verdad, está claro, se basa en el conocimiento. De modo que, por supuesto, puede verse comprometida por un conocimiento incompleto. Como médico, yo buscaba la verdad a través de los hechos. Como anatomopatólogo, estaba aprendiendo que la verdad podía verse afectada directamente por las decisiones que tomaba, por los hechos que decidía examinar. Fue un primer paso en lo que se convertiría en una meditación de por vida sobre la naturaleza de la verdad.

El gran número de autopsias que practiqué en aquella época, de la forma más escrupulosa que fui capaz y siempre con la mirada puesta en la posibilidad del homicidio, hizo que llegara a conocer el cuerpo humano y sus muchos puntos débiles tan bien como el mapa del metro de Londres; puede que incluso mejor. En aquellos años, no paraba: estudiaba, daba clases a estudiantes de Medicina y, por supuesto, hacía autopsias. La muerte se había convertido en una forma de vida, y en la siguiente fase de mi formación tuvieron que sacarme a rastras de las morgues para ponerme a mirar otra vez aquellas temibles muestras de enfermedades humanas en el microscopio.

Desconsolado, me escabullía del laboratorio patológico del hospital siempre que podía para sentarme en la oficina de mi gran amigo y mentor, el doctor Rufus Crompton, médico forense. Me había ayudado a dirigir mi carrera y dejaba que inspeccionara las pilas de fotos policiales, que leyera informes y que me sumergiera en el universo forense: escenas, heridas, excusas y explicaciones del acusado, declaraciones de los testigos, todo. Me servía para recordar lo que me estaba esperando al otro lado de los inacabables portaobjetos con enfermedades. Finalmente, empecé a realizar, bajo supervisión, autopsias de muertes repentinas o sospechosas, el tipo de muertes sobre las que un oficial de instrucción abriría una investigación y la policía indagaría.

Al fin, dieciséis años después de iniciar mi formación como médico, cuando mi hijo tenía seis años y mi hija, cuatro, lo conseguí. Me convertí en médico forense. Había logrado la meta que me había fijado de adolescente tras toparme con el libro de Simpson. Pero, por supuesto, aquello era solo el comienzo.

Mi primer trabajo fue en el Hospital de Guy. Mi jefe era Iain West, el nombre más reconocido de nuestra profesión. Cuando se producía un homicidio o había un desastre, era a su departamento a donde se dirigían la policía, los oficiales de instrucción y los abogados. Y, lo que era aún mejor, es allí donde había trabajado mi ídolo, el profesor Keith Simpson.

Éramos cuatro forenses y técnicamente estábamos siempre de guardia, pero podíamos repartirnos el trabajo entre nosotros. Los casos menos interesantes, es decir, aquellos sobre los que no había demasiadas dudas desde el punto de vista médico o forense, solían acabar en manos de quien estaba en lo más bajo del escalafón. Y como recién llegado, ese era yo.

Cuando no había homicidios a la vista, dábamos clase y conferencias a estudiantes de Medicina o a profesionales, entre ellos agentes de policía o de la oficina del oficial de instrucción. Si eran estudiantes, solían estar en su cuarto año y, para muchos de ellos, aquella era la primera vez que se asomaban a un mundo al que sus cómodas vidas no les habían expuesto hasta entonces. Violaciones, asesinatos, agresiones; les encantaban y llenaban el aula hasta la bandera. Había estudiantes sentados en los pasillos y de pie en el fondo. Aprendían no solo sobre la vida sino sobre cómo la estupidez y la crueldad tienen en ocasiones como consecuencia la muerte, y espero que aprendieran algo sobre cuándo considerar una muerte sospechosa.

Era un placer hablar largo y tendido ante un público embelesado, pero pasábamos mucho menos tiempo hablando sobre homicidios del que pasábamos observándolos. Porque parecía haber una oleada de asesinatos en Londres, o al menos de muertes repentinas y sospechosas. Nos reuníamos en nuestras oficinas y analizábamos las fotos en detalle, discutíamos sobre los casos y luego continuábamos las conversaciones en el *pub*, a veces con abogados o policías. El trajín era constante.

Por supuesto, llevé mis primeros casos, pese a que eran muy sencillos, con la mayor concentración y seriedad, y con la ayuda de Iain y otros compañeros. Pero tenía que llegar el día en que me tocara ir solo a mi primer homicidio como profesor de medicina forense del Guy y, como había tanto trabajo, ese día llegó pronto. No es fácil explicar lo orgulloso que estaba aquel día cuando me puse de camino a un feo bloque de pisos de Croydon donde un cadáver me esperaba. Orgulloso, y también bastante nervioso.

Era un día laborable, a media mañana. El corazón me latía con fuerza, quizá por el esfuerzo de intentar parecer un forense que había hecho aquello muchas veces.

Rodeado de una barrera física y humana de precinto policial y de agentes, tras los que estaba la prensa y los vecinos, un chico blanco yacía sobre una alcantarilla que había a un lado de la calle. Un fotógrafo de la Policía Metropolitana ya estaba tomando fotos, aunque dejó de hacerlo cuando me incliné a examinar el cuerpo.

El fallecido estaba tendido sobre su espalda y en su rostro solo se veían unos pocos cortes y abrasiones. Pero estaba claro que había algo más grave que aquello porque bajo la parte superior de su cuerpo había un charco de sangre.

Acerqué una mano. Seguía estando caliente al tacto. El cuerpo aún no estaba rígido, aunque los músculos empezaban a contraerse, sobre todo alrededor del cuello y la mandíbula, y en los dedos.

Le di la vuelta. Había un agujero causado por un arma blanca en la gruesa chaqueta que llevaba. De ahí salía toda la sangre. Dejé que el cuerpo volviera a su posición original.

Mientras el fotógrafo hacía su trabajo seguí tomando notas para el informe de la autopsia. En él describiría la escena y lo que había descubierto en ella, luego proporcionaría detalles sobre el examen exhaustivo del cuerpo que haría en la morgue y por último llegaría a una conclusión sobre la causa de la muerte. Esa última parte sería, esperaba, fácil, ya que aún había sangre goteando de la herida de arma blanca de la espalda del chico. Pero había mucho por hacer hasta llegar a la conclusión final.

La víctima aún no había sido identificada, de modo que de forma preliminar utilicé la fórmula «hombre joven caucásico desconocido» para referirme a él en mis anotaciones. Parecía tener unos dieciocho años. Era delgado y algunos lo describirían como guapo. Hice un dibujo esquemático de lo que veía, tomando nota sobre todo de la posición de las manchas de sangre en la calle y en la acera contigua. Garabateé unas pocas líneas más sobre la escena, la ropa del fallecido y la posición del cuerpo. Aquellas notas llegarían al informe de la autopsia de este modo:

El *rigor mortis* se había instaurado alrededor del cuello y la mandíbula, pero era menos evidente en el resto del cuerpo. Este hallazgo es consistente con una muerte ocurrida unas tres horas antes.

Tratando, de nuevo, de fingir autoridad y de que no pareciera que aquel era mi primer caso, pedí al delegado del oficial de instrucción que llevara el cadáver a la morgue. Lo seguí hasta allí, y se nos unieron varios agentes de policía, incluido un superintendente detective. Lo leo en el informe y me parece increíble. Hoy ningún superintendente aparecería en un apuñalamiento callejero.

En la morgue había más fotógrafos, y tomé notas detalladas sobre la ropa que llevaba la víctima incluso antes de empezar el examen del cuerpo.

Chaqueta: mancha de sangrado abundante en el lado izquierdo de la espalda. Se observa también presencia de gravilla de la calzada. Tres defectos en la tela. Defecto uno: 8 centímetros a la izquierda de la costura central, a unos 21 centímetros aproximadamente del cuello de la prenda. De 8 milímetros de largo, aproximadamente en horizontal. Defecto dos: 12 centímetros a la derecha de la costura central, a 21 centímetros del cuello de la prenda, aproximadamente. Longitud: 16 milímetros. Vertical. Defecto tres: 3,5 centímetros por debajo de la costura, aproximadamente en la línea media lateral de la manga derecha. Longitud: 18 milímetros. Horizontal.

Camisa deportiva: manchas de sangre en la espalda y en el costado. Tres defectos en la tela [...].

Manchas de sangre en la parte trasera de la cinturilla de los tejanos y de los calzoncillos. Se observan salpicaduras de sangre en la parte de atrás de los bajos de los pantalones [...].

Cuando llevaba escritas varias páginas sobre las prendas de ropa, se las quitamos y las pusimos, por separado, en bolsas para guardar pruebas, que luego un agente de policía se llevó y etiquetó.

Con el cuerpo ya desnudo sobre la mesa de autopsias, pude ver hasta qué punto eran graves las heridas que había sufrido. Había tres heridas de arma blanca en la espalda, una de las cuales había sido fatal, y nueve heridas significativas más en el abdomen y en la cara. En mis notas aparecen croquis de la figura humana —esquemas en blanco de los contornos del cuerpo— y en ellos dibujé las heridas en detalle, numerándolas, y luego hice anotaciones:

> Cinco heridas en el lado izquierdo del rostro:
>
> (i) Una contusión de 3 milímetros de diámetro inmediatamente por encima del borde lateral de la ceja izquierda.
>
> (ii) Una laceración curvada de 10 milímetros con moratones adyacentes en el borde lateral de del párpado superior izquierdo.
>
> (iii) Una abrasión de 20 por 22 milímetros sobre la cara lateral del arco cigomático izquierdo. La superficie está seca [...].

Las laceraciones no son como las incisiones limpias de las heridas de arma blanca. En una laceración no se produce un corte, sino un desgarro en la piel, y la causa es un arma contundente. Cuesta creer que el suelo de la calle o un bordillo o un edificio pueda ser un «arma», pero si un cuerpo va a parar contra cualquiera de esos elementos, las consecuencias son las mismas. En este caso, la laceración pudo producirse, en mi opinión, cuando la cabeza de la víctima se golpeó con el bordillo al caer.

Las abrasiones son arañazos o rasguños, y son un tipo de herida que pocas veces penetra por debajo de la epidermis, la capa exterior y más dura de la piel. Por lo tanto, no sangran, aunque pueden supurar sangre, a menudo en forma de manchas. Suelen verse en los accidentes de tráfico, porque aparecen por el roce con superficies irregulares. Los rasguños son algo muy común, claro, pero desde el punto de vista forense son interesantes porque también pueden producirse tras la muerte. Si hubieran arrastrado el cuerpo del joven por la calle eso podría haber causado las abrasiones, aunque sería difícil decir, a partir de ellas, si lo habían arrastrado antes o después de asesinarlo.

Las contusiones son moratones. Cuando las pequeñas venas y arterias sufren daños, se rompen y sangran. Los niños tienen la piel más elástica, lo que hace que les salgan menos hematomas que a las personas mayores, cuya piel ya no tiene tanta elasticidad. Los moratones, en cualquier caso, pueden ser engañosos, porque se componen sobre todo de sangre y la sangre es un fluido, y además biodegradable. Resultado: los hematomas cambian con el tiempo y también sufren las consecuencias de la gravedad. Sobre todo cambian de color. La razón es que, cuando la sangre sale de los vasos sanguíneos, el cuerpo empieza a descomponerla. Por lo general, los moratones van del violeta al amarillo, luego pasan al verde y acaban siendo de color marrón. Se han hecho estudios sobre la posibilidad de datar a un hematoma por su color y sería muy útil que alguna de las propuestas que se han ideado fuera fiable; por desgracia, ninguna lo es.

Puede desconcertar descubrir que los moratones se hacen más visibles tras la muerte y que incluso pueden aparecer «nuevos» hematomas días o incluso semanas después. Eso no significa que el cuerpo haya sufrido daños en la morgue: es solo una señal de que los glóbulos rojos han seguido supurando de los vasos sanguíneos, aunque empujados en este caso por la gravedad, y no por la presión arterial.

Me llevó un rato tomar nota de todas las heridas que había en el exterior. Al finalizar levanté la vista, parpadeando. Los agentes de policía parpadearon también. Hubo una pausa durante la que traté de recordar qué venía a continuación.

En la actualidad no me daría ninguna vergüenza pararme a pensar, pero en aquella ocasión deseaba tanto que pareciera que lo tenía todo bajo control que por un momento fingí que anotaba más cosas para ganar algo de tiempo. Hubiera querido que apagaran la radio, pero no me atreví a pedirlo.

Chris de Burgh le cantaba a una mujer de rojo.

Intenté concentrarme. A ver, claro: lo siguiente era recoger muestras. De los genitales, del ano y de la boca, para que en el laboratorio pudieran buscar signos de agresión sexual.

—¿Sería posible quitar ese ruido? —preguntó el superintendente.

A los compañeros de la morgue no les gustó la petición, pero, para mi alivio, obedecieron. En la sala había ahora un silencio extraño mientras yo recogía muestras del pelo del joven y trozos de uña, en las que podrían aparecer restos de piel o fibras o cualquier otro residuo atrapado que pudiera relacionarse con el agresor o con un lugar concreto. Al final de la autopsia recogería muestras de sangre, de orina, de tejidos (para el análisis histológico) y cualquier otro elemento relevante.

Cada prueba se etiquetaba con mis iniciales y un número: RTS/1. Lo escribí en cada etiqueta con orgullo infantil. Ese triplete de letras ha señalado, durante treinta años, mi vinculación a un caso, pero aquel día, la primera vez que las escribí, parecían limpias y nuevas, como un uniforme escolar a principio de curso.

Todos los presentes —el delegado del oficial de instrucción y los agentes de policía— esperaban a que iniciara el examen interno. No mucha gente sabe que observar durante las autopsias forma parte de las obligaciones de los agentes de policía: su presencia es una parte importante del protocolo. El superintendente había visto unos cuantos exámenes *post mortem*, sin duda, pero para el joven agente que también estaba de testigo era la primera vez. Ya tenía mala cara durante el examen externo, pero cuando cogí el bisturí se puso completamente blanco.

—¿Todo bien, muchacho? —preguntó el superintendente.

El agente asintió, sombrío.

Traté de pensar en qué podía decir para ayudar a que se sintiera mejor. Pero no se me ocurría nada. Bastante trabajo tenía intentando que pareciera que había llevado a cabo muchas autopsias forenses sin ninguna ayuda.

—Oh, te acostumbrarás enseguida —dije con ligereza, para esconder mi propio nerviosismo.

El agente tragó saliva. Intenté esbozar una sonrisa reconfortante pero estaba tan tenso que me notaba los músculos extrañamente rígidos y quizá me salió más bien una mueca, porque el agente, en lugar de sonreír a su vez, me miró un poco alarmado. Luego, cuando abrí el cadáver, fui consciente de que el joven agente no me quitaba los ojos de encima. El modo en que fijaba la vista en mi cara era tan desconcertante que un par de los cortes que hice fueron algo titubeantes. Lo miré y vi que llevaba puesta la máscara del terror más puro. Fijar la vista en mi cara era por lo visto su forma de no mirar lo que hacían mis manos.

Ojalá hubiera encontrado una manera de tranquilizarlo y hacerle saber que no pasaba nada. Pero yo mismo estaba tan nervioso que no sabía cómo ayudarlo. Incluso el experimentado superintendente y el delegado del oficial de instrucción, que se habían saludado como veteranos de muchos casos, habían dejado de hablar para entonces y me observaban en medio de un profundo silencio. Por lo general, puedes contar con que el personal de la morgue relajará el ambiente con una ocurrencia o un comentario, pero aquel día estaban todos extrañamente callados. ¿Por qué no hablaba nadie? ¿No podrían decir algo? Nadie lo hizo. Me sorprendí deseando que encendieran la radio de nuevo. Aunque quizá en otra emisora.

Examiné la trayectoria interna de las heridas mientras ellos observaban. Cuando me puse a estudiar las heridas faciales de la víctima por la parte interior, el cuerpo del agente sufrió una sacudida. Salió corriendo de la sala, cubriéndose la boca con la mano.

—Oh, oh —dijo el superintendente.

El delegado del oficial de instrucción se rio. Luego volvimos a quedarnos en silencio.

Efectué una disección rutinaria de los sistemas y órganos internos de la víctima y comprobé que no hubiera fracturas en las costillas ni de ningún otro tipo. Es importante asegurarse de que no hay ningún factor natural que contribuya a la causa de la muerte. Pero el joven gozaba de un estado de salud perfecto. Aparte, por supuesto, del hecho de que estaba muerto.

Me alegré cuando acabó la autopsia, y me pregunté por qué el ambiente había sido tan distinto al de otros exámenes forenses a los que había asistido. No diré que son acontecimientos alegres, pero hay una camaradería o al menos un nivel de revuelo y de debate que no tenía nada que ver con lo que acababa de vivir. ¿Cuál podría haber sido el problema?

De vuelta a mi oficina empecé a redactar mi informe.

> La herida de arma blanca 1 está situada 6 centímetros a la izquierda de la línea media, en la espalda [...] el borde superior de la herida es afilado; el borde inferior es romo [...] la herida tiene una longitud de 26 milímetros [...]. La trayectoria de la herida transcurre entre la quinta y la sexta costilla del hemitórax izquierdo [...] luego se introduce por el lóbulo superior izquierdo en su lado posterior y lo atraviesa, ligeramente hacia abajo y en dirección a la línea media. La trayectoria luego recorre de forma transversal el lóbulo superior del pulmón izquierdo y corta la arteria pulmonar izquierda [...]. Es una incisión irregular de 40 milímetros de longitud [...]. Se observa la presencia de más de 1 litro de sangre parcialmente coagulada en el hemitórax izquierdo [...]. No hay hematomas en la piel adyacente a la herida.

De modo que en el interior del cuerpo la herida era casi el doble de larga que en el exterior. Traté de sacar algunas conclusiones.

> El recorrido de la trayectoria a través de los músculos de la espalda indica que el brazo izquierdo estaba en alto en el momento en el que se produjo la herida. La discrepancia entre el tamaño de las heridas internas y externas sugieren que hubo movimiento durante el tiempo que el arma estuvo en el interior de la cavidad torácica.

Ese movimiento del arma pudo haber sido significativo. Sin duda indicaba que fue una situación dinámica, como suelen serlo muchos apuñalamientos. O bien la víctima o su agresor estaban en movimiento, o estaban quietos y el arma se movió por sí sola en la herida. A veces, el significado de ese movimiento aflora *a posteriori*, por lo que es importante mencionarlo.

Describí con detalle las otras dos heridas de arma blanca y su recorrido; solo habían atravesado los músculos de la espalda. Luego numeré las heridas por arma contundente del lado izquierdo del rostro.

El cadáver presentaba laceraciones, abrasiones y contusiones, además de las heridas de arma blanca. Pero, curiosamente, no lesiones defensivas. Las típicas lesiones de este tipo son fáciles de identificar: en un ataque con arma blanca las palmas y los dedos de la mano pueden presentar cortes por los intentos de la víctima de agarrar la hoja del cuchillo en una tentativa desesperada de autoprotección. Aquel joven no presentaba lesiones defensivas. Aunque, claro, el ataque principal había sido por detrás.

Llegaba el momento de mis conclusiones. Es la parte del informe que la mayoría de la gente lee primero, la parte que los legos en la materia —policías, familiares y otros— deberían ser capaces de entender.

Yo ya conocía para entonces el esquema al que debía ajustarme al exponerlas. En primer lugar, excluye cualquier posibilidad de que la víctima muriera por una enfermedad de origen natural. Luego, explica qué fue lo que provocó a efectos prácticos la muerte y cuánto calculas que tardó la víctima en morir. A continuación, añade cualquier comentario que pueda ser útil sobre posibles armas o eventos o acciones que pudieran provocar las heridas. Para finalizar, da tu opinión médica sobre la causa de la muerte. Esa es la parte formal y legal del informe que, si se aprueba, aparecerá en el certificado de fallecimiento.

Escribí:

> La muerte no fue por causas naturales. La herida de arma blanca 1 [...] provocó una hemorragia. La muerte debió producirse en cuestión de minutos. La apariencia de las he-

ridas es consistente con un arma con un solo filo de aproximadamente 18 a 20 milímetros de ancho a una distancia de 15 a 17 centímetros de la punta. El arma debía tener al menos 15 centímetros de longitud y muy probablemente tenía un extremo puntiagudo.

Tanto las heridas del lado derecho como las heridas (i) a (iv) del lado izquierdo del rostro son consistentes con un golpe de o contra una superficie plana. La posibilidad de que las provocara la caída contra la calzada es poco probable, pero no puede ser descartada del todo. Esas heridas parecen haber sido causadas con anterioridad a la herida (v) en el lado izquierdo del rostro. Esa herida es consistente con el contacto con una superficie irregular.

Causa de la muerte:

1a: hemorragia

1b: herida de arma blanca en el pecho

Aquel crimen, aunque sin duda terrible para la familia de la víctima, desde el punto de vista forense era bastante común. El informe no fue ni el más largo ni el más detallado que he escrito nunca. Aunque me llevó gran parte de la noche.

En cuanto se identificó formalmente al chico pude usar su nombre, pero, por lo que se refiere al resto, dudé de cada hecho y también de mis deducciones. ¿Estaba suponiendo demasiado? ¿Hasta qué punto estaba seguro de que las heridas faciales no las había provocado la caída? ¿Debía sugerir posibles explicaciones al hecho de que el arma se hubiera movido en el interior de la cavidad torácica? ¿Y sonaba lo suficientemente seguro de mí mismo? No quería que, cuando la policía pusiera al culpable en el banquillo, el abogado de la defensa dijera: «Dígame, doctor Shepherd: ¿cuántas autopsias por herida de arma blanca ha practicado sin ayuda de nadie con anterioridad a esta? ¿Cómo? ¿Ninguna?».

Aunque mi carrera acababa de comenzar, yo ya era consciente de que comparecer ante un tribunal podía ser un campo de minas. Una cosa era escribir tu informe de la autopsia en la oficina y otra muy distinta presentarlo como testigo experto en el fuego cruzado de un juicio. Había escuchado muchas anécdotas de tribunales, los compañeros más veteranos las explicaban, y me apetecía y al mismo tiempo temía mi primera comparecencia judicial.

La policía pronto estaba interrogando a un sospechoso del apuñalamiento de Croydon, un hombre en la treintena que al parecer no conocía con anterioridad a la víctima. El chico había ido a verlo a unos garajes que estaban allí cerca para comprarle una radio para el coche barata, probablemente robada.

La policía me pidió que evaluara la versión del sospechoso de lo ocurrido y acordamos que lo mejor sería hacerlo en la escena del crimen. De modo que, un par de días después, acompañado por el propio superintendente, además de por un inspector y un sargento, volví a Croydon.

Nos detuvimos junto a una lúgubre hilera de garajes. La pintura se desconchaba de las puertas.

—El acusado dice que alguien apuñaló al chico al salir de este garaje. Que debieron atacarlo cerca de donde lo encontramos —explicó el superintendente.

—No hay sangre en el garaje, de modo que podría ser verdad —dije.

Me miraron decepcionados. No sería la última vez que decepcionaría a unos detectives en mi carrera.

—Bueno, creemos que el acusado lo apuñaló justo aquí. Pero el caso es que... no hay manchas de sangre en el exterior de los garajes. Ni en la calzada. Ni en ningún otro lugar que no sea debajo el cuerpo.

Me sentí importante. Me sentí como Simpson. Seguido de cerca por aquellos oficiales de alto rango, recorrí la ruta (un centenar de pasos) y lo hice a la velocidad lenta que podía esperarse de un moribundo al que le han clavado un cuchillo en el pulmón (cincuenta y tres segundos), sin olvidar ir cada vez más despacio hacia el final, cuando más mareado debía de sentirse y más dificultades para respirar debía de tener.

Me volví hacia los detectives.

—Puede que tengáis razón: podrían haberlo apuñalado en el garaje y haber caminado hasta el lugar en el que lo encontramos.

Sonrieron.

Escribí:

> En mi opinión es del todo posible que un individuo con una lesión como la herida 1 haya recorrido esa distancia a pie antes de desplomarse.
>
> La ausencia de manchas de sangre por el camino puede explicarse por dos factores. El primero, que el sangrado exterior, en un individuo que estaba de pie, tras la herida 1, no debió ser excesivo hasta que el nivel de sangre en el interior del pecho no alcanzó el lugar en el que se encontraba la herida en la piel. El segundo, que el fallecido iba vestido, y en particular llevaba una chaqueta gruesa que podría haber absorbido una cantidad importante de sangre.

No debí haberme preocupado por mi comparecencia ante el tribunal. El primer juicio no llegó a producirse porque el jurado fue recusado por un tecnicismo antes de que yo pudiera declarar. Para cuando el caso llegó de nuevo a juicio yo ya era un veterano con tantos homicidios a mis espaldas que el abogado de la defensa no podía saber que aquel había sido el primero.

Presté declaración y el contrainterrogatorio transcurrió sin grandes sobresaltos.

Para mí era un caso claro. Había visto las pruebas que había contra el acusado y resultaban convincentes. Y las tres heridas de arma blanca, entre ellas la que penetró profundamente en el pulmón de la víctima por detrás, proporcionaron a la prensa sensacionalista la oportunidad de usar una de sus frases favoritas: «ataque salvaje». La acusación también la utilizó, desde luego, en un intento de soliviantar al jurado.

Así que me quedé de piedra cuando el acusado salió absuelto. Estaba claro que el jurado no había quedado convencido de su culpabilidad más allá de toda duda razonable. Durante un tiempo le di vueltas a qué podría haber ido mal. Me preocupaba la idea de que, tal vez por ser aquel mi primer caso, no hubiera conseguido presentar un informe adecuado. ¿O quizá no había sido capaz de expresarme con claridad ante el jurado? Nunca lo sabría.

Un par de años después, leyendo el *Evening Standard* en el autobús, vi en una noticia de sucesos un nombre que me resultaba familiar. Hablaba de un joven delgado y atractivo de unos dieciocho años al que le habían clavado un cuchillo tres veces. Una de las heridas, en el pulmón izquierdo, casi había resultado fatal. La víctima había sobrevivido de milagro y había podido identificar a su atacante; de hecho, pudo desvelar que el hombre se había abalanzado sobre él y le había sugerido que, puesto que iba a morir, un último acto apropiado podría ser mantener relaciones sexuales.

Recordé aquel primer caso mío. El mismo acusado. El mismo crimen. Una víctima diferente, aunque muy parecida a la primera y con mucha suerte.

Yo sabía que al acusado le habían imputado un asesinato con anterioridad. El jurado, por supuesto, no. Lo declararon culpable de intento de asesinato.

9

Mi segundo caso también fue un apuñalamiento. Me llamaron una noche en torno a las nueve para que fuera a una casa adosada de ladrillo rojo, de las que hay a miles en Londres, que solo se distinguía de todas las demás casas de la calle por la presencia de la policía en el exterior.

En el interior, la decoración era inesperadamente recargada. En la barandilla de la escalera había sangre. Seguí el rastro hasta el piso de arriba y allí, junto a la puerta de un dormitorio, con los pies hacia quien entraba, yacía un hombre desnudo de cabello cano, boca abajo sobre un enorme charco de sangre.

Empujé la puerta hasta abrirla del todo. El papel pintado de las paredes, de un estampado apagado, oscurecía la habitación y los muebles de madera, grandes y pesados, tampoco ayudaban. Había objetos por todas partes, pero todo estaba en su sitio. El despertador. La radio. Las fotos enmarcadas. El pequeño televisor sobre una cómoda de caoba encarada hacia la cama.

Aquella era la habitación de un hombre que llevaba una vida ordenada y de duro trabajo. Pero esa vida ordenada había llegado a su fin y el hombre trabajador estaba tendido en el suelo, empapado en su propia sangre.

No era fácil maniobrar a su alrededor. La espalda estaba cubierta de salpicaduras y chorretones de sangre. Había sangre en la pared. La cama estaba medio cubierta con una colcha que no escondía las enormes y oscuras manchas de sangre de las sábanas. En el suelo, junto a un enchufe, casi flotando en sangre, había un cuchillo de cocina con mango de madera.

Le di la vuelta al cuerpo con mucho cuidado. Había una herida abierta de cuchillo en el pecho. Pensé que seguramente había más heridas que la sangre tapaba.

Le tomé la temperatura. Como ya estaba desnudo, fue fácil. Tomar la temperatura rectal, sobre todo si implica desnudar el cuerpo, puede crear cierto caos forense, y para entonces yo ya había aprendido que a menudo es mejor llevar el cadáver directamente a la morgue y tomar allí la temperatura. La de aquella víctima era de 26,6 grados centígrados.

—Dinos, Shepherd, ¿a qué hora murió exactamente? —preguntó el detective que me observaba.

Se me cayó el alma a los pies. Sobre todo cuando dijo «exactamente». Es la primera pregunta que me hacen siempre. Es la pregunta que todo el mundo cree que somos capaces de responder. Es la pregunta que pone de manifiesto la enorme diferencia que hay entre lo que el público cree que hace un forense y lo que hace de verdad. La culpa es de las series policíacas de televisión, me parece. Lo cierto es que es muy difícil determinar con precisión la hora de la muerte.

El detective estaba esperando.

—Bueno... No estoy seguro... —dije.

Puede que la temperatura corporal sea el mejor indicador de que disponemos los forenses a la hora de estimar la hora de la muerte, pero no es un indicador demasiado fiable. Las leyes de la física nos dicen que un cuerpo caliente se enfría a medida que el calor de ese cuerpo se traspasa al ambiente. Pero, por supuesto, las cosas no son tan simples. Por lo general, un cuerpo está frío al tacto a las ocho horas de la muerte. Pero eso tampoco es tan sencillo. De hecho, un cuerpo puede no estar frío incluso habiendo pasado treinta y seis horas de la muerte, y la actividad metabólica residual puede hacer que la temperatura no descienda nunca por debajo del nivel ambiente. Más tarde, cuando empieza el proceso de descomposición, la temperatura puede incluso aumentar.

Hay muchas variables que pueden influir en la velocidad a la que nos enfriamos tras la muerte: la temperatura del cuerpo al morir, la temperatura ambiente, los cambios de tiempo, la presencia o no de calefacción central, que las ventanas estén abiertas o cerradas, la cantidad de ropa que lleva el cuerpo, el porcentaje de aislamiento térmico del edredón que lo cubre, la postura del cadáver (como todos sabemos de forma instintiva, el cuerpo en posición fetal retiene mejor el calor), el peso corporal (la grasa es un buen aislante), la masa muscular (menos músculo equivale a un enfriamiento más rápido) y la edad del fallecido (los niños tienen una superficie corporal, en relación a su peso, mayor que los adultos, y pierden calor más rápido)... Una multitud de pequeños factores hacen que tratar de estimar la hora de la muerte por la temperatura del cuerpo sea un esfuerzo abocado al fracaso.

Incluso un programa informático que pudiera tener en cuenta las incontables variables sería incapaz de proporcionar una respuesta precisa sobre la hora de la muerte. Podría sugerir que ocurrió en una horquilla de tiempo, pero esa horquilla sería de varias horas. Y aun así nadie podría esperar que el nivel de acierto estuviera por encima del 90 %.

El detective asintió comprensivo.

—Imagino que el *rigor mortis* te lo dirá mejor —dijo.

Mmm, no. Esa es otra leyenda urbana. El rigor mortis es uno de los fenómenos *post mortem* más evidentes, pero es tan variable que es aún menos fiable que la temperatura corporal a la hora de estimar la hora de la muerte. Su aparición y la velocidad a la que se establece las determina la temperatura. Un cuerpo en el exterior, en un invierno frío, puede no presentar *rigor mortis* incluso una semana después de la muerte, aunque luego es posible que, al trasladar el cuerpo a la morgue, donde la temperatura es más alta, y entrar en calor, el *rigor mortis* aparezca de forma muy rápida. Y hay otros factores que pueden llevar a confusión. ¿Estaba el fallecido haciendo ejercicio en el momento de la muerte? El *rigor mortis* aparecerá más rápido por el ácido láctico que libera el esfuerzo físico. ¿Había fiebre alta en el momento de la muerte? De nuevo, el *rigor mortis* se presentará antes. ¿La muerte fue por electrocución? Eso acelera el *rigor mortis*, quizá por la estimulación de las células musculares. ¿Murió frente a un fuego? El *rigor mortis* aparece antes. ¿En un baño caliente? El *rigor mortis* aparece antes.

El *rigor mortis*, de hecho, lo causan los cambios complejos que tienen lugar en el cuerpo cuando el corazón deja de latir y las células musculares se ven privadas del oxígeno que necesitan para metabolizar. Durante años se creyó que el *rigor mortis* empezaba en el rostro, como cualquiera que haya intentado realizar un intento tardío de reanimación boca a boca ha podido comprobar. Hoy en día sabemos que se desarrolla de forma uniforme por todo el cuerpo, pero que es más evidente en los músculos pequeños primero, y esos pequeños músculos están sobre todo en la mandíbula y en torno a los ojos y los dedos. De media, el *rigor mortis* aparece en esas áreas unas tres horas después de la muerte. Luego parece extenderse por el cuerpo en dirección descendente, de la cabeza a las piernas, aunque en realidad lo que ocurre es que los grupos musculares más grandes se endurecen a otro ritmo. Por regla general, el *rigor mortis* se establece antes de que el cuerpo haya podido enfriarse del todo, de modo que hay un momento en el que el cuerpo está caliente y rígido a la vez. Y no dura para siempre: al cabo de un día, más o menos, la rigidez desaparece y los músculos se vuelven flácidos de nuevo.

En un clima templado como el del Reino Unido, el *rigor mortis* puede haber afectado a todos los músculos —hablamos de que se «ha establecido» el *rigor mortis*— a las doce horas. En la zona ecuatorial, donde las temperaturas son más cálidas, el *rigor mortis* puede establecerse y desaparecer en solo una hora. Y a veces puede parecer que en ciertas personas —si son muy jóvenes, muy mayores o están muy desnutridas— no hay *rigor mortis*, por su escasa masa muscular.

La fuerza con la que se establece la rigidez puede sorprender: hay imágenes famosas de cuerpos en pleno *rigor mortis* con la cabeza en una silla y los pies en la otra y el cuerpo, sin ningún apoyo, entre las dos, tan recto como una tabla. De modo que practicar una autopsia a un cuerpo en estado de *rigor mortis* plantea sus propios problemas, a menos que el fallecido haya sido tan amable de morir tendido sobre su espalda y con las manos a los lados.

Lo más fácil es dejar que pase el *rigor mortis*. Por desgracia, esperar no es una opción para el médico forense que colabora en la investigación de un homicidio, donde es vital saber algo lo antes posible.

Aquella noche no tardé en abandonar la habitación inundada de sangre y en encaminarme a la morgue. El fallecido llegó poco después. Presentaba *rigor mortis* en cuello, brazos, mandíbula y rodillas. De hecho, había muerto con un brazo tras él y el otro doblado frente a él, y la pierna derecha en alto.

Necesitaba que el cuerpo estuviera recostado de espaldas para poder realizar el examen *post mortem*, de modo que tuve que romper la rigidez cadavérica. Para ello se requiere de cierta fuerza. Si un brazo está flexionado debo presionar con firmeza en la articulación hasta descomponer la unión química entre las moléculas de actina y miosina de las células. Cuando esa unión se rompe, el brazo puede colocarse en posición horizontal sobre la mesa. Pero, a veces, si el *rigor mortis* es particularmente fuerte —por ejemplo, si el fallecido es un joven musculoso con un trabajo en el que había que levantar peso— necesito que un auxiliar de la morgue me ayude. Romper la rigidez cadavérica supone aplicar una presión considerable sobre una articulación concreta para aflojar el músculo y cuando cede lo hace poco a poco, no de repente como cuando se parte un hueso.

En este caso, el paciente tenía sesenta y dos años, y pude romper la rigidez fácilmente moviendo los brazos hacia atrás y hacia delante hasta aflojarlos.

Los agentes de policía seguían preguntando por la hora de la muerte, de modo que eché mano de los dos indicadores poco fiables —la temperatura corporal y la rigidez— para establecer una horquilla de horas en las que la muerte podría haber ocurrido. Teniendo en cuenta que podría haber muchas otras variables, por supuesto. En este caso, mi estimación fue que la muerte había ocurrido entre cuatro y seis horas antes.

—Buen trabajo, Shepherd —dijo el detective más veterano, de vuelta a la sala de autopsias tras salir para atender una llamada—. El tipo que lo mató dice que fue sobre las cuatro y media o cinco de la tarde.

—¿Ya lo tenéis?

—Acaba de entregarse. Mantenían una relación homosexual. Dice que perdió los estribos.

Ya lo creo que los había perdido. Había ocho heridas de arma blanca, una de ellas con un orificio de entrada muy grande y que por dentro había penetrado directamente en el corazón. Los cuchillos dejan un rastro tan claro y las empuñadoras producen unos hematomas tan evidentes que pude hacer un boceto con las dimensiones detalladas del arma que había usado el asesino. Fue el primer cuchillo que dibujé a partir del rastro de la herida y me sorprendió ver que encajaba a la perfección con las dimensiones del cuchillo de cocina que la policía encontró en la escena. Desde aquel momento, me convertí en el hombre de los cuchillos.

Por añadidura, y aunque ahora me parece, visto en perspectiva, un exceso de entusiasmo algo absurdo, pensé que podría determinar exactamente lo que había pasado a partir de las propias heridas y de las manchas de sangre de la habitación. Aquello era, al fin y al cabo, lo que habría hecho el profesor Simpson.

Una salpicadura reveladora en la pared indicaba que la primera y fatal herida se había infligido allí. La herida estaba en la parte superior izquierda del pecho y su recorrido iba un poco de izquierda a derecha. Un clásico. Aquello me decía que el asesino era diestro, que tanto él como la víctima estaban de pie y que el agresor había lanzado su estocada desde encima de la cabeza y hacia abajo.

A continuación, la víctima se había desplomado sobre el lado izquierdo de la cama. Era evidente por la posición de las manchas de sangre en las sábanas. Y por las finas líneas de sangre que salpicaban el techo por encima —«manchas de proyección», las que se producen al salir la sangre despedida de la hoja del arma cuando el asaltante la levanta para clavarla de nuevo— era fácil deducir que el asesino estaba de pie frente a su víctima cuando le clavó el cuchillo tres veces más.

La víctima había rodado sobre sí misma para salir de la cama y había gateado en dirección a la puerta. Quedaba claro por el reguero de sangre que había dejado. Las últimas cuatro heridas de arma blanca se las habían infligido allí, junto a la puerta, que es donde la víctima había muerto en medio de un charco de sangre. Aunque el asesino se podría haber ahorrado el esfuerzo: la primera cuchillada había sido fatal y, tras penetrar en su corazón, la víctima solo habría podido sobrevivir unos minutos. La proximidad y uniformidad de aquellas cuatro heridas, todas hechas desde el mismo ángulo, casi idénticas, indicaban que la víctima estaba inmóvil en ese momento y quizá incluso ya muerta. ¿Y qué pasaba con la sangre que había visto en la barandilla? Sin duda la había dejado el novio al salir, manchado de sangre: para la víctima todo había acabado antes de llegar a la puerta.

El asesino ya había confesado pero, aun así, estaba tan orgulloso de mis deducciones que tras la autopsia insistí en contárselas al detective.

—Ajá —dijo sin demasiado interés.

—Mira, aquí puedes ver... —le tendí el esquema que había dibujado. No lo cogió.

Sin desfallecer, me ofrecí a escribir un informe sobre mi reconstrucción de los hechos.

Parpadeó y desvió la mirada.

—No te molestes, Shepherd. Nadie lo leerá, el tipo ha cantado.

Fue una gran decepción para mí. Por primera vez tuve la sospecha de que la policía no quería que yo jugara a ser

Sherlock Holmes. O Keith Simpson. Mi ídolo había contribuido de forma inestimable a resolver crímenes en la primera mitad del siglo xx y participaba en las investigaciones de homicidios a todos los niveles: barajando teorías con los agentes al mando o con los abogados, analizando pistas con los detectives en la escena del crimen. Yo también habría querido hacer eso. A veces me muero de ganas de decirle a la policía lo que mis conocimientos y mi formación me dicen que ocurrió. Pero la investigación policial ha cambiado mucho. La «ciencia» de los homicidios se ha convertido en un negocio tan especializado que las muchas disciplinas involucradas presentan sus hechos por separado y la policía coordina los hallazgos de todos y llega a sus propias conclusiones. Que es algo que puede funcionar, siempre y cuando los agentes estén cualificados y tengan experiencia.

Luego son los abogados del Ministerio Fiscal los que deciden, o no, presentar cargos. Nada que objetar. Siempre y cuando los abogados sean capaces de entender cuestiones médicas complejas.

Creo que sería más efectivo que, ante un caso difícil y complicado, pudiéramos sentarnos todos juntos —la policía y la fiscalía con el forense, los expertos en criminalística, el analista de patrones de sangre, el toxicólogo, el experto en balística— y debatir sobre los hechos. Pero pocas veces se hace ya eso.

10

Las visitas a los lugares del crimen y las autopsias criminales fueron convirtiéndose poco a poco en mi trabajo. Al principio me asignaron casos sencillos. Todos eran diferentes, pero en todos estaba claro lo que había ocurrido. Eran casos de rutina, de hecho. No hay nada que pueda calificarse de rutinario en una escena del crimen, claro, pero entre todos hacemos que lo parezca. Se trata al fin y al cabo de un cuerpo inmóvil, a veces horriblemente mutilado, en torno al cual se afana una red de profesionales, serios y ajetreados, completamente dedicados al caso pero que, al mismo tiempo, consiguen, de algún modo, distanciarse del horror de lo ocurrido.

En los extremos de esa red, a una distancia prudencial, está el dolor y la conmoción de los familiares. Los forenses saben que hasta los casos más rutinarios supondrán, para alguien, un trauma. En aquella época, yo seguía decidido a mantenerme al margen de ese trauma, siempre que fuera posible. Pero sabía que tarde o temprano tendría que interactuar con los vivos.

En casa, los niños crecían y mi mujer estaba siempre atareada. Yo era un padre involucrado en la crianza de mis hijos, algo quizá inusual entonces, pero a mí me había criado un padre que había actuado así y dedicar tiempo a mis hijos era una prioridad mayor para mí de lo que lo era para otros miembros de mi generación.

Sí tuve, en cambio, que aprender a dejar atrás la morgue cuando entraba en casa. No quedaba más remedio que olvidar las escenas y los olores, olvidar a la víctima homicida que acababa de examinar y arrancarme la máscara de desapego clínico en cuanto traspasaba la puerta de la entrada y me adentraba en el mundo cotidiano de la luz diurna y de los niños. Por supuesto, eso no era fácil. Llevaba aquella máscara muy bien pegada. Y seguramente no siempre conseguía sacármela del todo. Para mi mujer, sin duda, aquello era un problema. Jen entendía que yo tuviera que adoptar una actitud distante. Pero me decía que recurría demasiado al desapego científico. En casa. En nuestro matrimonio. Que no pasaba por su mejor momento.

Unos años atrás, Jen, que había disfrutado mucho de su trabajo de enfermera y también de las visitas a domicilio, me había confesado con cierta timidez que ella, en realidad, siempre había querido ser médica. En la escuela no le había ido del todo bien porque su padre tenía una visión muy conservadora, de hecho colonial, sobre los trabajos que eran «adecuados» para las mujeres y la educación que requerían. Tenía además un poco de dislexia, lo que había afectado a su rendimiento escolar en sus primeros años.

Yo no tenía ninguna duda sobre su capacidad o su inteligencia y cuando me contó cuál era su ambición prometí apoyarla durante los largos años de duro esfuerzo que tenía por delante. Estaba muy orgulloso de que Jen hubiera conseguido acceder, a través de la universidad a distancia, a una plaza en mi *alma mater*, el University College de Londres. Ya estaba estudiando para convertirse en médico.

Claro que, por supuesto, aquello también era una fuente de estrés: por tiempo, por dinero. Yo tenía un buen sueldo, pero las niñeras no eran baratas y, aunque Jen también tendría un salario en el futuro, de momento no era así. Mi trabajo a menudo coincidía con sus clases y cuando eso ocurría uno de los dos se veía obligado a ceder. Llevábamos vidas frenéticas y complicadas, y nuestra relación sufrió las consecuencias. Un examen forense de nuestro matrimonio habría revelado concentraciones de discusiones rápidas, siempre con uno de los dos llegando a toda prisa y el otro saliendo a toda prisa, y una comunicación que a menudo se limitaba a poco más que a horarios, fechas, reuniones de padres, jornadas deportivas en la escuela y logística. Interacciones clínicas de este tipo.

Una preciosa mañana de domingo. Los niños, aún pequeños, salieron como flechas al jardín en cuanto abrí la puerta trasera. Yo era un joven forense, listo para salir corriendo a cualquier hora hacia una escena del crimen, que recibía un chute de adrenalina si el teléfono sonaba cuando estaba de guardia. Jen, a la que le faltaba poco para ser médico, siempre estaba estudiando.

Me disponía a hacer el desayuno.

Fuera, los niños gritaron: «¡Oh, no!».

El teléfono estaba sonando. A aquella hora de la mañana. Estaba claro lo que significaba.

Barajé las posibilidades. Probablemente, puesto que era domingo, alguien habría muerto, sin más, tras una pelea de sábado noche. Sabía que Jen estaría suspirando en el piso de arriba. Me la imaginé sentada con los codos en la mesa, la cabeza hundida entre las manos.

Me sentí culpable. Jen se había levantado al amanecer para estudiar y yo le había prometido que cuidaría a los niños todo el día. Si el teléfono no sonaba. Pero había sonado y ahora ella iba a convertirse en la víctima colateral de una pelea de borrachos.

Una voz me dijo que el fallecido era un joven caucásico. De modo que casi seguro que había sido una riña en un *pub* la noche anterior. Aunque algo no encajaba. La persona que llamaba se había identificado como inspector jefe detective. Un inspector jefe detective que, hacia el final de la llamada, me había dicho que estaría esperándome en la morgue con un superintendente jefe detective. La plana mayor. En fin de semana. Debía de haber algo inusual en ese caso.

—¿En qué morgue? —preguntó Jen sacando la cabeza de los libros—. ¿Westminster?

—Swindon.

Hizo una pausa.

—¿Swindon? ¿En Wiltshire?

Asentí con la cabeza.

Suspiró.

—Entonces nos vemos esta noche.

Cuando llegué a Swindon, los dos detectives de alto rango estaban esperando. Con ellos estaban un agente de policía y el delegado del oficial de instrucción. El personal de la morgue me acercó una taza de té y el superintendente jefe empezó a hablar.

—Hombre joven. Superaba la tasa de alcohol permitida, tomó mal una curva en un camino rural. Su novia estaba en el asiento del copiloto y básicamente... Bueno, ¿tienes su declaración, John?

El inspector jefe detective asintió y abrió un expediente. Rebuscó entre varias páginas mecanografiadas.

—A ver... El chico trabajó toda la noche del viernes y el sábado probablemente también estuvo en pie todo el día. Se bebió unas cuantas, o sea que estaba cansado y borracho y eran las seis de la tarde. Había buena luz, pero la carretera estaba un poco mojada. Él había pasado a recoger a la chica y la llevaba a su casa a pasar una noche de sábado los dos solos. Iban a doblar una curva y una furgoneta venía en dirección contraria, y ella dice...

Su dedo recorrió la página hasta encontrar lo que buscaba.

—«Yo grité: "¡Oh, Dios mío, Michael, cuidado!" y él enseguida dio un volantazo hacia la izquierda. El lado del coche en el que estaba Michael chocó con el lado del conductor de la furgoneta. En el momento del impacto cerré los ojos. Cuando los abrí, los dos vehículos estaban inmóviles, aunque seguía habiendo trozos de vidrio volando en el interior del coche. Miré a Michael y tenía la cabeza echada hacia atrás y los ojos cerrados. Creí que estaba inconsciente. Lo sacudí y se incorporó de repente, como si yo lo hubiera despertado. Vi que el otro conductor salía de su vehículo. Y entonces apareció ese hombre. No sé de dónde salió. Llevaba pantalones, pero no camisa, y estaba muy moreno, parecía un trabajador del campo.»

—El hombre estaba trabajando en su jardín, que está cerca, y oyó la colisión —apuntó el superintendente jefe.

Su compañero asintió y siguió leyendo.

—«Aquel hombre me preguntó si estaba bien. Michael salió por la ventana y caminó hacia la parte delantera del coche. Empezó a arrancar cosas y a dar patadas al coche y parecía muy enfadado y alterado. Yo estaba histérica. Michael pataleaba como si tuviera una rabieta. Salí del coche y me encendí un cigarrillo y le di uno a Michael y entonces aquel hombre sin camisa dijo: "No los encendáis, hay gasolina allí, detrás del coche". Michael le dijo que se ocupara de sus asuntos y el hombre sin camisa le dijo algo a Michael, que no oí, pero que a Michael le molestó. Y empezó una pelea.»

El detective dejó de leer y me miró. Parecía que los dos esperaban que yo dijera algo.

—¿Qué pasó en la pelea? —pregunté.

—Michael intentó golpear al hombre sin camisa pero falló. El hombre le devolvió el golpe. Eso es todo.

Aquello no podía ser todo. ¿Por qué se mostraban tan reacios a contarme más?

—Y bien, ¿qué dice la novia? —pregunté.

El detective leyó.

—«El hombre sin camisa cerró el puño derecho y golpeó a Michael de pleno en la cara, no sé si en la nariz o en la boca. Otro hombre, con mechas en el pelo, había detenido su coche para entonces y se puso detrás de Michael y lo rodeó con los brazos para contenerlo, y Michael se puso de un color raro, un rojo púrpura, y perdió la conciencia. El hombre lo dejó caer al suelo.»

El detective levantó la vista. Pero yo sabía que había más.

—¿Alguna otra declaración? —pedí.

—«Había empezado a llover con fuerza. El hombre sin camisa sacudió a Michael con fuerza, intentando que respondiera. Decía: "Vamos, levántate". Pero Michael no se movía y yo veía que estaba mal, tenía muy mala cara. Ya no estaba de ese color rojo púrpura. No pudieron reanimarlo. Un hombre mayor que conducía un Ford Sierra se detuvo y le puso su chaqueta por encima para que estuviera abrigado hasta que llegaran las ambulancias. Cuando la mía arrancó, la que llevaba a Michael seguía allí.»

El superintendente jefe remató la historia.

—No llegó a recuperar la consciencia. Swindon lo envió a Oxford para una tomografía y luego volvió a Swindon. Ha muerto allí esta mañana.

Me dio el historial médico de Oxford. Lo miré y asentí con la cabeza.

—Entonces ¿lo que queréis saber es si tenéis entre manos un accidente de tráfico o un homicidio?

Noté que se estremecían al oír la palabra «homicidio». Me pregunté de nuevo por qué teníamos allí a la plana mayor. ¿El fallecido era famoso? ¿Estaba especialmente bien relacionado?

—La novia ha montado un buen escándalo, dice que el tipo sin camisa ha matado a Michael y ahora la familia está armándola también —dijo el superintendente.

—Bien, echemos un vistazo —dije levantándome.

—Bueno —dijo el agente, que se llamaba Masters, cuando entramos en la sala en la que yacía el cuerpo del joven esperándonos—, este es Michael Ross.

No reconocí el nombre, pero una parte de mí esperaba reconocer su rostro. Pese a los cortes y moratones, vi que era un hombre con el atractivo propio de una estrella de rock. El grueso cabello negro se le rizaba en la frente. Aun así, seguía sin resultarme familiar.

—¿Cuántos años tiene?

—Veinticuatro.

Empecé a tomar notas y, al levantar la vista, vi que el fotógrafo había llegado y estaba esperando a que le indicara qué imágenes quería.

—Toda la parte frontal. Luego haremos primeros planos de la cara y del cuerpo y también de esos hematomas en las rodillas, por favor. Oh, y hubo una pelea...

—Supuesta pelea —terció de inmediato el superintendente jefe detective.

—... fotografía por favor las manos para que podamos ver los nudillos.

Anoté:

> Abrasiones superficiales recientes, sobre todo verticales, sobre la frente, el puente de la nariz y el lado izquierdo de la barbilla. Un área de contusiones recientes con punteado

(8 × 2 centímetros) en diagonal sobre el lado inferior derecho del cuello.

Señalé las heridas de Michael en el dibujo del contorno del cuerpo humano de mi informe y luego le miré de cerca los dientes.

—No parece que lo golpearan en la boca —dije.

Hubo murmullos en la habitación, pero cuando levanté la vista todo el mundo estaba en silencio.

Había otros hematomas y cicatrices en el cuerpo, ninguno de ellos reciente, de los que tomé nota, igual que de los tatuajes de Michael. La espalda parecía estar intacta. Hicimos fotografías de todo, le dimos la vuelta al cuerpo de nuevo y dio comienzo la autopsia. Los agentes observaban con rostro pétreo. Siempre había al menos uno que lo pasaba mal y esta vez, inesperadamente, fue el superintendente.

—Voy a tener que acostumbrarme de nuevo; no he estado en una de estas desde hace años —dijo en tono de disculpa—. Acabo de reincorporarme después de un tiempo en la brigada antifraude.

Desde que aquel joven agente había acabado vomitando en mi primera autopsia en solitario, le había dado muchas vueltas a la aversión que generan los exámenes *post mortem*, un problema que puede afectar a cualquiera cuyo trabajo implique estar presente en uno.

Me pregunté a mí mismo por qué nunca, ni siquiera una vez, había sentido esa misma repugnancia. Respuesta: porque me fascinaba el funcionamiento del cuerpo humano, en general y lo que yo era capaz de hallar en él, en particular. Pensé que si conseguía, de algún modo, hacer partícipes a los demás de esa fascinación, podría ayudarlos a superar su miedo. Tenía la teoría de que, si lograba involucrarlos en el proceso a través de la comprensión y el entendimiento, entonces dejarían de ser espectadores estupefactos e indefensos.

El silencio nervioso que guardé durante mi primera autopsia y las náuseas que sintió el agente que estuvo allí quizá no fueran una simple coincidencia. Así que había tomado la decisión de que, en el momento en que alguien volviera a sentirse mal en mi presencia, pondría en marcha mi plan, que consistía en hablar. Porque murmurar «eh... ¿va todo bien?» con buena voluntad pero sin demasiada convicción al ver que las mejillas del superintendente adquirían un tono verde no iba a ser suficiente.

—Como algunos de vosotros ya sabéis —dije adoptando lo que esperaba que fuera un tono tranquilizador—, tengo que examinar los órganos internos, no solo por si el accidente de coche provocó lesiones o por si la pelea que hubo a continuación causó daños, sino para confirmar que no hubo otros factores, menos obvios, que contribuyeran a su muerte, como una enfermedad. De modo que echaré un buen vistazo a todos los órganos.

El superintendente asintió. Muy despacio. La habitación estaba en silencio, como si alguien la hubiera cubierto con una manta.

—¿Tenéis algo de música? —pregunté al personal de la morgue—. Algo clásico estaría bien.

Pusieron la emisora de la BBC especializada en música juvenil. Le eché una mirada al superintendente. Quizá el sonido de las voces inanes ayudaría a calmar sus nervios. Les pedí que bajaran un poco el volumen, de todas formas.

Cortar piel muerta es como cortar la piel de un muslo de pollo: es fácil si usas un cuchillo afilado. El problema, si es que lo hay, no es su solidez sino la elasticidad natural de la piel, y la piel de Michael Ross, que era un hombre joven en buen estado de salud, tenía esa elasticidad. Mientras cortaba a través de la grasa que siempre hay debajo de la piel —en todos nosotros, incluso en alguien tan delgado como Michael— levanté la vista. El superintendente parecía estar pasándolo mal. La música no estaba ayudando. Había llegado el momento de empezar a hablar de nuevo para poner a prueba mi teoría de que la información, cualquier tipo de información, tiene un efecto tranquilizador.

—Estoy casi dentro de la cavidad torácica ahora. A partir de este punto, y sin menoscabo de la dignidad de Michael, os sugiero que intentéis olvidar que estamos diseccionando a un ser humano. Todos hemos cortado carne y lo que hay aquí no se diferencia demasiado en color o consistencia. Pronto veréis que el hígado es como cualquier hígado que puede comprarse en un supermercado. Los riñones, también. Y este músculo que corto ahora, bueno, siempre he pensado que es un poco con un buen filete.

—¿Alguien quiere patatas? —dijo el inspector detective de buen humor.

Nadie contestó, pero el superintendente intentó asentir de nuevo con la cabeza, como si estuviéramos teniendo una conversación cortés. Aunque no fue capaz mirarme a los ojos, como suele hacerse en esos casos, porque los suyos estaban puestos en Michael Ross.

Seguí trabajando. El agente Masters se esforzaba en ignorar el malestar que sentía su jefe, mientras que el delegado del oficial de instrucción parecía estar disfrutando un poco de la situación.

—No pasa nada, él no lo siente —le dijo al superintendente con voz alegre—. La muerte es la mejor anestesia.

Miré en dirección al superintendente. Mmm. Empieza a hablar.

—Por supuesto, tendré que examinar de cerca el cerebro de Michael y su cuello. Según el historial médico, es allí donde podría esperarse que apareciera cualquier lesión provocada por el accidente de tráfico y por la pelea. O sea, supuesta pelea. Pero el historial es solo una guía, no puedo ceñirme solo a lo que dice. Aún tengo que examinar cada órgano con cuidado, por si hubo algo que se les escapó a los médicos.

Nadie en la sala, ni siquiera el delegado del oficial de instrucción, parecía considerar demasiado apetecible la perspectiva de examinar el cerebro de Michael. Decidí no intentar siquiera explicarles lo fascinante que podía llegar a ser.

Michael había estado en un estado de salud razonablemente bueno, aunque se notaba que bebía mucho y eso, pese a su juventud, empezaba a tener sus efectos. Su corazón era ligeramente más grande de lo normal y su hígado, graso; ambas cosas probablemente indicios de un consumo de alcohol significativo. Estaba seguro de que el cerebro iba a ser el órgano más interesante y, como esperaba, cuando lo levanté estaba lleno de sangre. La puerta se cerró de golpe. No tuve ni que darme la vuelta para saber quién había abandonado la sala.

Le pedí al fotógrafo una imagen del cerebro, porque sabía que iba a tener que seccionarlo para estudiar su histología. Probablemente le pediría a un compañero especialista en patología del cerebro que le echara un vistazo a las muestras. También quería llevar a cabo un examen detallado del cuello de Michael, demasiado detallado para aquella autopsia. De modo que preparé un fijador para transportarlo. Los agentes de policía que seguían allí retrocedieron ante el intenso olor de la formalina. Le di la vuelta al cuerpo y extirpé con cuidado las estructuras del cuello y las arterias correspondientes, y luego las coloqué en un recipiente especial, para asegurarme de alterar las vértebras lo menos posible.

—Me alegro de haber venido en coche, así podré poner esto en el maletero —dije cuando el auxiliar de la morgue se llevó el recipiente para sellarlo.

—¡No me digas que te lo llevarías si fueras en tren! —exclamó el agente Masters.

—A veces tengo que hacerlo —reconocí—. Es un recipiente un poco raro, pero espero que los demás pasajeros crean que he estado cazando renacuajos en el campo.

Desde luego, nadie podría imaginar lo que había dentro. A menos que pudieran olerlo.

—Listo —dijo el alegre auxiliar de la morgue—. Té para todos.

Fui al vestuario a cambiarme y a lavarme. Los agentes de policía se habían apropiado de la sala de duelo de la morgue, que estaba vacía, y los encontré allí, sentados en círculo y tomando su té. Era un cuarto tranquilo, decorado en tonos apagados. En una de las paredes había una pecera grande, con dos peces que nadaban de un lado a otro en silencio. No sé por qué casi siempre hay un acuario en las salas de duelo.

Las mejillas del superintendente mostraban una palidez cadavérica. Más que estar sentado en la silla, la silla parecía sostenerlo, y era evidente que no tenía muchas ganas de hablar. Lanzó una mirada al inspector detective, invitándolo a coger las riendas.

—¿Qué opinas, Shepherd? —preguntó el inspector.

—El informe final tardará un poco, porque tengo que examinar bien el cerebro y el cuello para confirmar mis conclusiones. Pero puedo daros un informe preliminar y extraoficial, si queréis.

—Sí, por favor —dijo de inmediato, intercambiando una mirada con el superintendente. ¿Por qué la plana mayor estaba tan preocupada con aquel caso?

—Bueno, no creo que la pelea, o supuesta pelea, tuviera nada que ver con la muerte de Michael Ross. Lo mató el impacto del accidente de coche —dije.

El inspector detective intentó contenerse pero no pudo. Sonrió. Incluso el superintendente, que seguía pálido y apenas daba algún sorbo a su té, consiguió que su boca esbozara algo parecido a una sonrisa.

—¿Estás seguro? —preguntó el inspector con voz alegre—. ¿Cómo puedes estar seguro?

—Basta con verlo para saber que Michael frenó de forma brusca y muy de repente: hay una herida provocada por el cinturón de seguridad que lo demuestra. Creo que ese frenazo repentino le provocó un latigazo cervical severo. En cuanto la columna se desalineó (y según su novia en aquel momento estaba girando el volante frenéticamente, lo que puede que contribuyera a que su columna sufriera un problema de rotación adicional), las arterias, o al menos una de las arterias, que circulan a los lados de las vértebras, se rompieron. La sangre de una arteria que se ha roto se extiende por un espacio que rodea el cerebro: tuvo una hemorragia subaracnoidea y eso es lo que lo mató.

—Un latigazo. ¡Fue un latigazo! —dijo el inspector, radiante, mirando al superintendente.

—Una hemorragia cerebral... —murmuró su interlocutor débilmente.

—¡Causada por el impacto! —completó el detective por él.

—Puedes sufrir una hemorragia subaracnoidea por razones genéticas —advertí— y todavía no puedo descartar al cien por cien un problema congénito. Pero las hemorragias subaracnoideas también las provocan los traumas y esta fue casi sin ninguna duda resultado del accidente.

El agente Masters estaba más serio que sus jefes. Había estado mirando cómo los peces iban de un lado a otro en su pecera.

—Shepherd... ¿cómo sabes que la hemorragia no la causó un trauma provocado por la pelea; o sea, por la supuesta pelea?

—Si la pelea hubiera provocado la hemorragia, el daño en el tejido blando habría sido mayor. Solo hay un hematoma en la cara, y podría ser por el impacto de un puño. Creo que es poco importante y que no pudo causar demasiado daño, pero me ocuparé de comprobarlo cuando examine el cuello. Casi todas las demás heridas faciales a mí me parece que las causó el cristal del parabrisas.

—Pero la familia de Michael Ross quiere saber cómo fue capaz de trepar fuera del coche, pasear por allí, fumar, hablar, discutir y enzarzarse en una pelea si tenía una hemorragia cerebral. Y solo hasta que el otro tipo, el que no llevaba camisa, le dio un puñetazo —dijo el inspector.

—Una muerte con efecto retardado es bastante clásica en este tipo de hemorragia. La sangre puede tardar unos minutos, o incluso horas en algunos casos, en extenderse desde la arteria dañada al canal vertebral y al cráneo. Michael consiguió hacer todas esas cosas durante el periodo de lucidez que a veces precede a la muerte por hemorragia subaracnoidea.

Se miraron los unos a los otros.

—¿O sea que estás seguro de que no tuvo que ver con la pelea?

—No creo. Pero esas hemorragias pueden aparecer tras peleas de bar y tras accidentes de tráfico, de modo que tendré que hacer más pruebas antes de poder confirmar que tengo razón. Creo que las pruebas demostrarán que Michael era un hombre muerto desde el momento del accidente, y que la pelea no cambió nada.

Eso era lo que pensaba. La cronología de los acontecimientos, en cualquier caso, había sido desafortunada, porque pareció que Michael había muerto en el momento en que el hombre lo golpeó. Iba a tener que esforzarme para probar mi teoría, y estar dispuesto a cambiarla, porque seguro que iba a haber una segunda autopsia.

Los policías se reclinaron en sus sillas y se miraron.

—Si teníais previsto acusar de homicidio involuntario al hombre sin camisa, yo me lo pensaría, porque esa teoría no se sostendrá. Supongo que podréis pillarle por lesiones —sugerí.

No dijeron nada.

—Michael Ross tenía el aspecto y el hígado de una estrella de rock. ¿Es famoso? —pregunté.

Negaron con la cabeza.

—Entonces... ¿por qué tenemos aquí a un superintendente jefe y a un inspector jefe un domingo por la mañana?

El superintendente me miró. También lo hizo el inspector, que hizo una pausa antes de hablar.

—Extraoficialmente, Shepherd, estamos aquí porque creíamos que quizá podíamos tener un pequeño problema.

Esperé. Los agentes parecían incómodos.

—El hombre sin camisa —dijo al fin el superintendente—. El que le dio un puñetazo a Michael. Era un agente de policía fuera de servicio.

De modo que era eso.

—No te lo dijimos porque no queríamos que te influyera.

—No me habría influido —dije con firmeza—. La medicina forense cuenta su propia historia.

No, eso no había sonado bien. Había quedado demasiado pomposo, era el discurso de alguien a quien de vez en cuando le ponía nervioso la cantidad de versiones de la verdad que estaba empezando a encontrarse.

—Incluso en el caso de que yo quisiera ignorar una verdad inconveniente —añadí—, suele haber una segunda autopsia, de modo que no podría hacerlo.

Pero el superintendente no me escuchaba.

—No sabes lo preocupados que hemos estado por esto —susurró con el rostro tan pálido como el de un cadáver—. Daría una muy mala imagen de la policía y, entre nosotros, han corrido rumores sobre ese agente en el pasado. Se pone como loco y... por supuesto no queríamos creer que hubiera matado a un hombre, pero su historial no es... En fin, en cualquier caso es todo un alivio, Shepherd.

—La cosa es —dijo el agente de policía, que estaba claro que conocía al hombre sin camisa— que puedo ver cómo ocurrió. El conductor, Michael Ross, era un idiota que se puso a fumar cerca del coche cuando había gasolina por toda la carretera y, cuando Mitch se lo dijo, se puso a discutir con él. De modo que Mitch tuvo que obligarlo a dejar de fumar. Puedo imaginármelo.

—Convencer a una víctima de un accidente de coche de que actúe de forma segura es una cosa, perder los nervios es otra —observó el inspector.

Ahora que sabían que la intervención del agente no había contribuido a la muerte de Michael Ross parecía que se veían capaces de discutir el asunto. Incluso el superintendente se unió un poco a la conversación.

—¿Estás bien? —le pregunté antes de irme.

Asintió con la cabeza, pero me pareció que seguía estando pálido y demacrado. Me pregunté si asistir a una autopsia podría ser de hecho una experiencia traumática. Tenía que asegurarme de que no lo fuera. Aquel día lo había hecho tan bien como sabía. ¿Qué más podía hacer?

Mientras me alejaba por el pasillo, oí las voces de los agentes que seguían discutiendo sobre lo ocurrido. Conduje hasta casa con mi recipiente y su extraño contenido en el maletero.

—Puag, papá, hueles mal —dijo mi hija.

Anna nunca ha tenido pelos en la lengua. Jen volvió a sumergirse en sus libros, aliviada, y yo hice la cena. Luego, cuando ya no estaba de guardia, dejé que los niños me convencieran para llevar el perro al parque.

Los subí a los tres al coche.

—Anna, el cinturón —dije.

—No.

—El cinturón.

—No me gusta mi cinturón.

—No es obligatorio llevar cinturón —intervino Chris con voz aguda—. Porque vamos en el asiento trasero.

Lo cual, en aquellos tiempos, era verdad.

—Es obligatorio en este coche —dije con voz firme—. ¡Cinturones! ¡Ahora! ¡O no vamos a ninguna parte!

A Michael Ross no lo salvó su cinturón de seguridad, pero yo ya había visto muchas, muchas muertes que podrían haberse evitado de haber llevado uno. Viajar sin cinturón es un riesgo que no pienso correr nunca.

—¡No voy a ponerme el cinturón! —anunció Anna—. Además, no es justo: *Dilly* no tiene que llevarlo.

Dilly meneó la cola.

—Vale —dije—. Entonces nos quedamos aquí.

Y para demostrarles que estaba dispuesto a quedarme sentado en el coche hasta que Anna se hubiera abrochado el cinturón, saqué mi paquete de cigarrillos, encendí uno y le estuve dando caladas hasta que mi hija acató mis normas de seguridad. Luego fuimos en coche hasta el parque. Lo sé, lo sé. Pero al menos bajé las ventanillas.

De lo que acabo de contar se puede deducir que mi actitud hacia lo que creía que era arriesgado —para mí y para mis hijos— ha sido siempre tan idiosincrática como la de cualquier otra persona. Trabajar con la muerte me ha ayudado, eso sí, a darme cuenta de que puede llegar en cualquier momento y por lo tanto a apreciar las cosas buenas que tiene la vida. De modo que aquella tarde disfruté del parque, disfruté de las risas de los niños cuando los bañé y disfruté leyéndoles cuentos y luego dándoles un beso de buenas noches mientras se acurrucaban en la cama.

Más tarde Jen hizo una pausa y nos sentamos juntos en el jardín. Sincronizábamos agendas, como solíamos hacer los domingos, tratando de encontrar la manera de combinar nuestras múltiples obligaciones. No podíamos permitirnos pagar porque los niños se quedaran en la guardería más horas de las reglamentarias, de modo que había que planificar y organizar nuestros horarios cada semana.

Cuando acabamos, nos recostamos en nuestros asientos. Encendimos un cigarrillo cada uno. Era un anochecer tan plácido que el humo ascendía en una línea recta. Era agradable relajarse viendo cómo se ponía el sol. Y nos resultaba impensable que fuera posible relajarse sin un cigarrillo. Conocíamos muy bien cuáles eran sus efectos: me veía a menudo observando la pátina, de una belleza extraña pero letal, que la inhalación de humo provocaba en los pulmones. Pero veíamos el tabaco como una parte esencial de nuestras llenas y agitadas vidas.

Al día siguiente hice algunas investigaciones sobre las hemorragias subaracnoideas. Descubrí que las víctimas a veces se muestran agresivas en el periodo en el que parecen estar recuperándose; el periodo, entre el accidente y su muerte, durante el que Michael Ross había iniciado una pelea. Y el alcohol, que a menudo desempeña un papel en este tipo de hemorragias, puede empeorar las cosas, porque aumenta la presión arterial y hace más probable que haya una rotura en el área dañada.

Parecía que el de Michael era un caso de manual, pero aún había mucho que hacer. No solo necesitaba una radiografía del latigazo cervical, sino que tenía que hacer una serie de cortes transversales de las arterias de la columna vertebral para localizar la rotura que el latigazo había provocado, y mostrar de qué forma había causado la hemorragia.

El superintendente jefe me llamó por teléfono.

—La familia de Michael Ross quiere una segunda autopsia. Creen que estamos cerrando filas y dicen que si no acusamos de homicidio involuntario al agente fuera de servicio presentarán una demanda judicial contra él.

—Les habéis explicado que encontré...

—No estaban interesados en escuchar nada de lo que yo les pudiera decir. Tienen a su propio forense.

—No es inusual.

Mencionó el nombre del forense al que la familia había acudido.

—Oh, lo conozco y es muy bueno —dije complacido.

El superintendente parecía estarlo menos.

—Quiere hacer la autopsia pasado mañana.

—Allí estaré.

Cuando se practica una segunda autopsia —ocurre a menudo: los abogados que defienden a clientes acusados de asesinato suelen solicitarla, por ejemplo— es habitual, aunque no es obligatorio, que el primer forense esté presente. Pensé que sería útil, a la vez que interesante, observar a un compañero tan respetado practicar una autopsia.

Antes de la segunda autopsia, examiné de nuevo el cerebro, para confirmar que no había un aneurisma congénito que hubiera podido causar la hemorragia. Y seguí con mi lenta y cuidadosa disección de las arterias vertebrales, haciendo fotos de cada paso del proceso, hasta que localicé la rotura que había provocado la hemorragia. Envié muestras y fotos al forense de la familia Ross y a otro experto en neuropatología que también iba a estar presente en la segunda autopsia.

Después del segundo examen *post mortem*, el especialista y el forense de la familia deliberaron y elaboraron un informe detallado que confirmó todas mis conclusiones. El forense coincidió en que había sido el latigazo cervical, causado no solo por el frenazo brusco de Michael sino por el modo frenético en que estaba girando el volante, lo que le había dislocado la columna. La dislocación rompió una arteria que transportaba sangre al cerebro, lo que provocó una hemorragia.

El informe decía: «Que paseara por allí, fumara, hablara, discutiera y se enzarzara en una pelea pudo agravar la hemorragia, pero dudo mucho que el desenlace fatal hubiera podido evitarse. Tras apenas unos minutos, la hemorragia era de tal calibre que el señor Ross perdió la consciencia y llegados a ese punto el desenlace fatal era inevitable».

Mi autopsia había sido del agrado de la policía y tras el segundo examen *post mortem* la causa de la muerte estaba sin duda más allá de toda discusión. Pero ¿qué habría hecho si la evidencia forense no hubiera estado tan clara y la policía me hubiera presionado para que exonerara a su agente? Algún pequeño cambio en la forma de redactar el informe (de «existe la posibilidad de que...» a «es improbable que...») puede bastar para que el Ministerio Fiscal presente cargos o los retire. ¿Habría sido capaz de resistirme a esa presión en caso de que hubiera venido de la Policía Metropolitana y la sustentaran las esperanzas y los temores de personas con las que yo tenía una relación de trabajo cordial y frecuente?

Me recordé a mí mismo que me había hecho médico forense para buscar la verdad. Eso quería decir que debía defenderla siempre, al margen de la presión a la que se me sometiera para manipularla. Ahora sé que ese es el tipo de noble idea que tendría un joven entusiasta sin apenas experiencia. No había llevado tantos casos y no podía saber hasta qué punto el concepto de verdad es maleable para algunas personas, ni que todas las verdades están abiertas a la interpretación, el instinto y la predisposición de cada uno, incluso aquellas que en teoría son hechos científicos. Aunque ya había vislumbrado algún indicio de la elasticidad de la verdad. En los tribunales, por ejemplo. Pero en general seguía engañándome y creyendo que siempre iba ser posible localizar una senda moral que todo el mundo reconociera como limpia y despejada.

11

Había que ir a dar una charla formativa al Departamento de Investigación Criminal de la policía, y me alegré de que fuera mi turno. Se organizaban muchos cursos y los agentes estaban obligados a asistir, aunque algunos no se molestaban en disimular que hubieran preferido estar jugando al golf o incluso trabajando en lugar de sentados en una sala de conferencias.

Aquel día estaba seguro de que iba a tener su atención, en cualquier caso, porque el tema de la charla era el cuerpo humano tras la muerte. La policía pocas veces está presente cuando alguien muere. Los agentes llegan, es inevitable, después de que ocurra; mucho tiempo después, a veces. Aquella formación estaba diseñada para ayudarlos a reconocer lo que podían encontrarse.

Empecé diciendo que la muerte es un proceso. Y cuando ese proceso, el de morirse, se completa, pone en marcha otra serie de procesos que a la larga nos devolverán a la tierra y completarán el ciclo de la vida.

La pantalla se iluminó encima de mi cabeza y los policías se acomodaron en sus asientos. Unos cuantos bebían café y tenían el aire relajado de quien se sienta con su mujer para ver un documental de David Attenborough sobre la vida salvaje.

No quería abrumarlos con datos científicos, de modo que me limité a decir que el oxígeno es vital para casi todas las células. Hace posible una multitud de reacciones químicas que son esenciales para la supervivencia, y a eso es lo que llamamos el metabolismo. Tras la muerte, al verse privadas de oxígeno, las células musculares se vuelven flácidas muy deprisa. Durante unas pocas horas, podrían responder aún. Al tacto. O a la descarga de una neurona motora moribunda. O a otras formas de estimulación. Como resultado, y por desconcertante que pueda resultar, los miembros de un cuerpo sin vida pueden llegar a contraerse.

Los párpados pueden cerrarse o, más bien, cerrarse a medias, porque los músculos de los párpados están ya flácidos y no pueden completar el movimiento. Se pierde la respuesta a la luz, aunque en algunas culturas —sobre todo asiáticas pero también occidentales— existe el mito de que los ojos retienen la última imagen que ven, y que por tanto podrían revelar el rostro del asesino. Es algo que en la Europa de la década de 1870 se consideró una posibilidad científica. Se lo llamó optografía y se llevaron a cabo experimentos en personas condenadas a muerte, antes y después de la ejecución, pero sin éxito. Pese a que no tenía ninguna base científica, el concepto arraigó en la imaginación popular, gracias en parte a autores como Rudyard Kipling y Jules Verne, que lo utilizaron en sus cuentos. La idea aparece incluso en un capítulo de la serie *Doctor Who* de los setenta. Al estar tan consolidada en la psique del público, no ha sido fácil hacerla desaparecer. Otra vieja superstición dice que el pelo sigue creciendo tras la muerte. La realidad es que las células de los folículos pilosos mueren con el resto de la piel. La piel, por su parte, si el fallecido es caucásico, palidece al morir, porque la sangre no circula y ya no hay presión sanguínea.

Los anillos de músculo que controlan el paso de la comida y la bebida a través del sistema digestivo pierden tono, lo que significa que, en función tanto el ángulo del cuerpo como el de los órganos internos del individuo, podría haber un escape de orina. De heces también, pero, a causa de la estructura del recto, es un fenómeno menos habitual.

Otra fuga habitual es la de semen. De modo que no sería prudente que un forense afirmara, al encontrar semen en el exterior del cuerpo, que el fallecido mantuvo relaciones sexuales justo antes de morir (aunque podría haberlo hecho). Y solo porque haya contenido gástrico en la boca no debería asumirse que el vómito fue la causa de la muerte, porque la regurguitación aparece en el 25 % de las autopsias.

Los agentes de policía no necesitan que nadie les recuerde que la muerte puede ser un asunto desagradable. Saben que los cuerpos expulsan fluidos por sus orificios de un modo que a sus propietarios, en vida, les avergonzaría. De hecho, hace mucho tiempo que me di cuenta, después de hablar con varias personas sobre los miedos que tenían sobre el final de la vida, de que esas fugas son algo que a muchos les preocupa en relación a la muerte. Pero no hay nada de lo que preocuparse. Aquellos de nosotros que hemos escogido trabajar con los muertos estamos libres de prejuicios y actuamos con respeto, y creo que aquellos que se preocupan por algo así no lo harán cuando de verdad la vida se les esté escapando de las manos. Creo que estarán plenamente concentrados en el proceso de dejarse ir y abandonar sus cuerpos. La vergüenza es un tipo de preocupación mundana que los moribundos dejan de lado, a menudo incluso con alivio.

El siguiente fenómeno tras la muerte es el enfriamiento. Podría haber dedicado toda una charla a este asunto, pero solo apunté unas pautas generales. Quería que los agentes de policía se dieran cuenta de lo poco realistas que eran las películas televisivas a la hora de calcular la hora de la muerte a partir de la temperatura de un cuerpo. El siguiente proceso era la rigidez muscular conocida como *rigor mortis*: con ese estaban familiarizados. Luego les enseñé fotos de hipostasis cadavérica.

Al morir, la sangre deja de circular y sus componentes, las células sanguíneas y las proteínas, se ven sometidas a las leyes de la gravedad, como es natural. Lo que significa que los glóbulos rojos descienden y se depositan en las áreas más bajas del cuerpo. Los diminutos vasos sanguíneos que recorren la piel en esas áreas se distienden por la acumulación de sangre. Eso hace que la piel parezca en un primer momento rosa, pero que, en cinco o seis horas, se vuelva de un color muy chillón, un rosa brillante con un toque azulado. Y esa es la caja de pinturas que llamamos hipóstasis cadavérica.

Tiene un aspecto alarmante que se ve acentuado, en las personas caucásicas, por la blancura de las partes adyacentes del cuerpo, aquellas que reposan sobre una superficie firme —una cama o el suelo, quizá—, donde los vasos sanguíneos están aplastados y no pueden llenarse. Esas áreas permanecen pálidas. En una persona caucásica que muere tumbada en la cama la hipóstasis se extenderá por gran parte de la piel de la espalda, por la nuca y por la parte trasera de los muslos y de las piernas; en cambio, la piel estará muy blanca en las nalgas y habrá también manchas blancas en la parte posterior de los hombros. En las personas de piel más oscura, la hipóstasis aparece también, por supuesto, pero su aspecto es mucho menos llamativo.

La hipóstasis cadavérica acaba desapareciendo. Pero solo cuando la sangre se ha dispersado tras el último de los procesos que ocurren tras la muerte: la descomposición. A mucha gente le repele la idea de la descomposición. Quizá ayude recordar que se trata de un importante proceso natural que completa el ciclo de la vida del cuerpo humano y lo devuelve a esa reserva química que es la tierra. Es difícil imaginar cómo sería nuestro mundo sin el proceso de depuración que es en el fondo la descomposición, por más fétido y desagradable que pueda parecer a los vivos.

El cuerpo puede descomponerse de tres maneras: por putrefacción, por momificación y por saponificación, de las cuales la putrefacción es de lejos la más habitual.

Había llevado fotografías y los agentes parecían poco impresionados por las que había mostrado hasta entonces. Pero en aquel momento vi que se enderezaban, deseando, supuse, no tener que ver nada relacionado con la putrefacción. Pero un cuerpo putrefacto no es más que un cadáver en el que los tejidos blandos se están transformando en líquido. La velocidad a la que se produce ese proceso depende por supuesto de la temperatura. En el Reino Unido, los cuerpos por lo general empiezan a pudrirse en torno a tres o cuatro días después de la muerte y es un fenómeno reconocible a simple vista. Les enseñé la imagen de un cuerpo y, con el puntero, llamé su atención sobre un área pequeña de decoloración verde justo a la derecha del bajo vientre.

—Suele empezar aquí —dije—. Aquí es donde veréis que comienza la putrefacción.

Nuestros intestinos están llenos de bacterias, que son vitales para la digestión. Al morir, esas bacterias salen de los intestinos y penetran en la cavidad abdominal y luego en los vasos sanguíneos. El proceso se inicia en ese lugar del abdomen, cerca del apéndice, porque la pared abdominal está en ese punto muy próxima a los intestinos. La putrefacción puede iniciarse en cualquier otro lugar, pero solo si hay un motivo; por ejemplo, si un cuerpo yace sobre un conducto de calefacción o parte del cadáver recibe la luz directa del sol. Ya empiece en un sitio u otro, si la mancha verde es visible en la piel es que las bacterias campan a sus anchas por el interior del cuerpo.

Los vasos sanguíneos se convierten en canales por los que las bacterias se propagan con facilidad, haciendo que la hemoglobina que hay en ellos se descomponga. Como resultado más visible, la hermosa y extraordinaria figura en forma de helecho que dibujan las venas más próximas a la superficie queda grabada claramente en la piel, como tatuada en marrón. Suele ser evidente en los brazos y en los muslos.

Creo que los agentes de policía empezaban a darse cuenta de que aquello no era un documental de David Attenborough. Como cualquier otro proceso relacionado con la muerte, esta etapa tan vistosa es temporal. De forma gradual, la piel se llena de unas ampollas llenas de un líquido rojo y marrón, y la marca en forma de helecho desaparece. Cuando las ampollas explotan, la piel se desprende.

Tanta actividad bacteriana genera gas, que hace que el cuerpo empiece a hincharse. Primero los genitales, seguidos del rostro, el abdomen y los pechos. Los ojos y la lengua se asoman, y los pulmones expulsan un líquido sanguinolento que se derrama por la nariz y la boca. La cara, con los ojos y la lengua sobresaliendo, tiene una expresión de estupor.

Los agentes que seguían mirando a la pantalla —muchos escogieron no hacerlo— observaron el cuerpo que les enseñaba con un estupor no muy diferente. Los cuerpos hinchados se vuelven tan oscuros en esta fase del proceso de descomposición que cualquiera que encuentre uno podría asumir que un hombre caucásico muy delgado era en vida un hombre negro con sobrepeso.

Las moscas desempeñan un papel en la putrefacción: se dan un festín y depositan sus huevos, que se convierten en larvas con un apetito voraz. Los animales, domésticos y salvajes, también pueden contribuir de forma importante a la descomposición del cuerpo (en el exterior hay ratas y zorros y en el interior... bueno, sí, un perro hambriento que lleva muchos días encerrado en una casa tras una muerte probablemente se coma a su dueño para sobrevivir).

En menos de una semana —dependiendo, como siempre, del tiempo y del entorno más inmediato— las cavidades corporales revientan y los tejidos empiezan a licuarse. En espacio de un mes, los tejidos blandos ya son del todo líquidos y se escurren hasta el suelo. Primero suelen descomponerse los intestinos, el estómago, el hígado, la sangre y el corazón. Luego los pulmones y las vías respiratorias. A continuación el cerebro, y acto seguido los riñones y la vejiga. Finalmente, los músculos. La próstata, el útero, los tendones y los ligamentos son relativamente resistentes a la putrefacción y pueden tardar meses en descomponerse y en dejar el esqueleto desnudo. No les mostré imágenes de aquella parte final del proceso. Sus caras decían que habían visto suficiente.

La momificación es una forma de descomposición mucho menos usual en el Reino Unido. Los cuerpos momificados son de color marrón y están secos. La piel queda tensada y tirante sobre el esqueleto, lo que hace que parezca arrugada y correosa, casi como cuero. Se trata de un proceso que seca los tejidos y los endurece de tal forma que previene la putrefacción. Requiere de un entorno cálido, casi desértico: los cuerpos enterrados en las arenas de Egipto pueden incluso momificarse espontáneamente.

En el Reino Unido, la momificación puede producirse si una persona delgada (la delgadez hace más probable que un cuerpo se enfríe y se deseque con rapidez) muere en un ambiente muy seco y ventilado, como un desván o una chimenea, por ejemplo. Es raro encontrar hoy cuerpos momificados, pero no hace tanto aparecían con cierta frecuencia.

—¿Alguien ha visto un cuerpo momificado en algún lugar que no sea el Museo Británico? —pregunté a mi audiencia. Se levantaron algunas manos.

—Un bebé —dijo uno de los agentes de más edad—. Lo habían escondido en un desván. Y no ayer. Muchos años atrás, probablemente durante la guerra, dijeron, porque pasaba mucho entonces.

—¿Era un recién nacido? —pregunté.

Asintió con la cabeza. Yo también había visto hacía poco a un recién nacido momificado y las circunstancias habían sido las mismas. Los cuerpos de los recién nacidos eran relativamente estériles, lo que los volvía menos susceptibles a la putrefacción y por lo tanto hacía más probable que se momificaran. Por lo general, eran bebés que habían nacido en secreto de madres solteras, en los tiempos en lo que serlo era una vergüenza. Tal vez habían nacido muertos, tal vez habían muerto en el parto —porque la madre había tenido problemas para arreglárselas sola— o tal vez los habían matado después, pero, en muchos casos, celebrar un entierro no era una opción, por lo que escondían el cuerpo bajo el suelo del desván. Con el cambio costumbres y de las actitudes sociales en relación a los hijos nacidos fuera del matrimonio ese tipo de hallazgos dejaron de producirse, pero en la década de los ochenta todavía pasaba a veces que, tras la muerte de una mujer mayor, la pareja joven que luego compraba la casa para renovarla se encontraba en el desván el cuerpo, escondido mucho tiempo atrás, trágico y momificado, de un bebé diminuto.

Hay unos pocos casos de homicidios de personas adultas que se descubrieron muchos años después por el hallazgo de un cuerpo momificado. El más famoso ocurrió en Gales, donde el cuerpo de una mujer estrangulada permaneció escondido en un armario durante años mientras la propietaria de la casa en la que vivía seguía cobrando su pensión. Cuando se seca del todo, un cuerpo momificado puede durar mucho tiempo. Aunque a la larga se forma moho y los tejidos desecados se convierten en polvo y se desintegran. La momia suele atraer también a roedores, escarabajos y polillas. Pero, si se localiza a tiempo, una momia puede revelar con mucha fidelidad, a través de hematomas, abrasiones u otras heridas, la causa de la muerte.

El cuerpo puede descomponerse también a través de un tercer proceso, la saponificación, una reacción química poco frecuente por el que la grasa saturada del cadáver se hidroliza, se endurece y se hincha, y se convierte en un compuesto parecido a la cera, un poco como el jabón. Se la llama también «cera cadavérica» o «cera de cementerio». Para simplificar, lo que ocurre es que el cuerpo, o una parte del cuerpo, queda preservado a la manera de una figura de cera.

En el Reino Unido, el proceso de saponificación lleva unos seis meses, aunque he oído hablar de un caso en el que se produjo en solo tres semanas, presumiblemente gracias a la ayuda del sol, y al calor que proporcionó una plaga de gusanos.

La saponificación requiere de unas condiciones concretas de humedad. En sus primeras etapas, cuando la grasa se hidroliza y pasa a ser un semifluido grasiento, emite un olor rancio espantoso. Pero, a medida que el proceso avanza, la grasa se vuelve más quebradiza y más pálida; al completarse la saponificación, es gris y firme.

La saponificación cadavérica es un fenómeno documentado desde hace muchos años y puede conservar un cadáver durante siglos. Ötzi, el cazador neolítico —conocido como «el hombre de hielo»— cuyo cuerpo está expuesto en Bolzano, en los Dolomitas italianos, seguramente se conservó, al menos en parte, gracias a la saponificación. En el siglo XVIII, unas excavaciones en el Cementerio de los Santos Inocentes de París sacaron a la luz toneladas de saponificaciones, que no tardaron en aprovechar los fabricantes de jabón y de velas. Hubo varios casos famosos en la década de los setenta en Australia, donde la saponificación conservó la forma, aunque no el interior, de los cuerpos de unos submarinistas localizados un año después de que se ahogaran por culpa de un fallo en su equipo cuando exploraban un lago profundo de agua dulce.

En ocasiones, la saponificación ha permitido descubrir la causa de la muerte, al reproducir perfectamente heridas como agujeros de bala o conservar la grasa de ciertos órganos. Se produce con más frecuencia en mujeres y personas bien alimentadas o con obesidad, pero las condiciones tienen que ser las adecuadas, lo que implica que el cuerpo debe haber estado sumergido en agua anaeróbicamente o enterrado en una tumba húmeda, especialmente si no hay ataúd y si el fallecido lleva puestas fibras naturales y no sintéticas. También influye la estación, la profundidad de la tumba, la composición del ataúd y del terreno, y la actividad de los insectos de la zona.

Estos tres procesos de descomposición —putrefacción, momificación y saponificación— no son mutuamente excluyentes. Los tres pueden darse, en teoría, en partes distintas del mismo cuerpo, aunque sería excepcional, porque cada una requiere condiciones distintas. Pero se han encontrado cuerpos con dos procesos distintos, y la putrefacción siempre es uno de ellos.

Aunque ahora es habitual recurrir a la cremación y saltarse el proceso de descomposición natural que he descrito, en el Reino Unido los restos humanos, tradicionalmente, solían acabar en el cementerio. La sepultura tiende a retrasar la descomposición. De hecho, se dice que un cuerpo sobre tierra se descompone al menos cuatro veces más rápido que uno enterrado. Bajo tierra, es probable que los tejidos blandos tarden dos años en desaparecer del todo. Los tendones, los ligamentos, el pelo y las uñas seguirán siendo identificables incluso un tiempo después. En unos cinco años los huesos estarán desnudos y desarticulados, aunque a menudo quedan fragmentos de cartílago, y si corto con una sierra de alta velocidad los huesos de un cuerpo exhumado a los cinco años de ser enterrado, saldrá un hilillo de humo, por la proteína quemada que queda aún en el tuétano, y olerá a materia orgánica, algo que también suele ocurrir con los huesos de los que acaban de morir.

El esqueleto humano es la última parte del cuerpo que vuelve a la tierra, lo que, por supuesto, puede llevar mucho tiempo: en zonas de clima seco se han localizado huesos de homínidos de más de dos millones de años de antigüedad. A menos que el cuerpo haya quedado preservado anaeróbicamente en una ciénaga, el clima húmedo del Reino Unido no conserva tan bien los huesos. Y, a la larga, todos los huesos se descomponen. Los terrenos que retienen el agua aceleran ese proceso porque absorben el calcio y otros minerales de los huesos. A medida que el hueso se vuelve más poroso, también ayudan a desintegrarlo las bacterias, los hongos e incluso plantas cuyas raíces acaban insertándose en las grietas y fisuras y rompiendo aún más el hueso. Además de los animales roedores.

La policía suele pedir a los forenses que examine huesos. Pregunté a los presentes si alguien había enviado algún hueso que hubiera encontrado a un forense y dos personas levantaron la mano. Lo habitual es que aparezca un solo hueso, aunque a veces aparecen varios, y la mayoría de las veces son de animales. Pero no siempre. Todos los forenses tienen un archivo con la etiqueta «Huesos viejos» y se hace todo lo posible para identificarlos. Algunos huesos, como el de la pelvis o el del cráneo, permiten decir a simple vista si su dueño era un hombre o una mujer. Otros, como los dientes, si el fallecido era muy joven o muy mayor, pueden ayudarnos con la edad. En el resto de los casos, determinar la edad a partir de un esqueleto no es una ciencia exacta.

La mayor parte de lo que se archiva en «Huesos viejos» no deja nunca de ser un misterio. Nuestra misión principal es datar los huesos y descubrir si su muerte, posiblemente criminal, tuvo lugar en los últimos sesenta o setenta años, en cuyo caso el asesino podría seguir vivo. Fechar un hueso es un trabajo de especialistas. La prueba del carbono-14 solo funciona en una escala temporal muy amplia, pero las bombas atómicas de la década de los cuarenta, que liberaron estroncio-90 a la atmósfera, hacen que sea relativamente fácil descubrir si unos huesos datan de antes o después de esas explosiones. Si son anteriores a la era atómica la policía pocas veces muestra interés, aunque puede que los arqueólogos, sí.

Al final de la charla, la mayoría de los agentes salió corriendo hacia el bar. Hubo una sinfonía de mecheros encendiéndose al otro lado de la puerta. Solo se me acercó un detective: era el agente veterano que se había visto envuelto en el caso del bebé momificado.

—Gracias, doctor —dijo—. Aquel bebé me ha estado persiguiendo en sueños. Y otro cuerpo también, uno que llevaba sentado en su sillón casi un año cuando lo encontramos. Tengo pesadillas con ellos a veces. Pero conocer la explicación científica que hay detrás... Bueno, me ha hecho sentir un poco mejor. Incluso he sido capaz de mirar las imágenes que nos ha enseñado.

Aquel fue un raro ejemplo de un agente de esa época mostrando su lado más vulnerable. Lo que dijo me hizo pensar. Decidí que me esforzaría aún más en hablar durante las autopsias. Pero resolví que, en lugar de decir lo primero que me viniera a la cabeza, hablaría del cuerpo humano de un modo científico y desapegado que ayudara a los observadores a lidiar con las poco científicas emociones que pudieran estar sintiendo.

12

Muy poco después de aquella charla declaré por primera vez como testigo experto de la defensa en un caso.

Hasta aquel momento solo la policía o el oficial de instrucción me habían llamado para investigar una muerte. Lo que significaba que yo pasaba a ser de forma automática un testigo experto de la fiscalía, en caso de que se presentaran cargos. A veces con el informe de la autopsia bastaba; otras, era necesario comparecer ante el tribunal para responder a algunas preguntas. Las más inquisitivas eran, por supuesto, las del abogado de la defensa.

Los abogados defensores del acusado solían requerir también los servicios a un forense, y encargar una segunda autopsia. En ocasiones, cuando varias personas eran acusadas de un crimen, había otros abogados defensores que solicitaban un tercer, un cuarto o incluso más exámenes *post mortem*. En esos casos, poco habituales, todos los forenses de la defensa podían practicar sus autopsias de forma consecutiva, pero era más frecuente que las hicieran a la vez, observando los unos el trabajo de los otros, arremolinándose alrededor del cuerpo como polillas alrededor de la luz. Si luego íbamos todos al *pub*, aquello era como una convención forense. Cada uno escribía un informe para la fiscalía o para cada uno de los acusados; cada informe se presentaría como prueba y cada forense podía ser llamado a declarar como testigo experto.

Hay quien cree que la medicina forense es una ciencia tan exacta que todos los informes que se hagan sobre un mismo cuerpo a la fuerza han de ser idénticos. Pero no es así. Lesiones y heridas que se documentan de la misma manera pueden ser interpretadas de formas distintas. Muchos elementos pueden intervenir en esa interpretación, especialmente la información suministrada sobre el caso: cuanta más información se tiene, menos probabilidades hay de extraer conclusiones erróneas.

Podría ocurrir que, en una noche de guardia, la policía me llamara para acudir a la escena de un crimen, del que luego yo escribiría un informe científico e imparcial basado en las pruebas disponibles. El Ministerio Fiscal podría basarse en ese informe para decidir si presenta o no cargos contra el supuesto asesino. Más adelante, yo podría tener que declarar en el juicio como testigo de la acusación. Pero si al llamar la policía yo ya no estuviera de guardia, sería uno de mis compañeros el que acudiría a la escena del crimen en mi lugar, y, aun así, puede que yo me encontrara trabajando en ese mismo caso pocas semanas después. Aunque para el otro lado, a petición del abogado de la defensa.

Los abogados de la defensa lo que querrán es que confirme los resultados y el informe del primer forense, al menos. Pero hay quien pide más que eso. Hay abogados que quieren que su forense encuentre un error en el informe original; es raro que ocurra, pero, en fin, su trabajo es buscar información que ayude a exculpar a su cliente, o al menos un amplio abanico de explicaciones o de interpretaciones alternativas de los hallazgos y de los hechos.

Los informes para la defensa son parte habitual del trabajo forense, pero a los abogados les lleva un tiempo aprenderse los nombres de los recién llegados, de modo que tardé en recibir peticiones. No es que me importara. Sabía lo difícil que podía ser llevar a cabo una autopsia en un cuerpo que ya ha examinado otro forense. Me refiero a técnicamente difícil: hay un grado inevitable de deterioro, tanto si se ha congelado el cadáver como si solo se ha conservado refrigerado; pueden aparecer nuevos hematomas y las heridas a veces cambian de tamaño; en ocasiones faltan órganos, si se han enviado para recabar la opinión de otro especialista, y a menudo hay tejidos que están siendo analizados. Aun así, toda la información recogida por el primer forense debe estar disponible, ya sea en forma de historial o de imágenes de la escena del crimen, informes o muestras de tejido.

Hay otra razón, más personal, por la que las autopsias que se hacen para la defensa pueden llegar a ser un reto para un médico joven que trata de abrirse camino en el mundillo de los forenses con experiencia. Y es el miedo a tener que manifestar una opinión contraria a la de un compañero. Nuestro sistema judicial vive de esas diferencias, que, en cambio, no contribuyen a mejorar las relaciones personales dentro de la profesión, sobre todo si eres un recién llegado que se enfrenta a un gigante de la medicina forense.

Antes de aceptar mi primer caso para la defensa, busqué con cierto temor la identidad del forense de la acusación. Esperaba no tener que pasar revista al trabajo de un compañero mayor y más respetado; o, peor, que discrepar de sus conclusiones. Por suerte, averigüé que el forense de la acusación era de mi edad.

Así que fui a la morgue a examinar las heridas que un chico de diecisiete años había infligido a su padre. Había veintisiete lesiones, todas ellas en el rostro y la cabeza. El cráneo estaba partido y el cerebro seriamente dañado. Los abogados que defendían al chico habían intentado convencer a la acusación de que su cliente sufría una enfermedad mental. Pero no lo habían conseguido y como consecuencia iba a celebrarse un juicio por asesinato en el Tribunal Penal Central.

Las conclusiones del primer forense contradecían la declaración del chico. Él decía que solo había asestado cuatro golpes a su padre, que dormía en la cama. El forense insistía en que habían sido más de veinte.

Hice la segunda autopsia y no pude señalar ningún error en el informe del forense de la acusación, que describía con exactitud las heridas del padre. Pero su naturaleza, que era variada, hizo que me planteara algunas preguntas.

En mi búsqueda de la verdad, lleno de entusiasmo juvenil, me puse a hacer una réplica de la palanca que el chico había empleado, aunque la mía era de espuma. Pregunté cuál era la altura del acusado y, con ayuda de fotos de la escena del crimen, me situé aproximadamente a la misma altura y ángulo respecto al padre. Luego dediqué una cantidad de tiempo considerable a golpear con la palanca una almohada, que hacía las veces de cabeza del padre.

Tras un cuidadoso análisis, fui capaz de probar que el movimiento lateral de los golpes podría haber hecho que el arma girara al impactar, y que rebotara. Escribí:

> La multiplicidad de las heridas puede deberse al rebote del extremo de la palanca. Lo hallado en la autopsia es del todo consistente con la afirmación de su cliente de que golpeó a su padre 4 o 5 veces.

Pero mis deducciones al más puro estilo Simpson nunca vieron la luz del día. Un escáner cerebral demostró que el joven había sufrido un grave daño en el cerebro en un accidente de coche varios años atrás. La acusación aceptó la declaración de culpabilidad por homicidio involuntario con el atenuante de enajenación mental, y el juicio en el Tribunal Penal Central nunca llegó a celebrarse.

No hizo falta armarse de valor para contradecir las conclusiones del forense de la acusación en aquella ocasión. El caso es que, más allá de la cobardía y del arribismo, hay ahí un problema de calado tanto para el forense de la defensa como para el de la acusación. Y es que ninguna de las dos partes puede —debe— admitir que se ha equivocado jamás. Es aceptable reconocer que puede haber otras posibles conclusiones, pero, en ausencia de nuevas pruebas, el forense debe estar tan seguro de sus conclusiones como sea posible, y aferrarse a ellas.

Es algo que constaté al principio de mi carrera y que me turbó: se presume que el forense siempre tiene razón, sea cual sea el bando para el que trabaja. El día en que me convertí en médico forense de pleno derecho pasé de ser un aprendiz algo inseguro —y que seguramente aún tenía que aprender una cosa o dos— a ser un experto infalible. Presuntamente. La transformación del insignificante Clark Kent en el invencible Superman es increíble cuando la ves, pero aún es más increíble cuando piensas en lo desconcertante que debe de ser la experiencia para el propio Kent. Desde luego, en mi caso, la capa de invencibilidad que me habían puesto encima me resultó una pesada carga.

¿Por qué tiene que ser así? ¿Por qué debo tener siempre razón cuando es parte de la naturaleza humana el equivocarse a veces? La respuesta: porque en el carácter contencioso de nuestro sistema de justicia penal no hay lugar para «quizá» o «tal vez» o «posiblemente».

Aunque en muchas áreas de mi vida estaba decidido a seguir las palabras de Pope que mi padre me había regalado cuando era adolescente y a cumplir con lo de «habla, aunque estés seguro, aparentando no estarlo», lo cierto es que mi trabajo me obligaba más bien a hablar, aun no estando seguro, aparentando una total confianza. La menor vacilación haría que los acusados acabaran presos por crímenes que no habían cometido, o libres pese a ser culpables.

La prueba de fuego son las comparecencias judiciales. Los tribunales (sobre todo el Tribunal Penal Central, que casi exuda seriedad e importancia) pueden imponer mucho. Era consciente de ello incluso antes de vivirlo en primera persona. Poco antes de finalizar mi formación llegó a los titulares de todo el país un caso famoso que se vino abajo por un error sin importancia del forense. La carrera de aquel médico, larga y distinguida, acabó en algo parecido a la humillación y no porque su error, que era pequeño, fuera relevante en el juicio (y no, me temo, porque el acusado fuera inocente), sino porque el abogado de la defensa destapó, con agresividad, aquel pequeño descuido y lo utilizó para poner en duda la competencia del forense a ojos del jurado.

Fue muy desagradable, y más aún cuando Iain West recreó para nosotros en el *pub* su propia versión del contrainterrogatorio, interpretando tanto al abogado que lanzaba insinuaciones como al desdichado forense ante una audiencia fascinada, pero también algo abatida.

Recordé aquella historia, y sus consecuencias, durante mi primera trifulca de entidad en un tribunal. La policía me había citado a declarar en un caso de homicidio y, como yo era el forense que había acudido a la escena del crimen, actuaba como testigo de la acusación. La defensa pidió una segunda autopsia a uno de mis antiguos profesores, que dictaminó una causa de la muerte distinta a la mía. El abogado de la defensa no tuvo más que echar una mirada a mi rostro juvenil e inexperto y compararlo con el del venerable profesor para saber cuál era su mejor línea de ataque. El intercambio (lo recreo de memoria y no a partir de las transcripciones) fue algo así:

Abogado: Doctor Shepherd, hablemos claro. Estoy seguro de que va a interesar a los miembros del jurado y que les va a resultar significativo. ¿Podría decirme cuánto hace que ejerce como médico forense?

Yo: Em... Bueno, mi primer caso en realidad fue...

Abogado: Cuando digo que «ejerce» por supuesto quiero decir desde que completó su formación.

Yo: Dos años.

Abogado: Dos años. Ya veo. ¿Conoce usted al profesor de medicina legal y forense que también ha prestado declaración en este juicio?

Yo: Sí, lo conozco.

Abogado: ¿De veras? ¿Y de qué lo conoce?

Yo: Lo tuve de profesor.

Abogado: Ah, ya veo. Le dio clases a usted. Bueno, doctor Shepherd, entonces ya sabrá que acumula cuarenta años de experiencia como médico forense.

Yo: Em... Supongo que algo así, sí.

Abogado: Le puedo asegurar que han sido cuarenta años de ejercicio. Fue su profesor. Hace dos años. Y cree que la causa de la muerte que usted ha proporcionado es incorrecta. ¿Está usted seguro de que tiene los conocimientos y la experiencia necesarios para contradecirle?

Yo: [*Tragando saliva.*] He examinado el caso a fondo y... em... No deseo... em... cambiar de opinión.

Abogado: ¿Está usted seguro de eso? ¿Está absolutamente seguro de que sabe más que su eminente profesor?

Yo: Mmm... em... Por supuesto, respeto la opinión de mi compañero. Pero... la mía es distinta. Él... em... me enseñó a... mmm... formarme una opinión.

Abogado: ¿Y no le resulta sorprendente haberse formado una opinión tan distinta de la del profesor que asegura respetar tanto?

Yo: Mmm... no.

Abogado: Vaya, doctor Shepherd, admiro su arrogancia. [*Sacudiendo la cabeza con aire trágico y volviéndose hacia el jurado.*] Los miembros del jurado podrán llegar, por supuesto, a sus propias conclusiones sobre los conocimientos y experiencia del doctor Shepherd. O sobre la falta de ambas cosas.

¡Auch! No creo que mi profesor lo tuviera mucho más fácil cuando le tocó a él prestar declaración, sin embargo: de hecho, se vio obligado a reconocer que yo podría tener razón. Desde luego, había otras pruebas más allá de las que pudieron extraerse de la autopsia, como recordó el juez al jurado al recapitular el caso. A la postre, el acusado fue declarado culpable.

No fue poca la presión que sentí al prestar declaración en aquel caso: la presión de traicionar mi versión de la verdad. Revisé más tarde mis conclusiones y me alegré de haberme mantenido firme en mi interpretación de los hechos. Pese a la humillación pública a la que me habían sometido, seguía estando seguro de que era la correcta. Como consecuencia, me convencí a mí mismo de que la verdad siempre era evidente y de que siempre sería así de fácil aferrarse a ella, pese a que pudieran querer llevarme en una u otra dirección. Tenía aún mucho que aprender.

13

Mis hijos para entonces iban ya a la escuela; aun así, todos sabían que yo solía desaparecer pronto del *pub* —a veces a regañadientes en medio de un soliloquio fascinante de Iain— para ir a cuidarlos, porque la niñera tenía que irse y Jen estaba trabajando. «A Dick le encantan los niños, dáselo a Dick», empezaron a decir mis compañeros en cuanto llegaba un caso con niños. Como si entre ayudar a mis propios hijos a hacer los deberes y examinar el cuerpo sin vida del hijo de otra persona hubiera alguna relación. Lo que ocurría en realidad es que mucha gente evitaba si podía los casos en los que había niños de por medio.

No tardé en averiguar por qué. Pocas cosas pueden hacer tan feliz a un forense en su vida privada como un bebé, y pocas cosas pueden convertir hasta tal punto su vida profesional en un infierno. Ocurre que es bastante fácil matar a un bebé, sobre todo a un recién nacido, y que nadie pueda demostrarlo. Ocurre también que a veces parece que alguien ha asesinado a un bebé cuando la muerte ha sido del todo natural.

Llegó el caso de un bebé, todos me miraron y poco después me vi en una morgue de la periferia de Londres. La fallecida era una niña recién nacida hallada en una bolsa de basura negra que había aparecido a la orilla de un lago de una localidad pintoresca. El cordón umbilical y la placenta seguían unidos al cuerpo.

Mi examen puso de manifiesto que la niña había nacido a término. Estaba plenamente desarrollada, cubierta de la vérnix caseosa de los recién nacidos, pesaba más de tres kilos y parecía estar sana, sin anormalidades anatómicas o enfermedades que pudieran haberle causado la muerte.

La policía me explicó que la madre había sido localizada de inmediato. Ella insistía en que la niña había nacido muerta, pero los agentes dudaban de su palabra. Querían imputarle cargos. De hecho querían acusarla no de infanticidio sino de asesinato. De modo que nos encontrábamos en medio de un área muy difícil tanto de la ley como de la medicina forense. Normal que en la oficina estuvieran encantados de colocarme el caso.

En el Reino Unido, el infanticidio es un tipo de homicidio involuntario, y las penas que acarrea son menos severas que las de asesinato. Es un delito que se introdujo en el código penal en 1922 y que tenía en el punto de mira a las madres que acababan con la vida de recién nacidos de menos de treinta días. En aquellos tiempos, asesinar a un bebé no se consideraba tan grave como asesinar a un adulto. Se creía que los bebés no podían sufrir como una víctima adulta, y que no se iba a echar tanto de menos a un bebé como a un miembro adulto de la familia. Y se daba por supuesto que un posible motivo para el asesinato sería la vergüenza de tener un hijo ilegítimo.

Es una forma de pensar que ahora puede parecernos aberrante, pero el caso es que un aspecto importante de la legislación de 1922 ha perdurado hasta hoy. La ley reconocía que dar a luz podría provocar una «perturbación en la mente de la madre», lo que hoy llamaríamos depresión posparto o, en su versión más severa, psicosis puerperal.

Ese reconocimiento se recogió en la nueva ley de infanticidio de 1938. Desde entonces y hasta hoy, a una madre que asesina a su hijo cuando tiene menos de doce meses se la puede acusar de infanticidio si se demuestra que su «equilibrio mental se ha visto alterado por los efectos del parto o de la lactancia».

La reforma de esta ley se ha debatido en multitud de ocasiones. El Real Colegio de Psiquiatras sugirió hace poco ampliar la definición de infanticidio para que reconozca que el nacimiento de un bebé podría generar un estrés insoportable; el estrés, por ejemplo, cuando la familia se enfrenta a una situación de pobreza, de tener una boca más que alimentar. Algunos creen que es un cargo que debería poder imputarse también a los padres, no solo a las madres, y otros, que también debería ser aplicable cuando la víctima tenga menos de dos años, y no solo uno. Hay también quien señala la falta de evidencia científica que apoye la tesis de que la lactancia puede desequilibrar a una madre.

Los cambios que se han hecho en la ley tras el análisis de todas estas propuestas son mínimos. Pero a nadie se le oculta que aunque la ley no haya cambiado sí lo han hecho las actitudes sociales, entre ellas la que reconoce que los menores tienen derechos.

Al examinar al bebé hallado a la orilla del lago, lo primero que tuve que preguntarme no fue si estaba ante un asesinato o un homicidio involuntario, sino más bien si aquel bebé en verdad había muerto. Porque un bebé que nunca ha vivido no puede morir. Ni ser asesinado. Y, a efectos legales, un niño en el útero materno no está vivo. Los antiabortistas quizá no estén de acuerdo, pero así funciona la ley. La cuestión de fondo, para un forense en estas circunstancias, es determinar cuándo una persona no es una persona. Y es una cuestión importante, porque una persona tiene derechos legales —a heredar bienes o un título— y derechos humanos. Si asesinas a una persona pueden acusarte de asesinato u homicidio involuntario. Pero no si esa persona nunca llegó a vivir.

Según la ley británica, un recién nacido muerto es en realidad un feto muerto. Si se sospecha que ha habido asesinato u homicidio involuntario, es el forense de la acusación el que debe demostrar que el bebé vivió lo suficiente como para que pueda probarse que existió de forma independiente.

Con una respiración basta. O con un movimiento. O con un latido del cordón umbilical, que indica la presencia de ritmo cardíaco. Además, el bebé debe estar completamente fuera del cuerpo de la madre: un bebé que nace con la cabeza por delante, como suele pasar, podría en teoría respirar por su cuenta pero aun así morir antes de que el resto del cuerpo haya salido de la madre. En ese caso, no hay existencia independiente y el bebé no puede haber sido víctima de un asesinato.

Un bebé que haya muerto en el útero en el último o en los últimos días de gestación mostrará al nacer los primeros signos de descomposición, que son distintivos (por ejemplo, un niño caucásico probablemente tenga una tonalidad marrón rosácea). Si el bebé lleva más tiempo muerto, el diagnóstico es aún más fácil: el cráneo puede haberse hundido y las placas óseas craneales pueden aparecer superpuestas. Pero si el bebé murió menos de un día antes del parto o, lo que es más común, durante el nacimiento, no hay, desde luego, signos de descomposición.

Si ha habido intentos de reanimación, respiración boca a boca o compresiones de pecho, los efectos pueden ser visibles en un cuerpo tan diminuto y eso puede complicar aún más las cosas. Un último problema es que los cuerpos de los recién nacidos asesinados al nacer o que nacen muertos suelen ocultarse, por complejas razones psicológicas. Cuando finalmente aparecen y el forense los examina, a menudo es imposible establecer la causa de la muerte, no digamos ya saber si el bebé tuvo una existencia independiente.

La niña de la bolsa de basura había aparecido antes de que empezara el proceso de descomposición, pero no tanto como para que fuera posible reanimarla, de modo que el cuerpo no tenía ningún tipo de señales. Lo que significaba que recaía en mí la responsabilidad de intentar averiguar si había llegado a respirar en este mundo o no.

Llevé a cabo la prueba de la flotación pulmonar, que tiene siglos de antigüedad, aun sabiendo que no tenía ninguna validez. Temía que se me criticara si no la hacía. La teoría de que si los pulmones de un recién nacido muerto flotan es porque el bebé llegó a respirar y tuvo una existencia independiente se ha demostrado que es un mito. Un pulmón que se hunde cuando se sumerge en agua apunta, es verdad, a la posibilidad de que el bebé naciera muerto, porque sugiere que la criatura no respiró lo suficiente como para expandir los pulmones. Pero lo opuesto es menos probable que sea cierto: si el pulmón flota, no significa que el bebé llegara a respirar por su cuenta. En la actualidad se sabe que los pulmones de muchos niños nacidos muertos flotarán, sobre todo si el bebé ha fallecido un día o dos antes de nacer, debido a los gases de la primera fase de la descomposición.

Examiné en el microscopio los diminutos sacos pulmonares, los alveolos. Los pulmones de la niña, por si a alguien le interesa, flotaban. Las muestras macroscópicas y microscópicas sugerían firmemente que había existido un periodo de existencia independiente.

Lo siguiente que hice fue leer las declaraciones del caso que se me habían proporcionado y ver de qué forma se veían reflejadas en el cuerpo del bebé al que había examinado. La declaración clave era la de un camarero que vivía y trabajaba en el mismo hotel que la madre de la niña, de veintiún años. Empezaba así:

> Cuando Mandy llegó al hotel para trabajar como directora adjunta, me cayó bien, pero nada más verla pensé que estaba embarazada. Tengo dos hermanas que han tenido hijos y a mí me parecía que ella estaba embarazada. Era algo que comentábamos los que trabajábamos en del bar, pero Mandy siempre lo negaba.

El personal vivía en un ala del hotel y la habitación del camarero estaba junto a la escalera de incendios de la parte trasera. Una mañana se despertó muy temprano al oír el llanto de un bebé al otro lado de la puerta. Miró por la ventana.

> [...] y vi la espalda de Mandy, a unos cincuenta metros de distancia, que salía por la puerta que lleva al bosque. Era Mandy, sin ninguna duda. No estoy seguro de qué llevaba puesto y no sé decir si llevaba algo en brazos. Me pregunté adónde iría. Le estuve dando vueltas. Pensé que podría tener algún problema, de modo que me vestí y decidí salir a buscarla. Sé que la gente que trabaja en esto a veces se harta de todo y necesita hablar.
>
> Tardé unos minutos en vestirme. Bajé por la escalera de incendios y salí por la puerta que da al bosque. Caminé hacia el lago y vi que Mandy volvía de allí.
>
> Le dije: «¿Qué haces aquí fuera?».
>
> Me pareció que estaba bien, hasta donde yo supe ver. Iba vestida del todo pero juro que no sé decir qué llevaba. Básicamente dijo que estaba cabreada con todos y con todo. No

concretó más. Me senté con ella en un banco de cara al lago y hablamos en general, de mi novia y de la banda en la que toco, entre otras cosas. Hablamos de la niebla que se forma sobre el agua. No sospeché que hubiera nada especialmente raro. Parecía estar como siempre. Lo único que dijo que me pareció extraño fue: «Me ha venido la regla esta noche y he tenido coágulos».

No le pregunté más por el tema pero me pareció raro que me lo contara. Hablamos quizá durante cuarenta y cinco minutos, y no sospeché nada. No volví a pensar en el bebé al que había oído llorar.

Volvimos al hotel y vino a mi habitación a fumar un cigarro. Luego se fue. No vi nada raro en ella. Luego volví a la cama y dormí un rato más.

Aquel mismo día, más tarde, los trabajadores del hotel comentaron entre ellos que a Mandy se la veía más delgada. Al día siguiente, por la tarde, hubo un alboroto. Según la declaración del camarero:

Estaba trabajando en el bar cuando una mujer entró y preguntó por el teléfono. Iba con un perro. Poco después vino un compañero, Roger, y dijo: «Hay polis junto al lago, han encontrado un bebé».

Cuando dijo eso casi me da algo. Recordé haber oído llorar a aquel bebé la mañana anterior y ver a Mandy junto al lago y pensé que todo cuadraba. No sabía qué hacer. Le dije a Roger: «Sé quién es».

Dijo: «¿Mandy?».

Y yo dije: «Sí».

Aquella era una prueba bastante convincente, y procedente de un testigo, de que la niña había vivido, puede que incluso durante varios minutos, puesto que la madre tuvo tiempo de dar a luz en el baño (pronto encontraron pruebas de ello) y luego vestirse y salir del hotel con su bebé lloroso para librarse de él. Y encajaba con la evidencia forense de que la criatura había sobrevivido al nacimiento.

Pero ¿era posible asegurar que la madre había matado a la niña? Y, si lo había hecho, ¿de qué manera?

Aquel era un caso que a todos nos resultaba perturbador, sobre todo por la frialdad con la que la madre había dado a luz, había hecho desaparecer a su hija —hubiera nacido muerta o no— y luego había vuelto al trabajo fingiendo que no había pasado nada. Hoy se la vería como una figura trágica. Hace treinta años, en cambio, muchos de los que estaban involucrados en el caso la creían una asesina de bebés que había cometido un acto calculado y contra natura. No mostraba arrepentimiento, decía que la niña había nacido muerta y tampoco parecía triste. La policía y el Ministerio Fiscal insistieron en que había que acusarla de asesinato.

Yo no tenía dudas, gracias a las pruebas, de que el bebé había nacido con vida. Pero, entonces, ¿cómo había muerto? No pude encontrar nada en el cuerpo de la niña que indicara violencia ni ningún traumatismo, y tampoco una prueba incontrovertible de asfixia. Un análisis muy detallado del estómago confirmó que la niña había ingerido agua del lago, pero no tanta como para que pudiera hablarse de ahogamiento: podía haber llegado hasta allí de forma pasiva, por medios que no tenían nada de siniestros.

Como causa de la muerte puse: «Falta de cuidados».

La fiscalía siguió adelante con la acusación de asesinato, pero mis conclusiones les resultaron decepcionantes. Querían que dijera que la madre había tenido un papel más activo en la muerte de la niña.

Por otro lado, mi informe hizo las delicias del abogado de la defensa, que dijo a la fiscalía:

> Invitamos al Ministerio Fiscal a reconsiderar la acusación de asesinato, teniendo en cuenta la aparente ausencia de un supuesto acto por parte de nuestra clienta que condujera a la muerte del bebé [...]. Su forense afirma que la muerte se produjo poco después del nacimiento, a causa de una omisión por parte de nuestra clienta. Sin duda imputarle asesinato no sería por tanto apropiado [...]. Les invitamos [en consecuencia] a tener en cuenta que el cargo de homicidio involuntario (infanticidio, en este caso) no prosperará porque no podrá probarse que la muerte del bebé tuvo lugar como resultado de una omisión extremadamente negligente [...], la falta de cuidados no basta [para probar ese cargo]. Nuestra clienta explicó a la policía que acostó a la niña y la acunó, pero que pensó que estaba muerta.

Es cierto que la fiscalía, en un caso de asesinato, tiene que probar que se trata de un acto intencionado de omisión: es decir, de un incumplimiento deliberado a la hora de proporcionar los cuidados habituales tras el parto, como cortar el cordón umbilical y mantener al bebé caliente y alimentado. Es muy difícil, en el caso de una adolescente asustada e inexperta, demostrar que esas cosas no se hicieron de forma intencionada. De hecho, Mandy no era una adolescente y no era inexperta, como luego descubriríamos, pero durante un tiempo, al menos, la fiscalía no estuvo muy contenta.

«Me preocupa en particular —empezaba la carta que me escribió una de las abogadas del Ministerio Fiscal— la vaguedad de su informe [...]. No he recibido formación en medicina pero tengo un diccionario médico y estas son algunas de las posibilidades que se me ocurren...»

A continuación enumeraba seis aspectos relacionados con la muerte del bebé.

Los diccionarios médicos eran el azote de los médicos entonces, igual que internet lo es ahora. A veces me pregunto por qué me molesté en formarme durante dieciséis años con lo fácil que habría sido comprarme un diccionario médico o aprender a utilizar Google. Aunque si un diccionario conseguía que una abogada se abriera paso a través de mis informes, adelante con ello. Nada me hace más feliz que ampliar mis conclusiones y pocas veces tengo la oportunidad de discutir un caso.

En respuesta a las dudas de la fiscalía, redacté un nuevo informe en el que proporcionaba respuestas detalladas a cada una de los aspectos que mencionaban en su escrito. La mayoría de los elementos que inquietaban a la abogada, como el meconio, aparecen de forma habitual en los recién nacidos y ninguno de ellos demostraba que el bebé hubiera muerto necesariamente asfixiado. Me mantuve firme en mi opinión de que la falta de cuidados había provocado la muerte de la criatura. Aunque quizá la madre había causado de forma activa la muerte de la niña, nosotros —yo— no podíamos probarlo.

El Ministerio Fiscal no estaba nada satisfecho. En una reunión para hablar del caso con los abogados de la acusación, se me presionó para que remara a favor de sus argumentos más de lo que la patología de la niña en verdad admitía. No di mi brazo a torcer. Luego envié por escrito mi respuesta a algunas de las cuestiones que se habían planteado:

> No es posible precisar de forma exacta la cantidad de tiempo necesaria para provocar la asfixia tras un bloqueo de las vías respiratorias, pero en un recién nacido es poco probable

que el tiempo mínimo sea superior a entre quince y treinta segundos. No se hallaron heridas ni en la boca ni en la nariz que puedan confirmar de forma positiva que se había ejercido presión sobre esas áreas, aunque ese tipo de lesiones no siempre aparecen en casos de asfixia. Su ausencia, que no permite alcanzar una conclusión positiva, no es del todo inconsistente con la posibilidad de que la asfixia tuviera lugar.

Estimé un tiempo de supervivencia de menos de quince minutos. Creo que es improbable que el tiempo de supervivencia fuera solo de uno o dos minutos, porque los cambios en los pulmones se habían consolidado. Creo improbable o muy improbable que una sola respiración hubiera tenido como resultado el grado de cambios que observé en los pulmones. Es sin duda habitual que un bebé llore tras nacer, pero, como todo lo que tiene que ver con la medicina, no es un absoluto y hay variaciones individuales. El llanto ciertamente contribuye a la expansión de los pulmones.

De mi examen del bebé no es posible extraer ninguna conclusión concreta sobre el estado de la madre. No hay, en cualquier caso, ninguna característica en la niña que sugiera que el parto fue traumático o presentó algún tipo de dificultad inusual.

Es muy difícil definir la falta de cuidados. En mi opinión, los cuidados mínimos que hay que proporcionar a un bebé tras el nacimiento incluyen envolverlo en algún tipo de material para evitar que se enfríe. Cualquier otro tipo de cuidado podría requerir experiencia previa, más que capacitación profesional. La precaución mínima de colocar al bebé en una toalla reducirá muy notablemente al menos el riesgo de hipotermia. La hipotermia podría haber provocado la muerte del bebé en quince minutos. La superficie corporal por la que pueden perder calor los bebés es muy amplia, y además la niña estaría mojada por los fluidos del parto, lo que de nuevo incrementaría la pérdida de calor corporal. Cuanto más frío es el entorno en el que se encuentra el bebé, mayor es la pérdida de calor corporal.

Las evidencias forenses de una cantidad enorme de posibles razones de la muerte de la niña, incluida la hipotermia, el ahogamiento y la asfixia, podrían no estar presentes en un bebé de la forma en que se esperaría que lo estuvieran en un adulto. No puedo excluir ni confirmar ninguna de ellas.

Los abogados de la fiscalía, decepcionados, siguieron adelante, aunque se resignaron a regañadientes al cargo, menor, de infanticidio. Añadieron de paso un cargo arcaico y poco habitual: ocultación de nacimiento.

El juicio contra Mandy se celebró en el Tribunal Penal Central. La prensa recogió así las palabras que el abogado de la acusación dirigió al jurado:

> Cuando se quedó embarazada, Mandy decidió ocultar el embarazo y la existencia del bebé tras el nacimiento. Siguió con su plan hasta la conclusión lógica de dejar que el bebé muriera, ya fuera no evitándolo o causándolo, y de deshacerse del cuerpo metiéndolo en una bolsa de basura negra, que luego cerró. Siguió mintiendo después del nacimiento uniéndose a los comentarios de desaprobación general tras el hallazgo del cadáver.

Se informó al tribunal de que Mandy en un principio había asegurado que se había quedado embarazada como consecuencia de una violación, pero que luego cambió su versión de los hechos. En realidad, ya había dado a luz dos años antes, en el baño de la casa de su madre. Aquel niño había sido dado en adopción. Poco después, un segundo embarazo no deseado acabó en aborto.

El jurado declaró a Mandy culpable de infanticidio. El juez rugió: «Usted, y solo usted, era responsable de esa niña, y le falló...». Pero añadió: «Está claro que en aquel momento no era del todo responsable de sus actos».

Fue sentenciada a dos años de libertad condicional con la obligación de recibir tratamiento psiquiátrico durante un año. Había cierta desilusión entre los abogados de la acusación, porque todos sabían que la sentencia habría sido más dura si la hubieran condenado por asesinato. Por mi parte, no me arrepiento de nada. Habría sido intolerable que la hubieran juzgado por asesinato a partir de indicios fabricados bajo presión y en contra de mi conciencia.

14

Poco después me vi aprendiendo más sobre la verdad, aunque desde otro ángulo muy distinto. En este caso, los abogados de la acusación y yo estábamos totalmente en sintonía, y cuando el asunto llegó a los tribunales no teníamos ninguna duda de que habíamos descubierto la verdad de lo ocurrido.

Fue de nuevo un domingo por la mañana. No pude evitar sentirme otra vez culpable, porque Jen tuvo que volver a dejar de lado los libros para cuidar de los niños, lo que significaba que tendría que compensarlo estudiando por la noche. Quizá Jen se preguntó por qué los muertos parecían importar mucho más que los vivos en nuestra casa y, cuando echo la vista atrás, no la culpo por ello. Los niños eran algo mayores y un poco más independientes, pero había necesidades en conflicto que provocaban choques frecuentes entre sus padres. Aun así, la forma en que nos dividíamos el trabajo para mí estaba clara: yo ganaba el pan en casa, de modo que mi trabajo tenía prioridad. Solo ahora soy capaz de ver desde el punto de vista de Jen lo frustrante que debía de ser aquello y lo mucho que debía de enfurecerla. Al fin y al cabo, no es que ella estuviera estudiando porque sí, sino que estudiaba para ser médica un día y para que entrara otro sueldo en casa. Reconozco que fui incapaz de entenderlo: estaba tan absorbido por el trabajo y tan centrado en los aspectos prácticos de nuestras ajetreadas vidas que no pude o no supe entender su frustración.

Aquella mañana soleada me puse en marcha en dirección al centro de Londres sintiéndome más ilusionado que culpable. Adoraba a mis hijos y pasar un domingo cuidándolos sería muchas cosas: divertido, exigente, agotador, gratificante. Pero ninguno de esos placeres podía competir —por más que ahora eso me resulte perverso y difícil de creer— con el rompecabezas intelectual de una autopsia interesante. Sí, aunque ya hacía varios años que trabajaba como forense, seguía sin poder contener la emoción ante cada nuevo caso que se me asignaba. El embrujo que las páginas del libro de Keith Simpson habían lanzado sobre mí de adolescente no se había desvanecido. Hay a quien se le encoge el corazón al acercarse a la morgue de Westminster: el mío latía más rápido al pensar en la situación, la historia, la incógnita que representaba el cuerpo que me aguardaba allí. Incluso sabiendo que, al ser domingo por la mañana, había muchas posibilidades de que quizá tuviera que vérmelas otra vez con las consecuencias de una pelea de sábado noche en un *pub*.

La morgue de Westminster está escondida detrás del tribunal del oficial de instrucción, en Horseferry Road, en el centro de Londres, pero ninguno de los dos está entre los edificios más famosos de la zona. De hecho, los turistas que se dirigen a la Tate Britain a duras penas posan la mirada en la bonita fachada del tribunal, de ladrillo rojo, de la esquina, y la morgue que hay detrás les pasa del todo desapercibida. Como muchas instituciones que tienen que ver con la muerte, tiene un aspecto discreto, para no molestar a aquellos que no quieren que se les recuerde lo inevitable.

De hecho, hacía poco que la morgue se había remodelado y era la más moderna del Reino Unido. Tenía una entrada para el público acristalada, era luminosa, las oficinas estaban limpias y ordenadas, y las zonas destinadas a los familiares del difunto se habían pintado en tonos pastel. Aun así, y pese a todo aquel cristal y a lo nuevo que era todo, llegar allí un fin de semana marcaba una transición. Significaba dejar atrás la vida familiar y adentrarse de nuevo en el tabú, en un mundo de oscuridad en el que, no obstante el alegre compañerismo y las habitaciones cálidas, la muerte era una forma de vida.

Con el olor de la morgue —el olor de la muerte— ya en mi nariz, saludé al grupito que me esperaba: varios trabajadores de la morgue, un agente de criminalística, un joven agente de policía y dos detectives. También había un fotógrafo policial que a menudo parecía estar de guardia cuando yo lo estaba también, y que empezaba a ser un rostro familiar.

Con la tetera ya en marcha, fuimos a la diminuta sala de té del personal. Era domingo y estaba vacía. El primero que habló fue el inspector detective Fox.

—Veamos..., el fallecido es un chico joven. Noche de sábado, un poco de alcohol, un poco de cánnabis...

De modo que iba a ser la típica autopsia de domingo por la mañana, al fin y al cabo. Se me cayó el alma a los pies. Ojalá me hubiera quedado en casa con los niños.

—Se las tuvo con...

Tampoco era la primera vez que oía aquello. ¿Un cuchillo, una botella, un puño?

—... su novia y...

Ella lo había apuñalado, casi seguro. El detective vaciló.

—Y ella lo estranguló.

Me quedé mirándolo. Aquel no era el final que esperaba. Las mujeres que estrangulan son muy poco frecuentes, de hecho casi no existen. Visto en perspectiva, decenas de miles de autopsias más tarde, diría que es el único caso de ese tipo que tengo en mis archivos.

—¿Ha confesado? —pregunté.

—Se presentó en la comisaría de policía en mitad de la noche, ensangrentada, con arañazos, la camisa desgarrada, llorando a moco tendido. Llamamos a una ambulancia. Dijo que había tenido una pelea con su novio y que creía que le había hecho daño.

—¿Cuánto tiempo hacía?

—Al parecer, solo unos minutos antes. Fuimos corriendo hacia allí y no tenía pulso. Hicimos lo que pudimos, lo metimos en una ambulancia y seguimos intentándolo, pero no sirvió de nada. Cuando le dijimos a la chica que había muerto ella se... Vaya, fue terrible.

Parecía alterado. Estaba claro que llevaba tiempo trabajando en la Policía Metropolitana. Me pregunté por qué aquel caso le afectaba tanto.

—La estuve interrogando durante horas y su historia fue siempre la misma. Defensa propia. Y... bueno... es una chica muy agradable, jovencita.

—Sí —coincidió su compañero—. Se llama Theresa Lazenby. Muy mona. No ha parado de llorar.

El inspector detective asintió con la cabeza.

—Parece buena chica, cuesta creer que pueda haber... Pero él intentaba matarla y ella tenía que salvar el pellejo.

Sé que los vivos envían señales destinadas a ganarse nuestros corazones. Sé con cuánta facilidad yo mismo respondo a ese tipo de señales. Los remordimientos de la novia habían hecho mella en los detectives y, aunque había confesado un crimen horrible, parecía de algún modo haberse ganado su simpatía. Me alegré de que los muertos no pudieran apelar así a nuestras emociones. Ellos solo cuentan la verdad, sin adornos.

El auxiliar de la morgue me puso una taza de té en la mano. La apuré deprisa y fui a los vestuarios a ponerme mi ropa quirúrgica, el delantal y las botas de agua. Cuando dejamos atrás la zona pública y nos adentramos en el área de trabajo, concurrida y funcional, los «zas» y los «chas» de las camillas empezaron a sonar cada vez con más fuerza y el olor se hizo más penetrante. Eché un vistazo a los hombres que me rodeaban. Para el agente de criminalística aquello era el pan de cada día. Y los detectives habían presenciado autopsias con anterioridad y parecían impasibles, o al menos deseosos de parecer impasibles. Pero cuando avanzamos junto las hileras de cámaras frigoríficas y la fila de camillas que aguardaba a su lado, vi que el joven policía estaba nervioso. El agente Northern no se había comido la galleta que le habían dado con el té y estaba pálido y demacrado. Poco antes de pasar por la alfombra desinfectante y entrar en la sala de los exámenes *post mortem*, lo soltó:

—¡Es mi primera autopsia!

Para entonces ya se me daba mejor lidiar con los espectadores ocasionales. Tenía muy presente que no había conseguido aliviar el sufrimiento del agente de policía que había asistido a mi primera autopsia: creo que notó mi nerviosismo, y que aquello hizo que se sintiera aún peor. Desde entonces, me esforzaba mucho en transmitir tranquilidad. Me vino a la memoria la autopsia de Michael Ross, en la que un superintendente apenas había podido controlarse en presencia de compañeros más inexpertos que él. Tras aquello, me había propuesto que nadie abandonara una morgue traumatizado cuando fuera yo quien practicara la autopsia.

Solo tenía un arma: la comunicación.

—Cuando observamos un cadáver —le dije al agente Northern— no olvidamos nunca que antes fue una persona, que tiene familiares que le lloran, que el fallecido y su familia merecen respeto. Hoy vamos a ayudarlos a todos ellos y lo haremos tratando de averiguar exactamente lo que ocurrió. Buscamos indicios, queremos ayudar al cadáver a que nos cuente su historia. Es importante para todos los que le lloran que dejemos de lado nuestros sentimientos y hagamos un buen trabajo. Porque el cuerpo que examinaremos hoy será, sin decir una sola palabra, el que hará de testigo y el que nos enseñará lo ocurrido.

El agente Northern asintió con aire sombrío.

—No te preocupes —dije empleando el tono más amable y tranquilizador del que fui capaz—. Te lo explicaré paso a paso. No será tan malo como crees si te cuento lo que estoy haciendo.

—Te acabas acostumbrando —dijo el veterano sargento detective.

—Mira —dijo el inspector detective, empeñado en parecer muy machote—, la gente de las cámaras frigoríficas ya no está aquí; no hay nadie en casa, chico. Tranquilo.

Nos adentramos en la sala, bien iluminada, en la que se encontraba el cuerpo, desnudo y envuelto en un material plástico, sobre una mesa metálica.

—Ya ha sido identificado —dijo el agente de criminalística mientras yo cortaba el papel film.

—¿Cómo se llama?

El agente sabía el nombre pero le pidió al joven policía que contestara. Él agradeció la posibilidad de dejar de mirar el cadáver y rebuscar en sus papeles.

—Em..., Anthony Pearson. De veintidós años.

Anthony Pearson tenía una mata de pelo rubio y unas facciones bien definidas. Los ojos estaban cerrados. Los muertos suelen parecer tranquilos e inexpresivos. ¿Quizá en él se veía algo de rabia? No necesariamente porque muriera enfurecido, sino porque, ya fuera por hábito o por mala suerte, sus facciones descansaban en esa posición.

Entonces pensé que estaba algo obeso, pero los estándares en relación a esos asuntos han cambiado tanto que hoy lo habría descrito solo como robusto. Se veían grandes tatuajes y hematomas en ambos brazos y viejas cicatrices atravesaban las muñecas, lo que daba a entender que había tenido una vida complicada. Las incisiones más recientes, líneas de sangre que cruzaban sus antebrazos, lo confirmaban. El desfibrilador había dejado marcas en su pecho, tras los intentos de reanimación que el agente había descrito.

Lo más llamativo era el cuello. Por debajo, la sábana del hospital estaba manchada de sangre. Lo atravesaba una línea gruesa e irregular de sangre, ya seca, que había ido cayendo desde un lado de la boca.

Le hice un gesto al fotógrafo de la policía, el *paparazzi* de los muertos. Alzó su cámara, de grandes dimensiones, y ajustó la posición de los dos flashes, enormes, que llevaba, del tipo que se ve en los estrenos cinematográficos. «Clic.» «¡Flash!»

—Vale, eso ha sido el cuerpo entero.

—Ahora primeros planos del cuello, por favor —pedí.

Yo ya estaba tomando notas en mis plantillas. Las marcas en el cuello son una prueba fundamental en un estrangulamiento y, por supuesto, pueden dar pistas sobre el tipo de material que se empleó. Si se rodeó el cuello con un alambre, un cable eléctrico, una cuerda o un cordel fino, las marcas son nítidas y profundas, con bordes muy definidos. Pero en este caso las marcas eran enormemente irregulares. Anárquicas incluso. Debió de utilizar algo suave. ¿Tela? ¿Una bufanda, quizá?

Para la siguiente fotografía, coloqué sin perder un segundo una regla de forma transversal sobre la garganta de Anthony para que las imágenes confirmaran las medidas de mi informe. «Clic.» «¡Flash!»

Anoté:

> Marca de atadura irregular, magullada y erosionada que atraviesa la parte frontal del cuello y se extiende desde el ángulo derecho de la mandíbula a 2 centímetros, por el lateral, del ángulo izquierdo de la mandíbula. Al mismo nivel que la nuez. Los hematomas más profundos se encuentran a ambos lados de la nuez.

Examiné con mucho cuidado la piel que rodeaba a la herida del cuello por si había otras marcas significativas. Había visto casos de estrangulamiento donde las heridas del cuello estaban rodeadas de arañazos o moratones, que indicaban que o bien la víctima había intentado librarse de la ligadura o bien, si la marca de la atadura se superponía a varios hematomas, que el asaltante había intentado estrangular a la víctima con las manos antes de coger algo con lo que hacerlo. Pero allí no había nada parecido.

—Ella dijo que había utilizado la corbata de él —apuntó el sargento detective.

El inspector sacudió la cabeza. Lo había dicho antes y volvió a repetirlo.

—Es una cosita diminuta esa chica.

—Casi ni la ves —coincidió el sargento detective—. Supongo que si tu vida está en riesgo sacas la fuerza de algún lado.

Tomé nota con detalle de las cicatrices de las muñecas, los rasguños en la parte posterior del brazo izquierdo y las marcas del desfibrilador, los medí y describí dónde se encontraban.

—Fotografías de los tatuajes y de las muñecas, por favor —pedí al fotógrafo.

Tomó primeros planos de los tatuajes: estaba Don Gato, el personaje de animación, y en la parte superior del brazo derecho, la palabra «AMOR»; debajo, en letras más grandes, «ODIO».

El cuerpo de Anthony ya había sido identificado por un familiar, de modo que no necesitábamos que los tatuajes cumplieran esa función, pero aun así era habitual fotografiarlos. En aquellos tiempos, anteriores a las pruebas de ADN, se identificaba a muchos cuerpos por los tatuajes, sobre todo si las primeras fases de la descomposición impedían hacerlo de otro modo.

Aunque las marcas de estrangulamiento del cuello eran evidentes, busqué otros indicios que confirmaran que Anthony había muerto asfixiado. Lo delataba en primer lugar la rojez de la piel del rostro, causada por la compresión de las venas del cuello, que son muy finas y se obstruyen con facilidad. Las arterias que suministran sangre al cerebro son mucho más anchas y más resistentes a la presión, lo que significa que durante el estrangulamiento la sangre sigue llegando a la cabeza a través de ellas; pero, al estar las venas obstruidas, no puede volver al corazón. En cualquier caso, ya sea atragantamiento, asfixia, estrangulamiento o cualquier otra la razón por la que la víctima se ha quedado sin aire, el indicador principal se encuentra dentro y alrededor de los ojos. A muchas personas, a la mayoría incluso, les aparecen múltiples puntitos de sangre en la conjuntiva, la pared interna de los párpados, cuando sufren asfixia. Se las llama hemorragias petequiales y en casos excepcionales pueden aparecer puntitos similares cuando alguien tose o estornuda con mucha fuerza. Son menos habituales en los casos de asfixia, pero están presentes en casi todos los que mueren por estrangulación. Como lo estaban en Anthony. Utilicé unos fórceps para que sus ojos se mantuvieran abiertos y el fotógrafo pudiera verlas. «Clic.» «¡Flash!»

Medí a Anthony para anotar su altura (1,80 metros) y le di la vuelta para que se pudiera fotografiar la espalda. El agente Northern ahogó un grito. Avergonzado, me di cuenta de que por un momento me había olvidado de él y de mi intención de guiarlo a través de todo el proceso; aunque, en realidad, aún no había practicado ningún corte. Cuando levanté la vista, el agente Northern tenía la mirada clavada en Anthony y parecía horrorizado.

—¡Dios mío, lo ha molido a golpes!

Sacudí la cabeza.

—No, no. Esa coloración es solo uno de los procesos normales de la muerte.

Me miró inseguro.

—Se llama hipóstasis. Se lo llama también lividez. Sé que parecen moratones y que asusta la primera vez que lo ves. Pero es del todo normal.

Expliqué con cierto detalle lo que había detrás de la hipóstasis, el efecto de la gravedad que atraía a los glóbulos rojos tras la muerte y que creaba esas áreas de un impactante color púrpura. Señalé también lo importante que puede ser desde un punto de vista forense. Como la ley de la gravedad dicta que la coloración aparece siempre en el punto más bajo, revela la posición en la que yacía el cuerpo tras la muerte. Si alguien cambia de posición al cadáver, aparece un patrón superpuesto, como una sombra, que contará lo ocurrido. Aunque la hipóstasis también puede llevar a engaño. Un cuerpo que descanse boca abajo, con la nariz contra una manta, tendrá el rostro amoratado y manchas blancas alrededor de la nariz y la boca: una hipóstasis normal. Pero sería muy fácil llegar a la conclusión, a partir de esas manchas, de que ha sufrido asfixia, y he visto a muchos forenses caer en esa trampa.

Con Anthony ya boca abajo pude examinar minuciosamente el cuello por debajo de la línea de nacimiento del pelo. No había ninguna marca de ligadura allí. Nada. Pedí al fotógrafo que lo documentara y luego le volví a dar la vuelta a Anthony de nuevo. Ahí estaba la marca, cruzando su garganta, y solo su garganta.

Como aún no había realizado ninguna incisión, el agente Northern quizá albergaba la esperanza de que, por algún milagro, no necesitara hacerla. La hipóstasis había despertado su interés lo suficiente como para relajarse, o casi relajarse. Pero entonces cogí mi cuchilla PM40, grande y pesada. En mis primeros años practicando autopsias, cuando únicamente veía muertes naturales y repentinas, me conformaba con su primo pequeño, el bisturí. Al pasar a ejercer como médico forense, la PM40, una cuchilla diseñada especialmente para practicar autopsias, con hojas más grandes e intercambiables, había empezado a imponerse y para entonces ya hacía tiempo que era la mejor amiga de cualquier forense.

Su mango se deslizó con facilidad por mi palma. Su peso me resultó reconfortantemente familiar. Se hizo el silencio; se podía palpar la tensión en la sala. Oí que el agente Northern respiraba profundamente, como si no estuviera convencido de poder volver a hacerlo en un rato. Pero yo me sentía bien con la PM40 en la mano, como un director de orquesta con su batuta. La música estaba a punto de sonar.

Hice el primer corte, como siempre recto y hacia abajo en medio del pecho.

—Es evidente para todos que a Anthony lo estrangularon, y tenemos una declaración que lo confirma, pero tengo que comprobar que no hubo otra alguna otra causa de la muerte. Una causa natural, tal vez. Un problema cardíaco, por ejemplo, o una enfermedad que pudiera hacerlo especialmente vulnerable. Tendré que examinar todos sus órganos para poder afirmarlo. Pero en primer lugar, por supuesto, examinaré las heridas desde el interior del cuello, por debajo de las marcas de estrangulamiento.

No hubo reacción del agente Northern.

Seguí trabajando y hablando al mismo tiempo.

—Los daños internos provocados por el estrangulamiento podrían no ser demasiado dramáticos. Anthony solo tenía veintidós años. A su edad, el cartílago de la laringe que rodea la tiroides es aún flexible. Con la edad, se calcifica cada vez más y se hace más frágil, lo que hace más probable que se rompa durante el estrangulamiento.

El agente Northern inclinó la cabeza en algo que se parecía a una señal de asentimiento. ¿O quizá intentaba no vomitar?

—El estrangulamiento ha intrigado a los forenses durante generaciones porque nadie entiende del todo el mecanismo que provoca la muerte —continué—. Durante mucho tiempo se creyó que las víctimas morían asfixiadas. Incluso hoy en día si preguntas a un profano en la materia seguramente te dirá que apretar el cuello lo que hace es interrumpir el suministro de aire. Pero sabemos que la asfixia, por sí sola, no puede ser siempre la causa porque hay víctimas que mueren muy rápido cuando se ejerce la presión sobre el cuello. De hecho, algunas mueren casi al instante, sin mostrar ninguno de los signos de la asfixia clásica. E incluso los que sí muestran signos por lo general mueren demasiado rápido, de modo que la falta de oxígeno no puede ser la única razón.

Para mi satisfacción, el interés del agente Northern por este tema superó, durante unos instantes, a la repugnancia que le provocaba.

—¿De qué mueren entonces? —preguntó con voz débil.

—Bueno, sabemos que comprimir la vena yugular, la que está aquí en el cuello, incrementa la presión venosa en la cabeza hasta un grado insoportable. Eso es lo que hace que algunas víctimas se pongan azules. La presión en las arterias carótidas, las que están aquí, hace que las víctimas pierdan muy rápido la conciencia porque el suministro de sangre el cerebro queda interrumpido. Pero el estrangulamiento también somete a presión a los nervios del cuello, lo que a su vez puede afectar al sistema nervioso parasimpático. Es un sistema que controla los procesos corporales involuntarios, como la digestión. Uno de los nervios principales de este sistema es el nervio vago, que es el que hace que sea posible morir al instante cuando se ejerce una presión en el cuello. Esa presión, a través de un mecanismo complicado, ordena al nervio vago que haga que el corazón deje de latir. Es un acto reflejo.

—¿Es de eso de lo que murió Anthony, entonces? —preguntó el agente de policía, observando el interior del cuello de la víctima.

—La cabeza y el cuello están congestionados y hay hemorragias petequiales en los ojos. Eso indica asfixia o al menos no una muerte instantánea. —Me incliné sobre el cuerpo—. Un forense muy famoso, el profesor Keith Simpson, contaba el caso de un soldado en un baile, que, suavemente y con cariño, le pellizcó el cuello a su compañera. Acto seguido ella se desplomó en el suelo, sin vida. El soldado había pellizcado el sistema nervioso parasimpático. Desde entonces, los acusados de estrangulamiento siempre intentan alegar que no tenían intención de matar, que solo agarraron la garganta de la víctima y que el reflejo vagal hizo que murieran, casi sin razón aparente.

—Pero Theresa Lazenby utilizó una corbata —apuntó uno de los detectives, un poco a regañadientes, me pareció. ¿Qué había hecho aquella mujer para ganarse de tal forma a aquellos hombres curtidos en mil batallas?

—Por lo que veo en la herida, yo diría que utilizó la corbata y la mantuvo allí un rato —confirmé—. De modo que, si quiere utilizar esa defensa, lo tiene complicado.

—Su defensa es que él intentaba matarla —dijo el detective.

—Pobrecita —apuntilló su compañero.

Aunque no participaba de esta conversación, el agente Northern seguía en la sala, y me gustaría creer que si había conseguido seguir allí tanto tiempo era gracias a mi cháchara tranquilizadora. Solo abandonó la sala de forma precipitada cuando el auxiliar de la morgue cortó el cráneo para que yo pudiera sacar el cerebro. Es un procedimiento ruidoso, para el que se necesita una sierra especial, y durante el que incluso los dos detectives veteranos desviaron la vista. Aunque el agente de criminalística, para quien aquello era pura rutina, estuvo charlando conmigo por encima del rugido de la sierra, era imposible no detectar, de fondo y de forma instintiva, el olor a hueso chamuscado.

Al finalizar la autopsia, los agentes volvieron a la comisaría para informar al siguiente turno y dar por terminada la jornada.

—Te diré lo que necesitamos después de esto. Una pinta. O tres. ¿Te apetece unirte a nosotros en el Duck and Ball, Shepherd?

Me habría encantado ver al agente Northern volver a la vida con una pinta pero, por supuesto, no podía hacerle eso a Jen, de modo que tuve que declinar la invitación. Emprendí el camino hacia el sur. Pero durante todo el camino tuve la sensación de que algo no encajaba. Era como tener una molestia. Como cuando te pones un zapato en el pie equivocado o la camisa del revés. En el caso de Anthony Pearson había algo que me inquietaba. Algo que tenía que ver con la novia que había confesado asesinarlo. Algo de lo que los agentes habían dicho sobre ella. Pero ese algo, como los vilanos de un diente de león, se me escapaba cada vez que parecía estar a punto de atraparlo. Seguro que lo vería más claro al día siguiente al escribir el informe de la autopsia. No tenía tiempo de darle vueltas entonces: veía ya la puerta de mi casa, el portal del engaño.

Me engañaba al creer que podía mantener mis emociones al margen de la evidencia diaria de la crueldad con la que el ser humano trata al ser humano. Al creer que podía no sentir otra cosa que curiosidad científica ante la manifestación en forma de muerte de la locura, la insensatez, la tristeza, la desesperanza, la total vulnerabilidad del ser humano. Al creer que podía ser un machote al respecto, igual que parecían serlo mis compañeros. Invencible en el trabajo, impasible ante esa feria de las vanidades de la morgue que deja al descubierto lo que significa ser humano, indiferente a la complejidad de lo que está bien y lo que está mal. Y luego, en otro de esos momentos Clark Kent, traspasar la puerta de mi casa y convertirme en el marido y padre afectuoso y atento, en el sostén emocional, consagrado por completo a mi familia, que yo creía que había debajo de mi máscara profesional. En fin. Respira hondo. Deja de pensar en lo que Theresa Lazenby le ha hecho a Anthony Pearson y en cómo lo ha hecho. Deja de hacerlo. Llave. Manija. Entra. Sonríe. Muéstrate alegre. Haz preguntas. Cocina. Sonríe. Lee cuentos. Sonríe. Durante la cena, pregúntale a Jen por su día, por lo que tiene que estudiar esta noche. No pienses en Anthony Pearson, en ese reguero de sangre que le salía de un lado de la boca, en la marca roja e irregular del estrangulamiento. Todo está bien.

Al día siguiente, en el hospital, saqué las notas de la autopsia de mi maletín. Un olor —a ramas rotas, a bosque en invierno— flotó en el aire durante unos instantes. El olor de la morgue.

Escribí a mano el informe para que Pam lo pasara a máquina. La conclusión era que Anthony Pearson no padecía ninguna enfermedad y establecí que la causa de la muerte era «estrangulación por ligadura». Dejé constancia de que

> la posición y la distribución de los hematomas en el cuello sugiere que la persona que lo asaltó estaba detrás del fallecido cuando ejerció presión, y que la atadura no se cruzaba en la nuca.

Seguía sin ser capaz de decir qué era lo que no me encajaba del caso, pero, en cuanto presenté el informe, me olvidé de aquella sensación enseguida. Di por supuesto que el Ministerio Fiscal se pondría en contacto conmigo si tenía que prestar declaración en el juicio contra Theresa Lazenby y que entonces releería el informe y pensaría de nuevo en ello. Entretanto, tenía demasiado por hacer.

15

Para entonces yo estaba orgulloso del dominio que tenía de mis estados de ánimo, de la forma en que pasaba de un homicidio a mi casa sin cambiar el paso. Estaba orgulloso también de ser capaz de proporcionar información y de hacer sentir mejor, con mi actitud calmada, a los que se veían obligados a presenciar una autopsia por más que les repugnara la idea. De hecho, había llegado a considerarme una persona que controlaba sus emociones de forma muy competente. Me daba cinco estrellas en ese terreno. Excepto cuando tenía que enfrentarme con los familiares de los fallecidos.

Los familiares, con el peso del trauma, del horror, de la pena. Los familiares, que me pedían respuestas para lo que no lo tenía («¿Sufrió mucho, doctor?»). Los familiares, que querían saber la verdad pero al mismo tiempo la temían. Las emociones de los familiares eran como una masa esponjosa, gigantesca e inestable capaz de absorber todo el oxígeno disponible en las habitaciones en las que los propios familiares se sentaban, incómodos, en sillas duras y se pasaban pañuelos los unos a los otros con la boca abierta, los ojos humedecidos, negando con la cabeza. Esperando a que yo hablara. Los familiares, siempre a punto de estallar en cólera o de romper a llorar o de ponerse histéricos, a decir verdad me asustaban.

Era algo con lo que tenía que aprender a lidiar y la primera lección llegó, extrañamente, cuando un caso me enseñó que había algo peor que los familiares. Y era que no hubiera familiares.

Era invierno y me llamaron para que fuera a la casa de una mujer mayor cuyo cuerpo había aparecido desnudo y acurrucado bajo la mesa. La policía actuaba como si se tratara de un crimen y sin duda parecía que alguien hubiera estado buscando objetos valiosos: los armarios y los cajones estaban abiertos, y su contenido se desparramaba por todas partes. Varios de los muebles más ligeros estaban volcados.

—¡Qué frío hace aquí! —le dije al agente de policía.

La temperatura había subido en las últimas veinticuatro horas, pero aquella casa grande seguía helada.

—Hay humedad —coincidió—. Hace que se note más frío.

—¿No tenía la calefacción puesta? —pregunté.

—No hay calefacción central —dijo sacudiendo la cabeza.

Un detective oyó lo que decíamos.

—Seguramente tenía intención de encender la chimenea pero el intruso entró antes de que pudiera hacerlo.

Echamos un vistazo por la habitación de altos techos. La chimenea estaba barrida y no parecía que nadie hubiera intentado encender un fuego. Había un viejo calefactor eléctrico de dos barras en una esquina. No estaba enchufado.

Me quedé mirando otra vez los estantes caídos, con su contenido —libros, medicación, cachivaches, cartas— esparcido por el suelo, una silla pequeña al lado, periódicos que era evidente que habían estado apilados y que ahora se derramaban de cualquier manera sobre la alfombra. Observé el cuerpo encogido y a la defensiva de la mujer. Daba pena lo delgada que estaba. Toda la escena daba pena.

—¿Qué sabemos de su estado de salud? —pregunté.

—Todavía nada.

—¿Ha hablado alguien con los vecinos?

—Sí, no saben mucho de ella. Era una mujer reservada. Los de la puerta de al lado han dicho que les parecía que estaba un poco gagá.

El agente de policía asintió con la cabeza.

—La limpiadora confirma que la mujer empezaba a chochear.

Un poco gagá. Que chocheaba. Comenzaba a despistarse. No sabía qué día de la semana era. Tantos eufemismos.

En la cocina había pan rancio. Una lata de sardinas sin abrir. Un abridor. Una jarra de mermelada. Un cuchillo de pan. Había unas marcas curiosas alrededor de la tapa de la mermelada, como si alguien hubiera intentado cortarla con el cuchillo de cocina o abrirla con el abrelatas. Encontramos cartas, muchas de ellas circulares y otras de aspecto oficial, dentro de la nevera.

Basta de eufemismos.

—Demencia —dije.

—Quizá creyó que el intruso era un hijo al que no veía desde hacía tiempo o algo así —dijo el detective—. Seguramente abrió la puerta y le lanzó los brazos al cuello. No hay signos de allanamiento, ni de que hubiera ningún forcejeo en el vestíbulo.

—¿Quién la encontró? —pregunté.

—La limpiadora.

—Sí, no pudo entrar esta mañana y nos llamó. Dijo que la mujer no estaba del todo en sus cabales. Como no la vio dentro pensó que estaría deambulando por ahí.

—¿Con qué frecuencia viene la limpiadora?

—Una vez a la semana pero ha estado dos sin venir, de vacaciones.

El agente de criminalística asomó la cabeza por la puerta de la cocina.

—Por nosotros ya se puede mover el cadáver, Shepherd.

—¿Habéis encontrado algo?

—No, nada. Muchas huellas dactilares de la mujer. Ninguna del intruso. Debía de llevar guantes.

Me volví hacia el detective.

—En mi opinión, no ha habido ningún intruso.

Me miró parpadeando.

—Solo el frío —dijo.

Para entonces había ya cuatro agentes en la cocina. No abrieron la boca.

—Creo que murió de hipotermia. Creo que perdió la capacidad mental, o quizá incluso la capacidad física, de encender el calefactor. Ya no digamos la chimenea.

El detective empezó a menear la cabeza vigorosamente.

—Venga ya —dijo—. ¡No hace tanto frío!

Es un mito que, para morir de hipotermia, haya que estar en el exterior, en la ladera de una montaña, con temperaturas bajo cero. Sabemos que los ancianos y vulnerables (de hecho, también los muy jóvenes y vulnerables) pueden morir en el interior de una vivienda con temperaturas de hasta 10 grados centígrados, y que incluso temperaturas superiores pueden ser letales si, estando a la intemperie, sopla un viento helado o, bajo techo, hay fuertes corrientes de aire.

Si la temperatura interna del cuerpo desciende por debajo de los 32 grados, la frecuencia cardíaca cae y se produce una sensación de abotargamiento. Si la temperatura corporal está por debajo de los 26 grados la muerte no suele estar lejos, aunque hubo un caso famoso en el que alguien supuestamente sobrevivió —con mutilaciones por congelamiento, eso sí— después de que su cuerpo alcanzara una temperatura corporal de 18 grados. (En medicina forense es increíble con qué frecuencia aparece una excepción excepcional, tras la que siempre viene un abogado de la defensa que intenta que parezca de lo más habitual.)

La hipotermia, por sorprendente que pueda parecer, no es una causa de muerte inusual. Algunas de sus posibles víctimas son las personas que caen al mar o al agua fría de cualquier otro tipo, los borrachos que se quedan dormidos en un parque o los niños pequeños desatendidos. La gran mayoría de quienes mueren por hipotermia, en cualquier caso, son personas mayores. Quizá creen que no pueden pagar la calefacción —y tal vez de verdad no pueden— o quizá una incapacidad física o mental les impide encenderla. A veces la hipotermia es solo la fase final de un patrón de conducta en el que la depresión y la indiferencia hacia la comida, la temperatura de confort y el cuidado personal desempeñan un trágico papel.

En aquel caso, los agentes de homicidios se negaron a creer que no hubiera habido un intruso en la casa.

—¡Mira cómo está todo! Dios sabe lo que se llevó el intruso, lo ha tocado todo.

—¿Y por qué no va vestida? Solo espero que no descubras que ese cabrón le metió mano...

—Creo que se desnudó ella misma —dije.

—¿Porque tenía frío?

—¡Venga, Shepherd!

—Y supongo que crees que también fue ella la que arrasó con todo, claro.

Pero a mí me parecía que aquel era un caso clásico de desnudez paradójica. La mujer había sucumbido sin duda a un deseo irracional que puede darse entre quienes se están muriendo de frío: el de sacarse la ropa. Los supervivientes describen notar mucho calor a medida que su temperatura baja, y creer de verdad que desnudarse es una decisión de lo más sensata. Es una respuesta habitual a la hipotermia. Menos habitual, pero también es un síndrome reconocido, es el modo en que las víctimas buscan un lugar donde esconderse. En rincones. Bajo mesas. Y, al hacerlo, a menudo vuelcan muebles o vacían sobre sí mismos el contenido de cajones y de estantes que están a su altura.

Los demás se mostraron escépticos ante el síndrome de la madriguera. El detective insistió en que en la autopsia encontraría pruebas de que era un homicidio. Yo, de hecho, sabía que no sería fácil probar mi teoría. Es difícil diagnosticar la hipotermia en un cuerpo tras la muerte, porque morir de frío y el frío de la muerte son dos fenómenos que pueden tener un aspecto similar. A veces hay signos externos que delatan que ha habido hipotermia, como una decoloración de color marrón rosado en torno a las articulaciones de las rodillas y de los codos, en las personas de piel blanca. Y el hallazgo diagnóstico crucial es encontrar una multitud de pequeñas úlceras oscuras en el revestimiento del estómago.

En este caso, y para mi alivio, ambos indicadores estaban presentes. La causa de la muerte era sin duda la hipotermia. Me alegró ver confirmada mi teoría pero la verdad de lo ocurrido hizo que se me revolviera el estómago. Aquella mujer mayor que vivía sola y que murió sola parecía una caricatura de mi abuela y de mis tías y sus amigas, a las que recuerdo viviendo solas en el norte de Inglaterra. Cuando de niño pasaba las vacaciones allí, aquel universo de mujeres solteras de una cierta edad parecía apoyarse en una estructura firme de la que formaban parte los amigos, la familia, la comunidad y la ayuda externa. Si alguna de ellas ya no podía apañárselas por su cuenta, alguien se ocupaba de aquella persona, que seguía viviendo en comunidad. Pero la mujer fallecida había muerto sola, sin ningún tipo de estructura. Había muerto, en realidad, de abandono. Quizá autoabandono, pero, aun así, era la falta de cuidados —de los amigos o de la familia o de la comunidad— lo que había permitido que aquello ocurriera. Por las fotografías que había en la mesa, parecía ser la madre o la tía o la abuela de alguien. ¿Dónde estaba ese alguien? ¿Dónde estaban esos familiares a los que parecía no preocuparles cómo estaba aquella mujer? ¿Les preocuparía ahora que estaba muerta?

Se me hacía difícil lidiar con las emociones de los familiares de los fallecidos, pero en aquel caso, por primera vez, deseé que hubiera familiares con los que hablar. Quería contarles a los hijos de aquella mujer exactamente cómo había muerto su madre. Pero no pidieron hablar conmigo. No aparecieron ni en la investigación judicial. Tras recopilar toda la información disponible sobre la fallecida, el oficial de instrucción emitió un veredicto de muerte accidental en el que aceptaba la causa de la muerte que yo había sugerido: hipotermia, con la demencia como factor desencadenante. Solo estábamos el oficial de instrucción, un agente de policía y yo para oírlo. Un final triste y solitario para una vida.

Cuando poco después surgió la oportunidad de hablar con los familiares afligidos de una persona fallecida, me invadió el temor, pero me recordé a mí mismo que lidiar con sus emociones era mejor que afrontar el aislamiento cruel de aquellos por los que nadie se preocupaba. Lo que no eliminó mis miedos del todo. La idea de hablar con ellos me daba náuseas e incluso pensé en decir que no me encontraba bien para no tener que acudir. Pero sabía que no había escapatoria. Iba a tener que enfrentarme con el dolor de su pérdida. Lo que —ahora soy capaz de admitirlo— significaba reconocer el modo en que ese dolor resonaba con el mío, durante tanto tiempo reprimido.

Era un caso difícil. La pena de la familia era honda. La hija mayor había entrado una mañana en la habitación de su hermana de quince años y la había descubierto muerta. Había fallecido durante la noche, por ninguna razón aparente. Alannah había sido una chica adorable, de rostro dulce, una entusiasta bailarina de *ballet*. Sus padres y hermanos estaban desconcertados, impactados, desolados por su muerte y por eso su médico de familia, o quizá el delegado del oficial de instrucción, había propuesto que se reunieran conmigo para hablar de lo ocurrido.

La reunión tuvo lugar en la sala de espera para familiares de la morgue. La habían decorado, para hacerla más agradable, en colores suaves. La iluminación era tenue y el espacio estaba insonorizado para evitar que se colaran el chasquido de las camillas o el silbido inapropiado de algún trabajador. Yo tenía prisa, era el joven y entusiasta forense que acababa de impartir una clase y tenía poco después programada una autopsia, tras la que iría a su casa a ver a sus hijos. Abrí la puerta mientras calculaba cuánto tiempo tendría que dedicar a aquello.

Ante mí había una familia entera consumida por el dolor. La madre de la fallecida. El padre de la fallecida. Su hermano. Su hermana. La realidad física y pura de su dolor, enorme, hizo que mi propia vida se detuviera de repente. Parad vuestros relojes.[1]

1. Es el verso inicial del poema elegíaco «Funeral Blues», de W. H. Auden. Aquí en traducción de Álvaro García, tal como se incluyó en *Otro tiempo*, Valencia, Pre-Textos, 2002. *(N. de la t.)*

Sentí con urgencia la necesidad de brindarles algún tipo de consuelo. Abrí la boca para hablar. Y luego volví a cerrarla. Su sufrimiento era insoportable. Empezaba a filtrarse en mi interior, como un colorante no comestible. La tristeza se apoderó de mí. ¿Qué podía ofrecerles, qué podía decir que fuera de ayuda? El hermano soltó un sollozo. La hermana tenía la cabeza entre las manos. Había lágrimas cayendo por las mejillas del padre. De repente quise llorar con ellos. Y yo nunca lloro, nunca, jamás, sin duda no desde que mi madre murió, puede que ni siquiera entonces. No recordaba haber llorado de adolescente ni de adulto. No he llorado, ni una vez, ante la infinita crueldad y la infinita tristeza que desfilan ante mí en mi vida profesional. No hay más que preguntarle a mi mujer. Yo no lloro. Pero en aquel momento quise hacerlo. Como si ser testigo de las lágrimas de otros me permitiera dar rienda suelta a las mías.

Aunque, claro, como profesional no podía hacer nada parecido.

De modo que aquella familia esperó con paciencia a que yo fuera capaz de murmurar algo parecido a un pésame. Se hizo a continuación un silencio insoportable.

Al fin alguien habló. Debería haber sido yo, pero fue la madre de la chica, una mujer en cuyo rostro podía leerse la pena, pero que mantenía la compostura.

—¿Se encuentra bien, doctor? —preguntó. Su voz, cargada de dolor, era amable y generosa. Generosa porque ella me estaba mirando a mí con algo parecido a la compasión.

Le aseguré, de forma poco convincente, que estaba bien.

—¿Podría... podría aclararnos de qué murió Alannah? —pidió.

¡Claro! Para eso estaba yo allí. Su pregunta me lo recordó. No necesitaban que compartiera su dolor. No necesitaban mis lágrimas por la maravillosa hija que la muerte les había arrebatado.

Cambié de chip. Pasé al modo profesional. Yo sabía algo de su hija que ellos no; algo sobre cómo funcionaba su cuerpo, sobre lo que había ocurrido aquella noche terrible. Ella me había hablado. Los cuerpos hablan. Al examinarlos puedo averiguar muchas cosas sobre su estilo de vida, puede que incluso sobre su personalidad, pero sobre todo sobre su muerte. En el caso de un homicidio, lo que el fallecido me dice, si escucho con suficiente atención, puede ayudar a que quien lo atacó sea conducido ante la justicia. En el caso de la muerte de Alannah, podía consolar a su familia con lo que había aprendido sobre ella.

Desde luego aquel no era mi primer encuentro con familiares pero sí fue en el que finalmente comprendí lo evidente: que las familias que piden ver al forense solo quieren una cosa, y es la verdad.

Alannah era epiléptica y se le había recetado la medicación pertinente. Expliqué que, como era de esperar, el análisis toxicológico había determinado que no había otras drogas ni alcohol en su sangre. Y aún más importante: el análisis había puesto de manifiesto que la adolescente había tomado la dosis de medicación correcta. Ni se había suministrado una sobredosis ni se había olvidado de tomarla. Tampoco se había asfixiado con las sábanas durante un ataque epiléptico.

El examen externo había dejado claro que no había marcas en su cuerpo que indicaran una pelea con nadie ni ningún tipo de intromisión. El examen interno confirmó que no había ningún problema congénito de corazón ni ninguna otra causa de la muerte evidente. Y no había nada que indicara que Alannah había muerto durante o tras un ataque por la noche.

—Entonces ¿por qué?, ¿por qué? —sollozó el padre.

Les pregunté por el historial médico de Alannah. Lo había leído, claro, pero quería asegurarme de que no se me había escapado nada. Cuando acabaron de hablar, supe que, a falta de otra explicación, la causa de la muerte debía de estar relacionada con su epilepsia.

En la actualidad sabemos más de la MSIEP, la muerte súbita inesperada en la epilepsia. Sabemos que es algo que puede ocurrirles, de forma imprevista, a aquellos que sufren epilepsia, casi siempre de noche y no necesariamente tras un ataque. Seguimos sin saber cómo o por qué ocurre exactamente, y en aquella época lo que se sabía sobre la MSIEP ara aún menos.

De modo que les hablé de aquello pero no pude darles demasiados detalles sobre el mecanismo exacto que había provocado la muerte de Alannah. ¿Quizá una conexión eléctrica defectuosa del cerebro, una descarga eléctrica, una tormenta neuronal que hace que el corazón se detenga? La MSIEP es un misterio. Aceptaron mis explicaciones, pero había otras cosas que necesitaban oír.

Necesitaban que les dijera: «No fue culpa vuestra. Se tomó la medicación correcta para su epilepsia en la dosis correcta». Era la verdad y lo dije.

Necesitaban que les dijera: «No ha muerto porque no oyerais que os llamaba por la noche». Era la verdad y lo dije. Y añadí: «Es muy improbable que Alannah llegara a gritar. Pero SI lo hizo, y SI lo hubierais oído, y SI hubierais ido corriendo, aun así, no había nada que hubierais podido hacer». Esa frase es importante para tantos familiares desconsolados. Una de las fases más habituales del duelo es la culpa. Decir «no hay nada que tú pudieras haber hecho» no borra esa culpa, pero puede que ayude a que pase más rápido. Eso espero.

De modo que eso es lo que les di. La verdad, tal como yo la entendía. Sin adornos, sin frases hechas pensadas para ahorrársela. Hermosa, de tan simple. Sin el filtro de la crudeza y la violencia de la emoción que causa una muerte. Yo había permitido que lo que ellos sentían hicieran mella en mí y con ello había complicado la verdad de un modo que no ayudaba a nadie. Me prometí que no dejaría que volviera a pasar.

Vi que la hermana de Alannah se relajaba y deshacía la extraña contorsión defensiva que había adoptado su cuerpo. El hermano dejó de sollozar. El padre se secó las lágrimas. Quizá no duraría demasiado. Pero, de algún modo, la verdad parecía haberlos ayudado.

Aquel encuentro cambió el modo en que me relacionaba con los familiares y, hasta cierto punto, disipó mi miedo a enfrentarme a ellos. Dejé de intentar salvarles de su miseria y empecé a explicarles la verdad de la forma más agradable posible, aceptando, al mismo tiempo, que la verdad no es simple ni única. Puede ser una bestia fracturada y fragmentada. Puede que yo no sea capaz de verla por completo. Y, vista desde diferentes puntos de vista, la verdad puede ser cosas distintas, lo que significa que hay familias que dicen querer saber la verdad pero luego se niegan a creerla cuando no encaja con sus ideas preconcebidas o con sus expectativas.

No era el caso de aquella familia. Aunque ellos tenían más preguntas, y son preguntas que me han hecho muchos familiares desde entonces.

—¿Cómo es morir? —preguntó el hermano, en voz baja, casi un susurro.

La respuesta: no lo sé.

Sí creo que, incluso si tiene lugar en circunstancias violentas, la muerte es al fin y al cabo una experiencia de liberación y relajación supremas. De hecho, y sin ninguna evidencia científica, basándome solo en mi propio instinto y en mi experiencia, en toda la gente que he visto muriendo en las urgencias y en las plantas de los hospitales, he llegado a la conclusión de que, aunque poca gente quiere morir de verdad, cuando ocurre, la muerte en sí es, en realidad, probablemente placentera.

—¡Parecía estar tan en paz! —exclamó al escucharme decir esto la hija superviviente de la familia, que había sido quien había encontrado el cuerpo de su hermana por la mañana—. ¡Como si estuviera teniendo un sueño bonito!

He oído muy a menudo la frase «¡Parecía tan en paz!». En realidad, la expresión facial de los fallecidos no implica necesariamente, desde mi punto de vista, que la muerte fuera tranquila. La serenidad apacible de los muertos es solo el resultado, tal como yo lo veo, de la relajación total de los músculos faciales tras la muerte. Teniendo en cuenta el consuelo que esa apariencia de paz proporciona a los vivos, esa es una verdad que suministro de manera económica, aunque, si me preguntan, me mantengo firme en mi política de honestidad. Pero la hermana de la chica fallecida estaba haciendo un comentario, no una pregunta. Las palabras de Pope que mi padre me había regalado volvieron a mí:

> No basta que tu consejo sea sincero,
> la verdad brusca daña más que la afable falsedad.

La muerte quizá sea una liberación placentera, pero lo que la precede justo antes puede ser, por supuesto, terrible. Luego el padre de la chica, con voz ronca, hizo una pregunta clásica:

—¿Sufrió Alannah, doctor? ¡Espero que fuera rápido!

A los forenses nos hacen muchas veces esa pregunta. Y, al contestarla, los hechos adquieren muchos matices, porque la necesidad de consolar a los que lloran al fallecido se topa con la dura roca de la verdad.

Muchos deciden decirles a los familiares de los que mueren en circunstancias violentas que el paciente debió de desmayarse o de quedarse inconsciente enseguida y que murió tranquilo, incluso cuando no están seguros de que fuera así. De hecho, es muy difícil determinar cuánto sufrió alguien o cuánto sufrimiento puede soportar alguien antes de morir. Yo puedo analizar heridas o enfermedades y hacer una estimación sobre el grado de dolor que pudieron ocasionar. Y puedo imaginar cuánto tardó en morir alguien en determinadas circunstancias. Pero en el propio cuerpo muy pocas veces hay indicadores del todo claros sobre la velocidad a la que se produjo la muerte.

Hay un mito que dice que si en los pulmones aparece mucho líquido —edema pulmonar— es que la muerte ha sido lenta. El edema es parte habitual del proceso de la muerte para la mayoría de las personas: a medida que el corazón late de forma cada vez menos eficiente, el líquido, por un proceso fisiológico del todo normal, abandona los vasos sanguíneos y llena los pulmones. De modo que si a alguien le rebanan la cabeza no presentará edema pulmonar, porque la muerte habrá sido inmediata. Pero lo contrario no tiene por qué ser cierto: mucho líquido en los pulmones no siempre indica que la muerte ha sido lenta y agónica.

¿Cómo contestar entonces a las preguntas de aquella familia —de cualquier familia— sobre el sufrimiento y sobre cuánto se alargó la muerte? Decidí seguir la intuición que había convertido luego en técnica en la sala de autopsias: la de proporcionar información como método para aliviar una emoción dolorosa.

—Muchos malinterpretan la muerte —dije—. La ven como un acontecimiento instantáneo. Usted cree que su hija estaba viva y un segundo después... ya no. Pero la muerte no funciona así. Los humanos solo se apagan del todo, en un instante, como una bombilla, si los pulveriza una explosión nuclear. En cualquier otra circunstancia, la muerte es un proceso.

«La muerte es un proceso.» He usado tantas veces esa frase. Durante ese proceso, cada órgano del cuerpo se apaga a una velocidad diferente, según su propio metabolismo celular interno. Y luego eso, a su vez, desencadena otros procesos que a la larga llevan a la descomposición y a la destrucción natural del cuerpo. Polvo al polvo.

El proceso más simple de la muerte, el que muchos hemos presenciado al acompañar a un moribundo, puede durar solo unos segundos, o centenares de segundos o incluso varios minutos. Desde un punto de vista técnico, dura horas, las que tarda el cerebro en morir célula a célula. Algunas células de la piel y de los huesos pueden seguir «vivas» incluso un día entero: esas células siguen metabolizando sin oxígeno hasta que se les agotan las reservas. De hecho, esas células pueden extirparse y cultivarse en un laboratorio incluso varios días después de que se haya certificado la muerte del cuerpo.

Puede haber latidos fortuitos durante varias horas. La digestión en ocasiones continúa. Los leucocitos pueden moverse por su cuenta hasta doce horas después. Los músculos a veces se contraen. Pero nada de eso es vida. Pueden producirse exhalaciones. Pero eso no es respirar.

Hay muchas definiciones de la muerte, pero cada una de ellas presenta un problema, moral y científico. Cuando alguien no va a poder comunicarse de nuevo ni interactuar de forma deliberada con su entorno, cuando está inconsciente de forma irreversible y no sabe del mundo ni de su propia existencia, eso es estar muerto. Pero, desde luego, eso también podría definir a alguien que duerme un sueño profundo o está bajo los efectos de una anestesia general, condiciones ambas que son reversibles. Podría aplicarse asimismo a alguien en coma o en un estado vegetativo persistente. Aunque el corazón de esos pacientes late y siempre presentan algún tipo de actividad en el tronco encefálico: eso no es estar muerto.

La verdadera muerte ocurre cuando no hay latido ni respiración y el electrocardiograma muestra una línea plana. Alguna vez, gente que acompañaba a un familiar moribundo me ha dicho que se había dado cuenta del momento exacto en el que aquella persona había muerto. Pero es casi seguro que se equivocan. Se refieren al momento en el que la respiración y el corazón se detuvieron. Fueron testigos de una muerte somática. La muerte celular requiere más tiempo.

La acongojada familia de Alannah escuchó mis explicaciones sin sollozar. Hubo un silencio mientras trataban de reconciliar la información que había compartido con ellos con las peculiaridades de su propia y trágica experiencia.

—No puedo decirles cuánto tardó en morir Alannah, pero las pruebas circunstanciales apuntan a que la muerte súbita inesperada en la epilepsia es rápida. No puedo decirles cuánto sufrió, pero no hay ningún indicio en su cuerpo que nos diga que hubo sufrimiento.

—¿Puede que ni siquiera se despertara? ¿Que no supiera que se estaba muriendo? —preguntó el padre con un asomo de esperanza.

Quise poder mostrarme de acuerdo sin reservas. La idea era tentadora. Pero no habría sido del todo honrada.

—Nunca sabremos exactamente qué experimentó Alannah. Solo puedo decir que no hay indicios de sufrimiento. Y repetir que la muerte es un proceso durante el que la vida se repliega y se aparta. Y que creo que es un proceso placentero.

Los familiares parecían estar listos para abandonar la sala. Calmados, absortos, relajados. Pero entonces el padre dijo, para mi asombro:

—Es de mucha ayuda oír todo esto. Pero... No puedo soportar la idea que usted haya cortado a trozos a nuestra hija.

En cuanto dijo aquello, la madre, que hasta aquel momento se había mantenido fuerte y serena, estalló en lágrimas.

—Nos habría gustado verla una última vez. ¡Pero no podemos! ¡Porque la ha cortado a trozos!

El hijo pareció atragantarse. El rostro de la hija superviviente se contrajo. El padre empezó a llorar de nuevo.

No me había dado cuenta hasta entonces de que para la mayoría de la gente soy esa negra figura de la muerte que aparece envuelta en una capa con los colores de Halloween y que ha «cortado a trozos» a su ser querido. Y era la primera vez que me veía ante la falsa suposición de que los forenses convertimos bonitos cadáveres en carne mutilada. Aunque desde entonces me he visto ante ella a menudo.

Muchas personas —y siento decir que eso incluye a agentes de policía y a veces incluso a delegados del oficial de instrucción (que deberían saberlo mejor que nadie)— aconsejan equivocadamente a los familiares que solicitan ver el cuerpo tras una autopsia que no lo hagan. Por «lo que le ha hecho el forense». Quienes no soportan la idea de la autopsia, incluso aquellos que en teoría son profesionales pero que quizá nunca han visitado una morgue o han visto un cadáver tras un examen *post mortem*, no deberían imponer sus sentimientos a las familias en esos momentos tan delicados. Estoy seguro de que intentan ayudar. Pero puede que, en lugar de eso, estén dejando cicatrices en aquellos que quieren y necesitan decir su último adiós.

Como consecuencia de esa leyenda urbana lo triste es que muchos familiares a los que se les pide su consentimiento para una autopsia acaban diciendo que no. Por supuesto, no siempre tienen elección: si la muerte, ya sea natural o accidental, ha sido repentina, el oficial de instrucción suele hacerse cargo del caso, y si se sospecha que puede tratarse de un caso de homicidio, no hay duda de que pedirá una autopsia. La sociedad necesita saber, y ese bien común está por encima de los deseos de los familiares. Teniendo en cuenta además que un familiar puede ser —y a menudo es— el asesino.

El terror generalizado que suscitan las autopsias solo se me reveló por completo el día en que leí la declaración de la familiar de la víctima de un desastre de grandes dimensiones. La mujer supo que se le había practicado un examen *post mortem* a su hijo sin su conocimiento. Al tratarse de una tragedia, pensó que la causa de la muerte era obvia:

> Desde mi punto de vista, fue un error llevar a cabo un procedimiento invasivo innecesario que desfiguró el cuerpo y mostró una falta de respeto hacia él y hacia las necesidades emocionales y religiosas de mi familia. Para mí, sigue siendo mi hijo, y cualquier mutilación innecesaria de su cuerpo es una intrusión imperdonable.

Sé que es difícil, muy difícil, reconocer el carácter definitivo de la muerte. Comprender que el hijo que ayer pensaba y sentía y estaba vivo hoy ya no lo está. Asimilar que ayer habría gritado de dolor si le hubiera clavado mi cuchilla, pero que hoy no siente nada. Y quizá lo más difícil es ver esa cuchilla y esa inserción no como una intrusión sino como un acto de respeto y, sí, quizá también de amor.

Estas son las palabras del eminente abogado que actuaba en nombre del grupo de familiares afligidos y enfadados entre los que estaba la madre que acabo de citar:

> El modo en que tratamos a nuestros muertos dice mucho de lo civilizada que es una sociedad. Hay cosas que suceden, por razones comprensibles, a puerta cerrada. Por ese motivo, aquellos en los que confiamos para que realicen ese trabajo y las autoridades que lo supervisen tienen una responsabilidad especial a la hora de asegurarse de que los cuerpos de los que han fallecido sean tratados con el máximo cuidado y respeto. Es lo que sus familiares y sus seres queridos merecen y lo que exige la sociedad en general.

¿Cómo no estar de acuerdo con él? El problema es que estaba hablando por boca de familiares que, entre otras desgracias, estaban enfadados porque a sus seres queridos se les había practicado una autopsia.

Para mí, sus palabras ponen en evidencia por qué las autopsias son tan importantes. Cuando llevo a cabo una, no solo estoy, de forma cuidadosa, eficiente y comprensiva, ofreciéndole al fallecido «el máximo cuidado y respeto» que una sociedad civilizada espera, sino que lo hago con amor hacia mi congénere. Estoy tratando de determinar la causa exacta de su muerte y, al hacerlo, es muy alarmante que se me vea como un carnicero misterioso y encapotado. Espero de verdad que aquellos con los que he hablado directamente o que me han oído declarar en un juicio en relación a la muerte de su familiar, sean capaces de ver que hice mi trabajo con cariño. Y también, creo con amor hacia la humanidad.

Con mucho cuidado, intenté hacer comprender a la acongojada familia de Alannah que su cuerpo no había sido brutalmente mutilado durante la autopsia, sino que había sido investigado con respeto, en su beneficio y en beneficio de toda la sociedad. El mundo no se encogió de hombros y dijo: «Oh, vaya, ahí va otra chica de quince años». Sino que quiso saber la verdad.

Les aseguré que mis compañeros tanatoprácticos habían recompuesto el cuerpo de forma cuidadosa y fiel tras el proceso, igual que se hace con todos los cuerpos. Los especialistas en tanatopraxia están orgullosos de lo que son capaces de hacer, y con razón. La familia de Alannah no debía tener ningún miedo de verla. De hecho, era importante que lo hicieran. Ver el cuerpo de un ser querido es una forma de decirle adiós, de reconocer el carácter definitivo de la muerte y de celebrar la vida.

Lo arreglé todo en ese mismo momento para que pudieran ver a Alannah. Me dieron las gracias en voz baja al marcharse. Yo sabía que tenían un largo y difícil duelo por delante. Quizá conseguí que algunos de los pasos de ese camino fueran más fáciles. Por diferentes razones, seguramente ninguno de los que estuvimos allí ha olvidado aquel encuentro.

Desde luego no es posible que yo sienta pena, desde un punto de vista personal, por cada una de las decenas de miles de personas a las que he practicado una autopsia. No siento pena cuando le hago una incisión a un cadáver. Sí la siento cuando veo que otros sufren por la pérdida de un familiar, ya sea en el entorno más controlado del tribunal del oficial de instrucción o, de manera más informal, en la morgue o en la oficina. Ya he asumido la necesidad de gestionar el modo en que respondo a ello. En los años transcurridos desde el encuentro con la familia de Alannah, he llegado a la conclusión de que ese tipo de interacciones entre el forense y los seres queridos del fallecido debería ser más habitual. La información, su solidez, la certeza que la acompaña, proporciona no solo claridad sino apoyo, alivio y una buena base a partir de la cual los familiares pueden, a la larga, pasar página.

Por mi parte, diré que he respetado y comprendido durante toda mi vida profesional el dolor de las familias, al tiempo que he tratado de no interiorizarlo. Los lectores más analíticos estarán a estas alturas relacionando la reticencia que sentía al principio de mi carrera a la hora de conocer a los familiares con la muerte temprana de mi propia madre. Y ante mi disposición posterior a implicarme en el dolor de los demás dirán: «¡Ajá! No se permitía a sí mismo experimentar la enormidad del duelo por su propia pérdida, de modo que la experimenta una y otra vez en porciones manejables a través del dolor de los demás. ¡Y luego, al final de la reunión, se aleja de él!».

Admito que quizá haya algo de cierto en esa teoría.

16

Aunque llevo a cabo mi trabajo con respeto y amor hacia la humanidad, lo hago también con un esencial desapego científico. Cuando llevaba unos años como forense, creí que había logrado que no se me diera mal dejar ese desapego a la puerta de mi casa, de modo que me decepcionó que Jen me diera a entender que lo aplicaba también a la vida familiar; que el marido jovial y cariñoso que yo creía ser era en realidad un adicto al trabajo taciturno y absorto.

Moi? Imposible. Vale, me habían pillado apuñalando el asado del domingo con una variedad de cuchillos y desde distintos ángulos mientras esperaba a que el horno se calentara. ¿Y qué? Estaba convencido de que podía llegar a deducir la forma y el tamaño exactos de un cuchillo a partir de las heridas que se habían infligido con él, y no había trozo de carne tan parecido a un trozo de carne humana como una pieza de ternera. Sería una pena desaprovechar la ocasión de realizar un pequeño experimento mientras esperaba a poder meter la ternera en el horno, ¿verdad?

—Papi, ¿quieres decir que hacías como si nuestra comida fuera una persona humana? —preguntó Anna mientras dejaba el cuchillo y el tenedor sobre la mesa—. ¿Una persona humana a la que estaban asesinando?

—No digas tonterías, está claro que esto no es una persona humana —dije disponiéndome a hincarle el diente a mi ternera con brío.

—Mi carne está llena de puñaladas —añadió Chris—. ¡Mirad!

Había esperado un poco más de lealtad del otro miembro varón de la familia. Lo fulminé con la mirada por encima del trozo de ternera. Pero era demasiado tarde. Para entonces ya todos habían dejado los cubiertos a un lado.

En nuestras vidas no había un minuto libre. Yo intentaba volver puntual del trabajo por las tardes, para relevar a la niñera en el cuidado de los niños y preparar la cena. Jen era ya médica residente y trabajaba muchas horas. Imposible sincronizar agendas: improvisábamos cada semana sobre la marcha.

Luego, un día que estábamos fuera, se declaró un incendio en nuestra casa. No ardió del todo, pero sí lo suficiente como para que tuviéramos que mudarnos. El fuego o bien lo provocó un fallo eléctrico o bien un delincuente contra el que yo había testificado (tal como sospechaba la policía) o bien fue culpa mía. Nunca supimos cuál de las tres cosas había sido, pero Jen era más bien partidaria de esta última.

Estuvimos un tiempo en casa de unos amigos, vivimos también de alquiler, nos impacientamos con los albañiles, le dimos vueltas a si era mejor vender la casa como una carcasa calcinada y comprar otra, o reformarla y volver. Traté de no contemplar la casa, con su estructura intacta y su interior negro, humeante y en gran parte inexistente, como una metáfora de mi matrimonio, pero hasta yo era capaz de ver que las dificultades y la presión de vivir en una serie de casas temporales no estaban haciendo que nuestra relación de pareja fuera más fácil.

Fue todo un alivio que llegaran las vacaciones. Amontonamos niños y perros en el coche y nos dirigimos sin prisas hacia el norte por la autopista. En dirección a la isla de Man, donde mis generosos suegros nos esperaban con comida, amor, fiestas, toallas para la playa, meriendas para los niños y whiskies con sodas para el atardecer. Austin y Maggie se estaban convirtiendo en una caricatura encantadora de sí mismos; él, un hombre colonial de una pieza; ella, con sus armarios repletos de vestidos glamurosos, y los dos con más amigos de los que podrías meter en la casa, quizá incluso meter en la isla.

Jen y yo declaramos una tregua durante aquellas vacaciones y, con sus maravillosos padres esforzándose por hacérnoslo todo fácil, la tensión entre los dos se evaporó. Solo me pillaron una vez clavando los cuchillos de Maggie en la ternera y la reacción de mi suegra fue más de curiosidad que de enfado. Al finalizar las vacaciones, felices y renovados, con dos niños morenos y risueños en el asiento de atrás, cubos de conchas metidos entre chanclas y perros que golpeaban el suelo con colas cubiertas de arena, volvimos a Londres, con un aspecto muy distinto al de los individuos con cara de pocos amigos que éramos al marcharnos.

No tardamos ni dos días en volver a nuestro estado anterior. E incluso antes de convertirnos de nuevo en unos padres y médicos atareados, la tensión volvió a instalarse entre nosotros. No nos gritábamos: éramos más de ira contenida y de silencios. Yo seguramente estaba intentando compensar algún ataque de ira contenida o algún silencio —cuya causa he olvidado—, cuando le compré a Jen un vestido nuevo y entradas para la ópera. *Tosca*. Tenía muchas ganas de verla; sabía que iba a ser mi tipo de velada porque un compañero había dicho de ella que era una «ópera maravillosamente forense».

Una salida así era muy insólita para nosotros y sin duda la esperábamos con ganas. La única posible contrariedad era que yo estaba de guardia y no había podido cambiarme el turno con nadie. Como era de esperar, la niñera ya había llegado y estábamos en la habitación arreglándonos cuando sonó el teléfono. Jen me miró mientras yo respondía.

—Al habla Pam. —Que llamara Pam, la mujer firme, con poca paciencia para las tonterías, organizadora de los desorganizados forenses, solo podía significar una cosa. Jen me vio la cara y entrecerró los ojos—. Bueno —dijo Pam, empleando su fórmula habitual para iniciar una conversación—. Te necesitan. Un caso espantoso. Toda una familia asesinada a tiros en la cama, seguramente anoche, pero no los han encontrado hasta esta tarde. El padre ha sobrevivido. A duras penas. Está grave, lo han llevado al hospital.

Parecía el tipo de escenario al que convenía acudir de inmediato. Y mi cara debió de delatarlo. Jen me vio y se volvió de espaldas. El bonito vestido nuevo seguía en la percha. En lugar de ponérselo, abrió el armario con aire triste y lo guardó.

—¿Dónde? —le pregunté a Pam.

—Te diré dónde, pero no vas a ir esta noche.

Inhalé con fuerza.

Yo siempre iba de inmediato.

—Le has conseguido ese vestido a Jen y has comprado esas entradas y de ninguna manera vas a cancelarlo.

Pam siempre lo sabía todo.

—Pero...

—¡Si sales corriendo ahora porque ha habido un homicidio Jen no volverá a dirigirte la palabra! Esto puede esperar.

Aquello habría hecho que cualquier médico forense tuviera palpitaciones. Si vamos corriendo a la escena del crimen es, además de por la urgencia policial y para que los familiares sepan cuanto antes lo que ha ocurrido, porque los primeros procesos del cuerpo, como el enfriamiento y el *rigor mortis*, nos proporcionan los indicadores más precisos de la hora de la muerte.

—Pam, creo que debería ir porque... —dije.

—Ya he dicho que no vas a ir esta noche. Y si lo que te preocupa es la hora de la muerte, olvídate. La policía ya sabe cuándo ocurrió. El padre dejó una nota de suicidio y los vecinos oyeron tiros en torno a la una de la madrugada. En cualquier caso, pasó anoche y la policía ha estado trabajando toda la tarde. Con tres cuerpos para procesar hay mucho lío, no te necesitarán hasta mañana.

—Pero...

—Los muertos no se van a ir a ningún lado y el marido está en el hospital, o sea que no hay prisa.

¡Siempre había prisa!

—Ve para allá a las ocho de la mañana, ya está todo hablado.

—Pero...

—Dick. No estás discutiendo conmigo, ¿verdad?

No. Nadie discutía con Pam.

De modo que fuimos a la ópera y Jen llevó el vestido y fue una velada encantadora salvo por el hecho de que de alguna manera la familia a la que habían disparado en la cama se vino a la ópera con nosotros. Yo intentaba no pensar en ellos, pero lo hacía. ¿Por qué cuerpo empezaría? ¿Cómo de graves eran las heridas del padre? ¿Los habría matado él a todos y habría querido suicidarse después pero se había acobardado en el último instante? ¿O quizá solo había errado el tiro? ¿Y si un intruso enmascarado, enajenado, lo había obligado a matar a su familia y a escribir una nota de suicidio? Aunque, en ese caso, ¿por qué dejar vivo al padre?

No lo dejé todo y salí corriendo, pero debió de ser obvio para Jen que había querido hacerlo y que Pam me lo impidió. Mientras estuvimos fuera de casa contestó con monosílabos. Al volver a casa esperamos a que la niñera se fuera. Y luego nos peleamos a gritos. Bueno, Jen gritó. Frente a su furia, yo me quedé muy, muy callado, como un mamífero pequeño agazapado en un seto que espera a que el ave rapaz se aleje volando. Me las había arreglado de algún modo para estropear nuestra salida nocturna.

—No lo soporto —dijo Jen—, no soporto que tu reacción sea estar callado y triste. ¡Me molesta lo que has hecho! ¿Por qué no intentas explicarte o hacer que me sienta mejor?

Mmm. Porque...

—¿Por eso trabajas con cadáveres, Dick...?

Eh, un momento.

—¿Porque ellos no se dan cuenta de que los mantienes a distancia?

Touché!

Aunque Jen achacaba a la muerte de mi madre mi tendencia a replegarme en mí mismo cuando las cosas se ponían difíciles, yo sospechaba que tenía más que ver con el temperamento volcánico de mi padre. Yo había dependido de él en todo y él había creado para mí un universo en gran parte seguro y lleno de amor. Sacudido, de vez en cuando, por sus estallidos. La consecuencia a largo plazo es que yo casi nunca dejaba rienda suelta a mi propio volcán.

Desde luego, a veces me enfadaba o me sentía triste o decepcionado. Pero, en lugar de manifestarlo, me refugiaba en el silencio. Pocas veces discutía, y no gritaba nunca.

Bueno, lo hice una vez, quizá en torno a esa época o un poco antes. Muchos años después, mi hija dijo en su boda que ella solo recordaba haberme visto perder los nervios en una ocasión en toda su vida (traje nuevo, niños, baño, pistola de agua). No me sentí en absoluto avergonzado. De hecho, me alegra saber que en algún momento fui capaz de perder los nervios.

Nuestra noche romántica en la ópera no había tenido el éxito esperado, de modo que pensé que quizá podría escabullirme en dirección a la escena homicida en aquel mismo momento. Pero una mirada al rostro de Jen me dijo que aquello podría ser motivo de divorcio, de manera que no dije nada. Aun así, a las 6:30 estaba en pie, un sábado, preparándome para salir hacia la casa de la familia asesinada. Jen no se despertó. O no pareció despertarse, al menos.

Llegué a las ocho de la mañana, como me había dicho Pam que hiciera. Aquel iba a ser un día muy, muy largo. Seguía habiendo mucha policía pero, sorprendentemente, pocos periodistas. Quizá ya habían estado allí y se habían ido. Ningún homicidio tan espantoso como aquel —y más siendo múltiple— pasaba desapercibido para la prensa. En mi experiencia, por lo que se refiere a los periodistas, cuanto peor, mejor. Jack el Destripador sigue produciendo titulares incluso hoy en día. Los únicos detalles que no llegan a la prensa son los de algunos asesinatos por motivos sexuales, y es más porque no se les filtran que por respeto a los familiares.

Entré en la casa de la familia asesinada y aún dominaba en el interior ese silencio de la muerte que ahora conozco bien, pese a que había agentes de policía que iban de un lado a otro y se oían conversaciones. Lo que encontré allí era casi una parodia macabra de los hogares familiares que por todo el país estarían levantándose una mañana de sábado más.

Todo estaba muy ordenado. No había ni rastro del caos que puede llegar a caracterizar las escenas de asesinato: nada de botellas de cerveza o de vodka, ni alfombras llenas de mugre, ni cocinas que se caen a pedazos ni cuartos de baño llenos de sangre. Aquella era una familia donde se cocinaba y se comía bien, que se cuidaba y cuidaba de sus miembros.

La habitación de la hija adolescente era agradable y estaba limpia. Los deberes hechos y metidos en la cartera. La ropa doblada. Ella estaba tendida en la cama, con un pijama de colores brillantes. Una sola bala le atravesaba la cabeza.

En la habitación de al lado, su hermano mayor yacía sobre su espalda, con un tiro en el centro de la frente, descerrajado a unos 15 centímetros de distancia. Aparentemente mientras dormía. No parecía que hubiera habido ningún forcejeo ni ningún alboroto.

Su madre, una mujer guapa, de cabello oscuro, estaba tumbada en el lado derecho de la cama de matrimonio. Tenía las manos juntas, como cuando se reza, debajo de la mejilla derecha. Parecía en paz. La bala le había reventado el lado izquierdo de la frente y un reguero de sangre seca le recorría el rostro.

—No hay duda de que lo hizo el padre —dijo el agente de criminalística.

—¿Sus heridas son muy graves? —pregunté.

El agente llevaba allí gran parte de la noche. Estaba desaliñado y su cara tenía un tono grisáceo.

—Bueno, parece que no morirá.

Me pregunté si el padre había querido morir o si lo que había pretendido desde el principio era sobrevivir a sus heridas. Con los tres tiros anteriores no había tenido dudas. ¿Se habría disparado a sí mismo también en la cabeza? En ese caso, le habría sido muy difícil esquivar a la muerte. Qué raro.

Le pregunté al fotógrafo por las fotos que ya había hecho y le indiqué qué otras necesitaba. Dirigí una última mirada a la madre y a los dos hijos, tras lo que el delegado del oficial de instrucción y yo coincidimos en que podían llevarse ya aquellos tres tristes cuerpos a la morgue.

En cuanto los trasladaron, y como ya no quedaban más huellas dactilares por levantar, pude pasear por la escena y examinarla con más detalle. En aquella época, nadie había oído hablar de las pruebas de ADN, y la criminalística no estaba tan avanzada como ahora. Como consecuencia, había actitudes en la escena del crimen que hoy en día se considerarían demasiado informales. Siempre teníamos cuidado de no tocar nada que no fuera el cuerpo, pero si una huella dactilar resultaba ser luego del médico forense, la única consecuencia es que había que comprarle al agente de criminalística una botella de whisky.

Las autopsias de la familia no presentaron complicaciones: al fin y al cabo, no eran más que tres personas sanas, con una herida de bala cada una en la cabeza. Y, aun así, no pude olvidar aquel caso. No podía quitarme de la cabeza aquella vivienda, tan silenciosa, las habitaciones ordenadas y aquellos cuerpos incongruentes en ellas. La oscuridad me acompañó de vuelta a casa y no fui capaz de sacármela de encima al cerrar la puerta. Era última hora de la tarde y los niños corrían alborotados de un lado a otro. Verlos riéndose y con el rostro sonrosado, llenos de vida, me hizo absurdamente feliz.

Fui derecho al escritorio en el que Jen estudiaba y la rodeé con mis brazos y me disculpé por dejarme absorber por el trabajo y por ser frío y distante en casa. Consciente de que nada podía ser peor que el frío distanciamiento de la familia cuyos cuerpos acababa de examinar, le susurré en el oído que me esforzaría por ser un marido más cariñoso, comunicativo y sensible.

Más adelante se supo que el padre que había matado a su familia no se había disparado a sí mismo a la cabeza. Las heridas que se había provocado no ponían en riesgo su vida. En cuanto le dieron el alta en el hospital, lo enviaron a una unidad psiquiátrica. Un agente de policía al que conocí más adelante, en otro caso, me dijo que a los abogados de la defensa les había sido fácil convencer a todo el mundo de que el hombre estaba trastornado y de que no se le podía acusar más que de homicidio involuntario con imputabilidad disminuida.

La condena por homicidio involuntario lleva aparejada una sentencia más leve que la de asesinato, de modo que los abogados defensores por supuesto la prefieren. Y en aquellos tiempos solía ser posible conseguir que aceptaran la imputabilidad disminuida. Más tarde, en 2010, una reforma de la ley endureció la definición de imputabilidad disminuida, de modo que ahora solo se le puede aplicar a quien tenga ya una condición médica reconocida. Pero antes de la reforma, y durante muchos años, las defensas podían alegar responsabilidad disminuida cuando les convenía y me temo que a menudo se abusó de aquello. En este caso en particular, sin embargo, no se me ocurrió, ni al parecer se le ocurrió a nadie, que el padre pudiera no estar loco. Tienes que estarlo para matar a tiros a toda tu familia, ¿no?

Creí que el caso acabaría allí, pero, en medicina forense, pese a que los pacientes están muertos, los casos tienen la costumbre de volver a la vida. Unos meses después, me citaron para prestar declaración en el juicio contra el padre. Me sorprendió descubrir que, después de todo, no se le acusaba de homicidio involuntario, sino de asesinar a toda su familia. El agente de policía me contó en voz baja que el padre había iniciado una relación con una residente en el hospital psiquiátrico y le había confesado a su nueva amante que solo fingía estar loco, y que lo que había pasado es que la vida familiar lo estaba sacando de quicio. Había matado a tiros a su mujer y a sus hijos simplemente porque estaba cansado de ellos.

Quizá pueda parecer que algo así es una prueba evidente de un trastorno psiquiátrico pero, cuando la amante hizo llegar aquella información a las autoridades, se puso en marcha de inmediato una ronda de interrogatorios en profundidad y como resultado se decidió que el acusado estaba en su sano juicio y se le imputaron cargos de asesinato. El padre fue declarado culpable y condenado a cadena perpetua. La horrible escena de destrucción familiar en el corazón de aquella casa en aparente armonía no había sido fruto de un ataque de locura, sino un homicidio a sangre fría, intencionado y planificado.

La celebración del juicio me recordó mi determinación de ser un marido más cariñoso. No creo que nadie, y menos aún mis hijos, pueda acusarme de ser un padre poco atento. Me ocupaba de ellos por las mañanas y, en cuanto llegaba a casa del trabajo, todo eran lecturas, preparar la comida, hacer los deberes, jugar e ir a la cama. Pero indudablemente a la hora de hacer de marido no estaba a la misma altura.

Jen quería un marido que expresara sus sentimientos, que fuera cariñoso. Yo creía que asumir la mayor parte de la responsabilidad de la casa y del cuidado de los niños durante sus largos años de formación era una demostración de amor. Sin embargo, al pensar en el padre al que acababan de encarcelar, me di cuenta de que quizá también parecía que él se ocupaba de su familia de una forma adecuada, cuando en realidad planeaba sigilosamente asesinarlos. Comprendí que, de hecho, era del todo posible participar de la vida familiar teniendo la cabeza en un sitio completamente distinto. ¿Estaba yo haciendo lo mismo? ¿Pensaba demasiado en mi trabajo mientras interpretaba el papel de buen padre? ¿Podía ser aquella la causa de los reproches de Jen? ¿Lo que me estaba pidiendo era en realidad un compromiso más atento, más meditado?

Lo estuve sopesando. Pero no hice nada. Volvíamos a estar en una vorágine de trabajo que parecía excluir cualquier tipo de interacción amorosa. Parecía que uno u otro estaba siempre punto de salir a trabajar. Y si estábamos los dos en casa había miles de asuntos que requerían nuestra atención: los niños y sus deberes, los problemas en el trabajo, las obras de la casa...

¿Dónde se suponía que debía hacer encajar el amor en medio de todo aquello? ¿Tenía que apuntar en mi agenda «reunión de personal a las 17 horas, amor a las 19 horas»? ¿Y qué se suponía que debía hacer? ¿Traer flores a casa? ¿Encender velas a la hora de la comida? Me hubiera gustado preguntar a otros hombres cómo se las apañaban para que la calidez, el humor y todo este asunto del amor formara parte de su vida cotidiana de casados, pero en mi círculo laboral una conversación así no tenía cabida. De hecho, habría sido imposible. Hablábamos de homicidios, no de amor. Así que seguí fallando.

17

El Ministerio Fiscal se puso al fin en contacto conmigo en relación al caso de Anthony Pearson. A su novia, Theresa Lazenby, la habían acusado finalmente de asesinato y el juicio se iba a celebrar poco después.

Hubo una reunión preparatoria del juicio (un lujo del que Simpson disfrutó durante su carrera, pero que yo he visto desaparecer a lo largo de la mía) y antes de acudir rescaté el historial y las fotografías del caso para refrescar la memoria. El abogado de la fiscalía me había enviado varios archivos de material suplementario, entre ellos la transcripción de los interrogatorios policiales a Theresa.

Mientras los leía, recordé que a los detectives que la habían interrogado les había costado creer que pudiera haber alguna relación entre el cuerpo estrangulado de un hombre adulto y aquella joven. Recordé también el modo protector en el que habían hablado de ella. Pronto empecé a entender por qué.

En el interrogatorio, Theresa explicaba que hacía cinco años que conocía a Anthony. Tenían una hija de cuatro años que vivía con los padres de ella. Theresa dividía su tiempo entre el piso que compartía con Anthony, donde además solía dormir, y la casa de sus padres, que estaba cerca, y donde pasaba las horas diurnas.

En el momento de la muerte de Anthony, los padres de Theresa no estaban, se habían ido de vacaciones con la niña. La joven describe con detalle lo que hizo aquel día y solo puedo decir que fue un día muy ordinario que acabó de una forma extraordinaria. Ambas realidades se habían yuxtapuesto de forma casi surrealista. Theresa compró una tarjeta de felicitación para una amiga y grabó en vídeo un programa de televisión para su familia ausente; luego fue a casa de su abuela para preguntar por su abuelo, que no se encontraba bien. Intentó —sin éxito— que le prestaran algo de dinero porque tenía planeado irse de vacaciones con unas amigas a Tenerife. Hasta ahí, todo normal.

Más tarde se vio con Anthony en el *pub*. Él llevaba rato bebiendo y le molestó, por algún motivo, que ella hubiera llegado antes de la hora prevista. Tampoco le pareció bien que ella se fuera de vacaciones («¡Puta!») y le pidió dinero para más alcohol y más tarde para cánnabis.

Theresa, que de vez en cuando trabajaba en el bar, le pidió dinero prestado para Anthony a su jefa. Lo que vino a continuación fue una tarde complicada de alcohol, cánnabis y rabia. Theresa no se tomó más que media cerveza y no fumó cánnabis, y, según su versión de los hechos, se comportó como la perfecta novia que intenta apaciguar al tipo errático y difícil. Cuando llegaron a casa, con una pizza para llevar, su declaración da a entender que Anthony estaba fuera de control.

> Le di su pizza en el salón y él dijo que había perdido el cánnabis y yo dije: «No digas tonterías». Empecé a buscar en sus bolsillos y él me empujó y me lanzó contra la pared... Lanzó a la pared dos ceniceros de cristal... Y yo dije: «Siempre estás rompiendo cosas». Y dijo: «Sí, es verdad».

Se puso como una furia y empezó a sacar las cintas de vídeo de la repisa de la chimenea y a lanzar cosas... Gritaba, cogió el reproductor de vídeo y lo hizo pedazos, y yo intenté agarrarle para que dejara de hacerlo (*llorando*) y él me dio un puñetazo en la cabeza y me caí al suelo y me corté la mano (*enseña un corte en la palma de la mano derecha*) y había cristales por todas partes y yo estaba junto a la puerta del salón y él no podía abrirla porque mi cabeza estaba allí, así que le estuvo dando golpes a mi cabeza con la puerta.

Fue al baño y me llamaba desde allí, así que fui y se cortó el brazo con una cuchilla de afeitar a propósito... Cogí una toalla y le dije: «No hagas tonterías». Cogí la toalla y se la enrollé en el brazo, creo que era su brazo derecho. Me parece que él sacudió primero la toalla. Luego tiró del interruptor de cadena de la lámpara...

Fui a nuestro dormitorio y estaba lanzando más cosas, los pequeños adornos que yo tenía. Fue a la cocina. Yo tenía una mesa de comer de cristal y le dije que por favor no la rompiera, y cogió un salero y un pimentero y fue a la habitación y los lanzó por la ventana. Y cogió el espejo, así que cerré la ventana y me agarré a él y caímos los dos sobre la cama (*sollozando*) y yo lo agarraba.

Me cortó el brazo. No sé con qué, pero puse el brazo delante (*enseña unos cortes en el brazo derecho*) y él me dio un codazo en el estómago. Levanté el brazo de nuevo, y me hizo un corte y me mordió (*enseña unos cortes y un moratón en la parte superior del brazo derecho*). Cogí una corbata que había al lado de la cama (*sollozando*), estaba en la mesita que hay en el lado izquierdo y lo estrangulé con ella. No quería hacerle daño, solo quería que dejara de hacerme daño a mí, no sabía qué hacer, no quería que siguiera pegándome. Yo le gritaba que me dejara en paz, que se apartara. «¡Déjame! ¡Déjame!» Luego, cuando dejó de pegarme, salí corriendo de la casa y vine aquí.

Pregunta: Cuando estabas estrangulando a Tony, ¿estabas encima de él en la cama, él estaba encima de ti o estabais de lado? ¿Cómo ocurrió?

Respuesta: Estábamos de lado, cerca uno del otro. Yo estaba en el lado izquierdo de la cama, tumbada sobre la espalda. Él estaba más abajo, a la altura de mi pierna. No me tenía atrapada. Me golpeó en el estómago varias veces, yo le puse la corbata alrededor del cuello... (*sollozando*).

P: ¿Qué más?

R: Crucé los extremos de la corbata y apreté para que dejara de pegarme. No sé cuánto tiempo lo hice pero cuando dejó de pegarme salí corriendo de la casa y vine aquí enseguida.

P: ¿Querías matarlo?

R: (*Sollozando*) No, no quería matarlo.

P: ¿Creíste que lo habías matado?

R: Sabía que le había hecho daño porque él intentaba respirar. Se puso de color lila. La boca, la lengua... La lengua se le salía... Lo miré. Sabía que le había hecho daño. Tenía que salir de allí. Tenía que venir aquí y pedir ayuda para Tony. Es lo primero que le dije al hombre, al policía.

Theresa explicó a continuación que Tony la había agredido en otras ocasiones pero que —aseguró entre abundantes sollozos— ella lo quería y sentía que él la necesitaba. Parecía una madre muy joven —cuando la niña nació, Tony y ella seguramente eran adolescentes— atrapada en una relación doméstica abusiva solo porque creía que él la necesitaba.

Me conmovió su declaración y su insistencia en que aquella era la primera vez que ella había respondido a sus agresiones, y solo por la inmensa amenaza que representaba Tony. A veces los agresores parecen más bien víctimas, y Theresa mostraba tanto dolor como arrepentimiento. Pero la acusación contaba con apoyarse en mi declaración. Que tenía que ser objetiva. Estaba empeñado en ceñirme a la verdad, con su hermosa simplicidad, y en no permitir que la emoción, que es traicionera, la empañara.

La reunión preparatoria se celebró en las dependencias que el Ministerio Fiscal tiene encima del Tribunal Penal Central. Las salas de audiencia son majestuosas, con sus revestimientos de madera: no hay un tribunal en el Reino Unido que transmita un mayor sentido de la justicia, de su historia e importancia, que la sala primera del Tribunal Penal Central.

En las oficinas que hay encima, en cambio, la majestuosidad brilla por su ausencia.

Estuve esperando en una sala de muebles maltrechos y ventanas que cerraban mal hasta que irrumpieron en ella los dos abogados, uno mayor y otro más joven. Venían directamente de la sala que había debajo, iban aún en toga y lanzaron las pelucas sobre la mesa mientras me saludaban con familiaridad por mi nombre, aprovechando que no había empezado el procedimiento formal. Los dos detectives llegaron poco después. Nos dimos la mano con calidez, como amigos: pocas experiencias unen tanto como la de estar en una morgue durante una autopsia.

Nos sentamos alrededor de una mesa grande y llena de arañazos, y bebimos té de tazas de porcelana —el poliestireno no va con los abogados— con los documentos y fotografías del caso desplegados delante de nosotros. Todas las fotografías de la Policía Metropolitana estaban metidas en archivadores pequeños de tapas marrones y duras con anillas negras de plástico.

Escuché en silencio mientras los demás especulaban sobre cuál sería la estrategia de defensa de Theresa Lazenby. Se la acusaba de asesinato, pero ellos creían que era muy probable que su abogado ofreciera una declaración de culpabilidad por homicidio involuntario con imputabilidad disminuida. Lo que, por supuesto, supondría una pena menor. Los detectives estaban muy a favor de que se aceptara la petición. Theresa les caía bien, era evidente, y creían que había actuado en defensa propia. De hecho, y al contrario de lo que solía ser habitual cuando la acusación era de asesinato, ni siquiera se habían opuesto a que saliera en libertad bajo fianza.

—¿Ha leído el interrogatorio policial, doctor Shepherd? —me preguntó el abogado más veterano.

—Sí.

—¿Y ha visto las fotografías de lo que él le hizo antes de que ella cogiera la corbata? —preguntó uno de los detectives.

—No, no recibí esas imágenes.

Rebuscó entre los documentos hasta localizar un archivador. Los archivadores policiales por lo general contenían imágenes de la escena del crimen y de la autopsia. Aquel era diferente. Desde sus páginas me miraba una mujer joven y guapa que sin ninguna duda estaba viva.

—De modo que esta es Theresa —dije.

Saltaba a la vista su juventud y su buen estado de salud. Tenía un aspecto lozano y llevaba el pelo recogido de forma práctica en una coleta. Tal como me habían comentado los detectives meses atrás, resultaba adorable. Nada que ver con el perfil habitual de los sospechosos de asesinato.

Examiné todas las imágenes mientras los demás sorbían su té y charlaban. Al fin levanté la mirada.

—Creo... —empecé.

Hice una pausa. ¿Estaba seguro? No quería que ninguna idea preconcebida sobre el caso me cegara y me hiciera olvidar las terribles consecuencias de un error.

Los agentes de policía me miraron con atención, a la expectativa. Los abogados fruncieron el ceño.

La pausa estaba durando demasiado.

—¿Sí? —me animó a seguir el abogado más veterano, en un tono que indicaba que mis titubeos podían poner en peligro la credibilidad de lo que estaba a punto de decir.

Recordé entonces aquella duda pertinaz que había tenido el día de la autopsia. La había provocado, ya entonces, una disonancia entre los hechos y la historia. Y ahora tenía ante mí otra gran divergencia entre la verdad y la versión de Theresa de esa verdad.

Sí. Estaba seguro.

—Creo que todas las heridas de Theresa son autoinfligidas —dije.

El abogado más mayor me miró con la boca abierta.

—¿Cómo?

—Todo esto se lo ha hecho ella.

Su joven compañero cogió las fotos.

—Esos cortes en el brazo. ¿Está diciendo que se los hizo ella?

—Es lo que creo. No creo que matara a Anthony Pearson en un acto de defensa propia porque él la estuviera atacando con cristales, cuchillas, etcétera.

Intercambiaron una mirada.

—¿Declarará eso en el juicio?

—Sí. Aunque me gustaría contar con más tiempo para estudiar el caso, claro.

—¿Cómo...? —El inspector detective no era precisamente una persona impresionable, pero en aquel momento parecía abatido—. ¿Cómo puede estar tan seguro de que Tony Pearson no le hizo esos cortes?

En realidad, las heridas de las imágenes tenían todo el sello distintivo de las lesiones autoinfligidas. Si te atacan, lo que haces es quitarte del medio, retorcerte, escabullirte, hacer algo: es instintivo. A menos que el agresor te sujete —y Theresa había dicho que eso no había ocurrido— o te encuentres bajo los efectos de las drogas o el alcohol —y ella es evidente que no lo estaba—, lo normal es que no dejes que alguien te haga cortes en la piel una y otra vez, en la misma dirección y en el mismo sitio.

Y había más. Solo tenía heridas en los sitios en los que suelen aparecer las heridas autoinfligidas (porque son de fácil acceso) y solo se había empleado una fuerza moderada al realizarlas. Es fácil actuar con contundencia cuando estás furioso y los cortes se los haces a otra persona. No lo es cuando te los estás haciendo a ti mismo.

Les expliqué todo aquello.

—No cabe duda de que esas no son heridas defensivas —dije.

Los dos abogados se miraron entre ellos y luego a los agentes de policía. Constaté de nuevo que, pese a que la habían acusado de asesinato, a los detectives les caía bien Theresa. Uno de ellos cogió el archivador con sus fotografías.

—Mira su cara. Tony Pearson debió arañarla aquí —señaló.

Sacudí la cabeza.

—No. Son arañazos hechos con las uñas.

Acerqué una mano a la cara e hice el gesto de arañarme de la misma manera, exactamente en el mismo sitio.

—Si no lo recuerdo mal, la víctima se mordía las uñas. Las tenía demasiado cortas, no podrían haber hecho esos arañazos.

Cogí el archivador con las fotos de la autopsia. Las notas que había tomado durante el examen *post mortem* estaban dentro y al moverse el aire se llenó por un momento del olor —penetrante, como de ramas de saúco rotas— de la morgue.

Pasé las páginas del archivador con rapidez hasta encontrar una foto en la que los dedos de Anthony estuvieran claramente visibles.

—Sí, está claro que se mordía las uñas. Las tiene romas, imposible que le hubiera hecho los arañazos en la cara.

Hice circular el archivador. Los detectives examinaron la foto y luego se lo entregaron al abogado más veterano, que se puso las gafas para escudriñarla de cerca antes de pasársela al abogado más joven, que le echó un vistazo, incómodo, y luego cerró el archivador con cierta precipitación.

Cogí las fotos de Theresa. Levanté una en la que se le veían los dedos.

—En cambio, ella lleva las uñas no demasiado largas, pero sí lo suficiente como para arañarse la cara con ellas.

Se fueron pasando la imagen. Hubo un silencio.

—¿Y el mordisco del brazo? —preguntó el abogado veterano.

—A la parte superior del brazo se puede llegar con la boca.

Hice una demostración, no muy hábil, de cómo hacerlo con mi propio brazo. Luego abrí el archivador de nuevo.

—Y si miramos con atención, el tamaño del mordisco nos habla de una boca pequeña, demasiado pequeña para ser la de un hombre. Podremos confirmarlo midiéndole la boca a Theresa, desde luego, aunque necesitaríamos que la examinara un odontólogo forense. Cada persona deja al morder una marca muy distintiva.

Se hizo otro silencio.

—Vi en su declaración —dije dirigiéndome al inspector— que cuando Theresa apareció en el exterior de la comisaría de policía llamaron a una ambulancia. Y luego...

—Cuando examinamos las heridas, vimos que no hacía falta que viniera —convino.

—Porque no les pareció que fueran demasiado serias —le recordé.

—¿Ha venido hoy sabiendo que iba a decirnos todo esto? —preguntó uno de los abogados.

—No había visto las fotografías. Pero desde luego tenía intención de decirles que la versión de los acontecimientos de Theresa podía no ser cierta. Lo supe cuando leí la transcripción de su interrogatorio.

A los abogados de la fiscalía se los veía entusiasmados. En cambio, a los agentes de policía se les estaba poniendo la cara de derrota que se les queda a los que sospechan que los han engañado.

Yo estaba convencido de lo que decía, en parte también porque lo había hablado con mis compañeros en el Guy y todos pensaban lo mismo. Sabía, por las marcas de estrangulamiento, que ella no había podido enroscar la corbata alrededor del cuello, cruzarla y apretarla de la forma que había dicho. La corbata no dio toda la vuelta alrededor del cuello de Anthony Pearson. No llegó a cruzarse. Solo atravesó la parte delantera del cuello.

—Al principio pensé que lo había estrangulado por detrás, tirando de los dos extremos de la corbata —dije—, pero hizo una descripción muy precisa de la cara de él cuando lo estrangulaba.

—Dijo que ella estaba delante de él.

—Eso, al menos, me lo creo. Pero si lo hizo de la forma que dice, un hombre adulto habría podido detenerla fácilmente.

Esperaron.

—Entonces ¿cómo...? —murmuró un detective, con expresión perpleja.

—Tony Pearson estaba muy borracho, su tasa de alcohol era casi el triple del límite legal para conducir. También había fumado cánnabis, lo que habría magnificado el efecto del alcohol. Lo más probable es que él estuviera tumbado en la cama, incapacitado. Creo que ella simplemente le puso la corbata sobre la parte frontal del cuello e hizo fuerza hacia abajo. Y él debía de estar demasiado borracho para impedirlo. Existen razones para pensar que él podría estar tendido boca abajo, que ella deslizó la corbata por su cuello y tiró de los dos extremos hacia arriba. Pero entonces ella no habría podido describir su rostro con tanta exactitud como lo hizo.

El abogado inclinó el cuerpo hacia delante.

—¿Nos está diciendo que no hubo ninguna pelea en el apartamento? ¿Que se lo inventó todo para justificar lo que ella...?

—Creo que hubo una discusión en el piso; al fin y al cabo, los vecinos oyeron algo. Pero no de la magnitud que ella describe. No hay evidencias que demuestren que sufrió violencia física ni de que lo que hizo fuera en defensa propia. Al contrario: creo que ella debió estrangularlo cuando él estaba inconsciente o apenas consciente. Luego se autoinfligió las heridas.

Todos se miraron entre ellos.

—En ningún caso vamos a aceptar homicidio involuntario por esto —dijo el abogado de más edad—. Esto es asesinato. Y tampoco vamos a dejar que se salga con la suya con la alegación de defensa propia.

Nos dimos la mano y cada uno se fue por su lado. El juicio estaba programado para cuatro semanas después. Volveríamos a vernos en el tribunal.

Las primeras veces que fui a declarar a un juicio, estaba tan nervioso que solo era capaz de dirigirle la mirada al abogado que me estaba haciendo las preguntas. A veces, si me sentía particularmente audaz, miraba al juez.

Iain West vino una vez a verme declarar como testigo.

—A ver, ¿quién tiene que creerte y entender tu testimonio? —dijo luego en el *pub*. Como era habitual en él, respondió a su propia pregunta antes de que yo pudiera hacerlo—: El abogado seguro que no. El abogado sabe lo que vas a decir y sabe lo que va a intentar que tú digas. En cuanto al juez, tampoco es tu trabajo convencerlo a él.

—El jurado.

Iain asintió con su enorme cabeza.

—El jurado, Dick —rugió con su acento escocés—. El jurado, no te olvides del jurado.

Por supuesto, tenía razón. En un juicio, Iain estaba en su elemento. Doce ciudadanos de bien, más los curiosos y la prensa, era para él tener público, y siempre actuó para ellos. Pero yo no soy actor, y sé tanto de interpretar un drama judicial como de comportarme como un marido cariñoso y sensible.

Aun así, intenté aprender de Iain. Me fijé en lo que hacía en el Tribunal Penal Central, en cómo escuchaba la pregunta del abogado, hacía una pausa para respirar profundamente, colocaba las manos a ambos lados del banquillo de los testigos —desde donde podía hacer con ellas todo tipo de gestos extravagantes— y luego contestaba a la pregunta como si el jurado se la hubiera hecho. Sus ojos recorrían constantemente las caras de sus miembros. Pronunciaba cada palabra con aplomo. Para el jurado, debía de ser como tener a toda la Royal Shakespeare Company en el salón de su casa.

No estaba a mi alcance emular el modo en que actuaba

Iain, pero, al menos, cuando llegó el juicio por el caso Lazenby, yo ya me volvía a mirar al jurado a menudo. Como mi papel en un tribunal no es el de juzgar a nadie, sino el de presentar pruebas científicas, intentaba entonces, e intento ahora, no mirar al acusado. Pero en aquellos primeros años no siempre conseguía mantener a raya mi curiosidad. No podía contener el impulso de ver a la persona a la que se achacaban los horribles crímenes de cuyos resultados había sido testigo. Me pasaba a menudo que me maravillaba de lo anodinos que parecían la mayoría de los asesinos. Había muchos que podrían pasar por el amable desconocido que se sienta a tu lado en el tren y en el que no te fijas hasta que recoge, atento, del suelo el billete si se te cae al suelo.

De camino hacia el banquillo de los testigos en el juicio por el caso Lazenby, le lancé una mirada furtiva a la acusada.

Vi a una chica que, igual que en las fotos que se hicieron inmediatamente después del asesinato, era guapa, joven y parecía despierta. Llevaba la melena pelirroja recogida en una cola de caballo encantadora. Cuando presté declaración, sus ojos relucieron por las lágrimas. Su abogado le proporcionó un pañuelo. Ella se tocaba las mejillas e inclinaba la cabeza. Vi que había miembros del jurado que la miraban con compasión.

¿Era posible que aquella mujer, pequeña y delicada, fuera una de las escasas estranguladoras del Reino Unido? ¿Cómo podía haber llevado a cabo aquel acto a sangre fría y luego tener el temple de infligirse a sí misma heridas falsas por todo el cuerpo antes de presentarse con los ojos llorosos en la comisaría de policía? Parecía imposible. Casi dudé de mis propias conclusiones.

Aun así, me mantuve firme durante el contrainterrogatorio. Y supe más tarde que el forense al que la defensa había encargado que revisara mis hallazgos y opiniones no había rebatido mi informe: convino en que al menos algunas, o incluso la mayoría, de las lesiones de Theresa eran autoinfligidas.

La fiscalía, a partir de mi declaración, no dejó de insistir en que Theresa había estrangulado a su novio cuando él estaba o bien inconsciente o bien demasiado incapacitado como para resistirse. Todo indicaba que Theresa no había necesitado defenderse de Anthony, que estaba extremadamente borracho. Pero costaba creer que una mujer tan adorable y arrepentida pudiera haber hecho lo que hizo en una situación que no fuera la de salvar su propia vida. Desde luego al jurado le costó creerlo. Sus miembros aceptaron la alegación de defensa propia y la declararon no culpable.

Los abogados de Theresa habían conseguido convencerlos de que la fiscalía no había conseguido probar sus acusaciones más allá de toda duda razonable. No es fácil probar algo más allá de toda duda razonable, pero es el listón que querría que se me aplicara si alguna vez me veo en el banquillo de los acusados. Pese a todo, me sorprendió que Theresa saliera libre del juicio. Sabía que, a través de mí, Anthony Pearson había hablado, pero también era evidente que el jurado no había escuchado. Me quedé con la sensación de que habían ignorado las pruebas y de que su veredicto era un voto de simpatía hacia una mujer supuestamente maltratada.

Jen levantó las cejas al oírme hablar del caso aquella tarde, largo y tendido, y de forma apasionada. Le expliqué que una mujer que yo creía que era una asesina había quedado libre. Sospechaba que su juventud y belleza habían contribuido a su absolución, lo que me parecía injusto.

—Bueno, es toda una novedad que por una vez la mujer joven y guapa no sea la víctima —señaló Jen.

Estaba un poco desconcertada por la reacción emocional de su poco emocional esposo a aquel caso. Hasta a mí se me estaba haciendo raro sentirme tan afectado por aquello. Era el tipo de emoción intensa que solía evitar.

—Será mejor que me calme —dije—. No puedo ponerme así cada vez que un caso no sale como esperaba.

Y, por supuesto, me calmé. El caso Lazenby fue quizá la última vez que me permití a mí mismo involucrarme desde el punto de vista emocional en el resultado de un juicio. Mi trabajo es averiguar la verdad científica y decirle al jurado cuál es esa verdad. Luego ellos tienen el derecho de hacer con ella lo que quieran; al fin y al cabo, son quienes escuchan todas las declaraciones y los detalles del caso, algo que yo raras veces puedo hacer. Ahora, tras prestar declaración, no hago ningún esfuerzo por saber nada más del caso.

Se acabaron así para mí las cargas emocionales explosivas. Se acabó lo de echarle una mirada furtiva al acusado, lo de interrogar a los agentes de policía sobre el resultado de un juicio. Pocas veces se me informa del veredicto de los juicios a los que voy a declarar. A menos que me tropiece con una noticia en el periódico, si quiero saber cómo ha acabado un juicio tengo que preguntar a los agentes de policía o a otros compañeros que también se puedan haber visto implicados. Tras el juicio del caso Lazenby decidí no preguntar nunca más. Dejaría de lado el veredicto y limitaría mi área de interés a lo que yo pudiera aportar. No debía desear con celo de cruzado que los responsables acabaran entre rejas ni sentir la necesidad de que el jurado validara mis conclusiones. Si Iain West quería darlo todo en sus comparecencias judiciales y sufrir luego la decepción personal de que el jurado dictara sentencia en contra de lo que había declarado, adelante. Desde aquel momento, yo perfeccionaría en el banquillo de los testigos el arte del desapego emocional que había aprendido en la morgue.

Jen se entristeció cuando se lo conté.

—Más desapego —dijo—. Esa es tu respuesta a todo.

—No debería dejar que los veredictos me afecten. Estoy seguro de que es lo que debo hacer —contesté.

Jen se encogió de hombros.

—Era interesante verte hablar de ese caso con tanta pasión. Quizá deberías hacerlo más a menudo.

Me estremecí. Pasión. Sin duda no quería sentirla, y sobre todo no quería sentirla más a menudo. Era una de esas cosas que podían meterte en un montón de problemas.

18

A finales de los ochenta, el Reino Unido vivió una serie de desastres que se cobraron muchas vidas. Pocos, o ninguno, de aquellos desastres podrían recibir la calificación de accidentes. Casi todos ellos pusieron al descubierto errores clamorosos del sistema. O quizá aquel fue un periodo en el que ciertos valores de posguerra relacionados con la autosuficiencia se empezaron a transformar en intereses en conflicto entre el yo y el Estado. Al mismo tiempo que la población crecía y los sistemas en los que confiábamos se veían obligados a hacerse más grandes y complejos, muchas actitudes sociales sin duda estaban cambiando.

En marzo de 1987, el ferri de mercancías y de pasajeros *Herald of Free Enterprise* volcó a las afueras del puerto belga de Zeebrugge porque la puerta de proa se había quedado abierta: murieron 193 pasajeros y miembros de la tripulación.

En agosto de 1987, Michael Ryan disparó y mató a 31 personas en Hungerford antes de suicidarse.

En noviembre de 1987, una cerilla encendida cayó por unas escaleras de la línea de metro de Piccadilly, en la parada de King's Cross, provocando un incendio que se cobró la vida de 31 personas y en el que otras cien resultaron heridas.

En julio de 1988, explotó la plataforma petrolífera Piper Alpha, en el Mar del Norte. Murieron 167 hombres.

El 12 de diciembre de 1988, tres trenes colisionaron por un error en la señalización cerca de la estación de Clapham Junction. Murieron 35 pasajeros y hubo más de cuatrocientos heridos, 69 de ellos muy graves.

Pocos días después, una bomba colocada en un 747 de la compañía Pan Am explotó cuando la aeronave volaba sobre la ciudad de Lockerbie. Murieron las 259 personas que iban a bordo y 11 en tierra.

Menos de tres semanas más tarde, el 8 de enero de 1989, un fallo mecánico en el Boeing 737 de la British Midland, al que se sumó un error del piloto, hizo que el avión se estrellara en un terraplén de la autopista M1, cerca de la salida hacia el aeropuerto de East Midlands. De las 126 personas a bordo, murieron 47, y 74 sufrieron heridas de gravedad.

En abril de 1989, 96 aficionados del Liverpool murieron aplastados y más de setecientos resultaron heridos en el estadio de Hillsborough, en Sheffield. Hubo que esperar hasta 2016 para que una segunda investigación judicial dictaminara que habían sido víctimas de un homicidio imprudente como consecuencia de graves negligencias: la policía, el servicio de ambulancias y los estándares de seguridad del estadio recibieron duras críticas.

En agosto de 1989, un barco de recreo chocó en el Támesis contra una draga. Murieron 51 personas, la mayoría de ellas de menos de treinta años.

Cada uno de esos acontecimientos conmocionó al Reino Unido. Cada uno de ellos desembocó en mejoras, cuando los ánimos se calmaron y las causas —a menudo múltiples e interconectadas— de lo ocurrido se descifraron y se analizaron. Sistemas que se habían quedado anticuados se revisaron, surgió —algunos dirían que estalló— la cultura de la salud y la seguridad, las empresas empezaron a reconocer la importancia de la formación, de la mentalidad corporativa y estatal hacia el riesgo y la responsabilidad. Todas esas áreas cobraron importancia de repente; la seguridad dejó de ser una ocurrencia tardía de los equipos directivos y pasó a ser una necesidad.

Yo me vi implicado, ya fuese en la fase de emergencia o de investigación, en muchos de esos acontecimientos. La medicina forense aprendió mucho en esos años sobre cómo lidiar con catástrofes de grandes dimensiones, y yo también. Fueron las lecciones aprendidas durante esa etapa decisiva las que nos permitieron hacer frente de forma eficaz a los horrores terroristas de la década de 2000.

Para mí, el primer caso de ese tipo fue Hungerford. Pero aquella fue sobre todo una época de desastres en los medios de transporte, y el primero en el que trabajé fue en el choque de trenes de Clapham. Un tren rápido de pasajeros procedente de la costa sur, en el que viajaban sobre todo personas que iban a trabajar, pasó un lunes por la mañana, a las 8:10, junto a una señal en verde cerca de la estación de Clapham Junction y tomó una curva, solo para encontrarse con que un tren que venía de Basingstoke, con parada en todas las estaciones, se había detenido en la misma vía.

La colisión fue inevitable. La señal debería haber estado en rojo, pero no lo estaba. Porque había un cable suelto. Porque el técnico de señalización lo había dejado así. Porque solo había tenido un día libre en trece semanas. Y porque, aunque sus superiores creían que su trabajo era satisfactorio, investigaciones posteriores descubrieron que llevaba dieciséis años siendo, de hecho, malo, muy malo o simplemente temerario. Se puso en evidencia que nadie había supervisado o inspeccionado nada de lo que el técnico hacía porque era «de confianza» y porque la empresa no tenía por costumbre hacer inspecciones. El detonante fundamental, en cualquier caso, fueron las prisas con las que se habían estado reemplazando los cables de señalización. ¿Y por qué había que reemplazarlos? Pues porque eran de 1936. Y había que garantizar la seguridad ferroviaria. Estamos ante una ley de la naturaleza que a veces parece responsable de la mayor parte de mi trabajo: la ley de las consecuencias imprevistas.

Al chocar, el tren rápido se combó hacia la derecha y colisionó con un tercer tren que iba por la otra vía en dirección contraria. Por fortuna, ese tren circulaba vacío de vuelta a Haslemere. El conductor vio lo que estaba a punto de pasar, pero no tuvo tiempo de detenerse. Un cuarto tren se aproximaba a toda velocidad por detrás del tren rápido, pero, como la corriente eléctrica se había interrumpido automáticamente tras el primer choque, al llegar a la curva el convoy iba ya en punto muerto. El conductor consiguió accionar los frenos de emergencia a tiempo de evitar una cuarta colisión.

Las 35 personas que murieron iban todas en los dos vagones delanteros del tren rápido. Esos vagones quedaron abiertos en canal por uno de los lados. En el punto más cercano al impacto se habían desintegrado del todo. El primer oficial de los bomberos que llegó al lugar de la tragedia —la colisión se produjo, de forma muy poco oportuna, en un desmonte profundo y boscoso— miró hacia abajo y lo primero que hizo fue pedir ocho camiones de bomberos más, ocho ambulancias y una unidad quirúrgica, además de maquinaria para cortar y levantar chatarra que permitiera sacar a los pasajeros atrapados.

Los planes de emergencia se hacen pensando en las víctimas, pero a primera vista mucho de lo que se dice en ellos parece poco pertinente. El tráfico y el espacio de aparcamiento quizá parezcan temas menores, pero si no se tienen en cuenta lo antes posible los vehículos de emergencias no podrán llegar ni salir del lugar de los hechos con rapidez. Hay que conseguir que el espacio sea accesible (en Clapham hubo que apartar árboles y vías), hay que avisar a los hospitales y hay que coordinar el traslado de los heridos graves. Hay que asegurar la llegada de los equipos médicos. Hay que establecer y gestionar puestos de atención para los heridos leves, y prever un punto de recogida del resto de los heridos y una morgue temporal. Hay que identificar a todos los pasajeros y esa información hay que hacérsela llegar de algún modo a los angustiados familiares (no había móviles en 1988). Hay que pensar en que haya camilleros y personas que proporcionen suministros médicos a los médicos, y un mando adelantado que coordine toda la operación y establezca radioenlaces para que el personal de rescate pueda comunicarse.

Es una tarea ingente, y debe hacerse a toda velocidad. Y la velocidad solo es posible con planificación y práctica. Ocurrió que el 12 de diciembre de 1988 era el primer día del nuevo servicio de urgencias del hospital más cercano, el St George's, en Tooting. A los primeros que recibieron el aviso de alerta roja por catástrofe hubo que convencerlos de que el accidente de tren era real y no una broma de los compañeros de otro hospital.

Un gran número de efectivos trabajó en la operación de rescate de Clapham: llegaron de todo Londres, procedentes del Cuerpo de Bomberos de Londres, el Servicio de Ambulancias de Londres, la Policía Metropolitana, la Policía del Transporte Británica, la Asociación Británica de Atención Inmediata (médicos con una formación especial, la mayoría médicos de familia que cuando llega el aviso abandonan su puesto de trabajo habitual y acuden a toda prisa a donde se los necesita), el Servicio Ferroviario Británico, el ayuntamiento de Wandsworth (por suerte una de las pocas autoridades locales del país que en aquella época tenía su propio plan de emergencias, activado de inmediato y que proporcionó a 134 trabajadores que fueron muy valiosos) y, por supuesto, el Ejército de Salvación, que llegó con una cafetería móvil para prestar alivio físico en forma de comida y bebida, y también facilitó apoyo psicológico al personal de emergencias, trabajadores y familiares.

Sin duda, lo primero que hacen los servicios de emergencia es ocuparse de los vivos, sacar a los que se han quedado atrapados y trasladar a los heridos a un lugar seguro lo antes posible. Solo después vienen los muertos.

El Cuerpo de Bomberos de Londres, que fue el primer equipo de rescate que llegó al lugar de los hechos, autorizó, tras comprobar que no pasaba electricidad por las vías, que los heridos leves abandonaran el tren. Se los condujo a los puestos de atención instalados en la cercana escuela Emanuel y en el *pub* Roundhouse, y había un punto de recogida para ellos en el parque Spencer.

Sesenta y siete ambulancias llevaron a los heridos al hospital. Se retiraron los cuerpos de las 33 personas que murieron en el lugar del accidente, y también cualquier fragmento de tejido humano. En un primer momento fueron a parar a una morgue provisional, pero, como suele ser habitual, su estancia allí fue breve. El oficial de instrucción organizó una flota de coches mortuorios que recogió los cadáveres y las partes de cuerpo humano que habían aparecido. Había que trasladarlos a la morgue para identificarlos y practicar las autopsias. En cualquier catástrofe de grandes dimensiones una de las cuestiones clave, además de pensar en los heridos, es dónde poner a los muertos.

A las 13:04 ya no quedaban heridos en el tren. A las 15:40 salió el último cadáver de los escombros. Lamentablemente, no se envió a ningún forense al lugar del accidente, de modo que no hay fotografías de detalle de los cuerpos *in situ*, lo que habría sido útil de cara a la identificación de cada uno de ellos. Y habría sido de gran ayuda en nuestro análisis de las heridas que sufrieron.

La morgue que se decidió que recibiría a los fallecidos fue la de Westminster, que acababa de ser remodelada y tenía las instalaciones más modernas.

Del Guy fuimos cuatro personas, una de ellas Iain, que por supuesto era quien estaba a cargo de todo, y también Pam, para que todo (e iba tanto por nosotros como por la Policía Metropolitana) se hiciera según un orden. En un primer momento no teníamos ni idea de cuántos muertos iban a llegar, así que ideamos un esquema de flujo en el que se indicaba cuál iba a ser el recorrido que haría cada cuerpo por la morgue. Para empezar, se numeraba, etiquetaba y fotografiaba cada cuerpo o parte del cuerpo, nada más llegar. Cada unidad iba después directamente a una cámara frigorífica etiquetada con ese número en concreto.

Los cuatro forenses, con la ayuda del personal de la morgue, trabajábamos a la vez. Cuando uno de nosotros quedaba libre se sacaba de la cámara frigorífica un nuevo cuerpo, que llegaba escoltado por un agente de policía, y se lo fotografiaba otra vez. Esa es una parte crucial de la cadena de custodia. Tenemos que poder probar que el cuerpo que llegó a la morgue como Cuerpo 23 es el que examinamos como Cuerpo 23 y que ese Cuerpo 23 será, al final, cuando el oficial de instrucción considere que se ha probado su identidad de forma suficiente, el que se entregue a los servicios funerarios para el sepelio.

De entrada, decidimos no practicar autopsias completas y centrarnos en la información que pudiera ayudar a identificar a los cuerpos. Describíamos la apariencia general, las joyas, la ropa o los tatuajes, además de cualquier herida evidente, como por ejemplo si faltaba algún miembro. Los policías rellenaban fichas identificativas. Se tomaron huellas dactilares. Luego se lavaron los cuerpos. Más adelante se los volvería a sacar de las cámaras frigoríficas una segunda vez para un examen *post mortem* completo y para recoger muestras de sangre.

La identificación era, y es, la prioridad de los forenses en cualquier catástrofe de grandes dimensiones. Hay muchos familiares desesperados por conseguir algún tipo de información fiable. Los medios de comunicación habían difundido el teléfono de una centralita a la que podían llamar amigos y familiares, pero la centralita no tenía un sistema de gestión de la cola de llamadas y comunicaba constantemente. No puedo más que imaginarme la rabia y la frustración que aquello debió de causar. Pero se aprendió la lección y después de aquello las centralitas se organizaron de otra manera. Hubo 35 fallecidos pero a lo largo del día siguiente la centralita recibió 8.000 llamadas, y se hicieron muchas otras a los hospitales e incluso a las morgues.

Si las heridas eran leves, la policía facilitaba la información por teléfono. Las malas noticias los agentes las daban en persona. Habría sido muy fácil, si no hubiéramos tenido cuidado, decirle a una mujer que su marido había muerto cuando estaba vivo, o viceversa. En el tren había, por ejemplo, cuatro personas que se llamaban exactamente igual. Por increíble que parezca, dos de ellas iban en el mismo vagón. Pero solo una estaba muerta.

Las huellas dactilares y los registros dentales eran, por aquel entonces, los únicos sistemas válidos de identificación: no era buena idea fiarse de los objetos personales que aparecían junto al cuerpo, como bolsas de mano o carteras, porque casi invariablemente se descubría que pertenecían a una persona distinta a la que estaba en aquella bolsa. Por añadidura, la policía y los bomberos le pusieron tanto empeño a la tarea de hacernos llegar todo el tejido humano de los trenes que una bolsa con tres partes de un cuerpo a menudo era de tres personas distintas, y no de una sola, como los trabajadores de emergencias habían creído. Había unos sesenta fragmentos humanos sin asignar —cabezas, piernas, mandíbulas, órganos internos— y había que buscar a qué cuerpo pertenecían. Los delegados del oficial de instrucción y la policía introducían todos los detalles en una base de datos y a partir de ahí, de forma gradual, empezaron a emerger seres humanos completos en el ciberespacio... El hombre de unos cuarenta y cuatro años, metro ochenta de altura, con algo de sobrepeso y que empezaba a quedarse calvo, con una marca de nacimiento en el hombro derecho y que viajaba en el primer vagón del tren, acabó siendo una persona con un nombre. Nos alegrábamos cuando podíamos confirmar una identidad sin sombra de duda. Aunque, por supuesto, al mismo tiempo morían las esperanzas de amigos y familiares.

Seguimos trabajando hasta altas horas de la madrugada para poder dar por finalizado aquel primer vistazo a los cadáveres. Luego fuimos a casa a descansar, para evitar errores por fatiga, y volvimos temprano para empezar con las autopsias. Los cuerpos de unas pocas personas que habían fallecido en el hospital tras el accidente llegaban para entonces. Se añadieron a nuestra carga de trabajo, aunque, como se trataba de personas a las que sus familiares ya habían identificado en el hospital, el proceso era mucho más sencillo.

Muchos de los fallecidos que viajaban en los primeros vagones del tren habían muerto por las graves heridas que habían sufrido durante el impacto inicial y también al salir sus cuerpos expulsados con fuerza de sus asientos e impactar con el interior implacable de los vagones. Algunos murieron de asfixia traumática, porque las mesas frente a las que se sentaban se les clavaron en el abdomen, o recibieron el golpe de algún objeto. Del informe que hizo Iain West sobre nuestras conclusiones podían extraerse muchas enseñanzas, entre ellas la necesidad de anclar los asientos al suelo y rediseñar las superficies duras para que su solidez no tuviera consecuencias tan graves en caso de colisión. Hubo algunas voces que pidieron que se instalaran cinturones en los asientos, pero resultaba poco práctico; es una medida que nunca ha llegado a implementarse en los trenes. En líneas generales, el Servicio Ferroviario Británico, que era el responsable por entonces de los aparatos de señalización, se dio cuenta de que eran necesarias muchas mejoras, tanto por lo que se refiere a los sistemas de seguridad más frecuentes como a los de emergencias. Si de las cenizas de Clapham nació algún fénix, fueron esas mejoras.

Para mí en particular también hubo un fénix que nació de aquello.

La morgue, después de la tragedia, era un lugar lleno de actividad en el que todo el mundo estaba concentrado en lo que tenía entre manos. Era también mi caso. Al mirar a cada víctima tenía muy presente que aquella persona había salido de su casa para ir al trabajo una mañana y no había llegado. La habían aplastado y cercenado, y dejado a su familia desconsolada. Las ramificaciones se extenderían durante años, si no generaciones. Pensaba en todo aquello pero no podía permitirme a mí mismo sentirlo. Ni sentir cualquier otra cosa. Sabía que, de habérmelo permitido, no habría podido trabajar, de modo que mantuve la puerta tras la que guardaba todas aquellas emociones bien cerrada.

En un momento dado levanté la vista y vi que el agente de policía que llevaba varias horas allí conmigo estaba muy pálido.

—¿Necesitas tomarte un descanso? No tienes buena cara.

—Shepherd, creo que saldré de esta. Me espera algo que vale la pena.

Esperaba que me dijera que una pinta en el *pub* o un abrazo de su novia serían su recompensa.

—Estoy aprendiendo a volar —soltó.

Creí haber oído mal. ¿Había dicho algo sobre volar?

—Sí, Shepherd. En cuanto acabe mi turno, me voy a mi clase de vuelo.

Me lo quedé mirando.

—¿Estás aprendiendo a volar? —le pregunté incrédulo—. ¡Es algo que siempre he querido hacer! —Me abstuve de añadir «pero nunca he podido permitirme».

En fin, ¿no es volar algo que todo el mundo ha querido hacer alguna vez? Pero la idea de invertir ese dinero y luego encontrar el momento de hacerlo, entre la casa, las clases, las reuniones del departamento, las autopsias y las declaraciones judiciales... En fin, no parecía que pudiera siquiera considerarlo.

—Te digo una cosa: el aire fresco de allá arriba le gana al olor de la morgue de calle —dijo el agente.

Eché un vistazo a las extremidades aplastadas que estábamos examinando en aquel instante. ¿Necesitaba que alguien me dijera que era mejor estar entre nubes que allí?

—La Policía Metropolitana tiene un club de vuelo, es allí donde estoy aprendiendo. Si estás interesado imagino que podrías unirte. Al fin y al cabo, trabajamos codo con codo.

Pocas semanas después estaba en Biggin Hill. Para ser exactos, en la entrada de la pista 2-1. Para ser más exactos, en el interior de una avioneta Cessna 152 biplaza, junto a un agente de policía que también era instructor de vuelo titulado.

Nos habíamos instalado allí con dos tazas de café mientras me daba unas pocas instrucciones —mi primera clase de vuelo— y luego, con el corazón latiendo a toda velocidad, los dedos temblando de la emoción y un zumbido en el estómago de puro terror, empujé el acelerador y la pista 2-1 se desplegó ante mí.

—Lleva la palanca hacia atrás poco a poco cuando lleguemos a los cincuenta nudos —dijo mi instructor—. ¡Poco a poco!

Lo hice y el morro de la avioneta se levantó. Hubo un momento sobrecogedor cuando el retumbar de las ruedas sobre la pista empezó a sonar cada vez más lejos y luego desapareció del todo y solo se oía el silbido del viento y el ruido del motor. ¡Sí, estábamos en el aire!

Ascendimos. Arriba, arriba. El horizonte, de un profundo azul, cada vez estaba más abajo. Miré a qué velocidad íbamos. Setenta y cinco nudos. Dejamos atrás a una nube. Pasamos volando junto a ella, igual que el autobús pasaba a mi lado por las mañanas cuando estaba a punto de perderlo. Estaba volando por el aire. En una pequeña caja metálica. Y no me caía.

Me di cuenta de que había estado conteniendo el aliento. Espiré. E inspiré. Me atreví a mirar hacia abajo. Los edificios del Gran Londres quedaban atrás y podía ver toda la costa sur, con Brighton al fondo. Mis ojos descansaron en la belleza pura e imponente del paisaje, que era un festín, una mujer con sus mejores galas, una obra de arte, un pícnic en las nubes. Estaba exultante. Volaba de verdad. La tristeza y la monotonía quedaban atrás. Las morgues llenas de cuerpos inmóviles de humanos desposeídos de espíritu humano, los pequeños fracasos, las preocupaciones constantes, las decepciones, los silencios en casa, la reciente avalancha de ese compromiso irritante que era decir «causa de la muerte: indeterminada», las vanidades estúpidas, las rivalidades frustrantes. Todas las miserables menudencias que pueden pintar la vida de gris habían desaparecido de repente, reemplazadas por aquel arrebato de felicidad salvaje.

Me concentré en los controles de la avioneta, suspendida en el aire en algún lugar de Kent, y supe que, si volar podía hacerme sentir así, no debía dejar de hacerlo nunca. Nunca.

19

Lo dejé tras cinco lecciones. El incendio en nuestra casa complicó tanto las cosas y nos sometió a tanta presión que los arrebatos salvajes de alegría desbordante quedaron relegados a un segundo plano. Dedicar el poco tiempo libre que tenía a un instructor de vuelo, cuando debería estar dedicándoselo a mi familia, empezó a parecer un acto francamente egoísta. De modo que volví a mi PM40 por las mañanas y a las rutinas domésticas por la noche: cocinar, escribir informes de autopsias, llamar a albañiles. De vuelta a la tierra.

No es que mi vida tuviera nada de aburrido. Me encantaba lo variado que era mi trabajo. En una semana podía tener un suicidio con escopeta, una intoxicación por monóxido de carbono, un ahogamiento, un apuñalamiento, una sobredosis y una gran variedad de muertes naturales repentinas. Cada una fascinante a su manera, siempre y cuando uno se distanciara de la carga emocional que la muerte tenía para los vivos que quedaban atrás. Las sobredosis eran todavía raras por entonces, sobre todo aquellas en las que el drogadicto aparecía con una aguja clavada en el brazo: era algo que valía la pena enseñar a los compañeros interesados (por supuesto, hoy ese tipo de casos son pura rutina). Era muy posible que el fallecido, si consumía drogas por vía intravenosa, fuera seropositivo, de modo que las muertes relacionadas con sobredosis ponían en marcha complejos protocolos de seguridad. El sida era aún lo bastante nuevo y desconocido como para resultar aterrador y, en aquellos días de ignorancia sobre cómo se transmitía el virus, el miedo recorría los pasillos de los hospitales.

Iain West se había convertido en el principal experto del Reino Unido, y quizá del mundo, en muertes por arma de fuego y por explosivos: su carrera había llegado a su punto más alto al mismo tiempo que la actividad del IRA, y el trabajo de Iain a menudo generaba titulares. A mí me gustaba el amplio abanico de casos con el que me tocaba lidiar, pero mis compañeros me dieron a entender que yo también debería buscar un área en la que especializarme. Pero ¿cuál?

Las drogas eran un fenómeno en alza, igual que las muertes por esnifar pegamento, pero ese tipo de defunciones por lo general requerían más de un toxicólogo que de un forense.

¿Bebés? No, gracias. Tenía la sensación de que pocos forenses podrían disfrutar de trabajar en un campo de tal complejidad moral y en casos emocionalmente tan agotadores, aunque, en realidad, esa especialización estaba a punto de vivir una época dorada, por su importancia y sus derivaciones, en los años siguientes.

Mi curiosidad intelectual me empujaba hacia las armas blancas, un método para matar tan viejo como la humanidad y uno que predije que seguiría existiendo en este planeta mientras hubiera hombres. O mujeres. Porque uno de los aspectos más interesantes del homicidio por apuñalamiento es que es un arma que muy a menudo eligen las mujeres. El cuchillo que hay en todos los cajones de cocina del mundo es un asesinato en ciernes. Y es fácil de utilizar. No hace falta ninguna formación ni tener conocimientos especializados. Ni siquiera hay que emplear demasiada fuerza, en realidad. Lo único que se necesita es estar cerca de la víctima. Pero lo que me interesaba no era tanto la naturaleza doméstica o callejera de los asesinatos por arma blanca, sino el hecho de que sentía que, a partir de las propias incisiones, cada vez me era más fácil reconstruir todo lo que había rodeado al homicidio. Y, aunque empezaba a asumir que, en la era post-Simpson, la policía no veía las reconstrucciones como pruebas válidas y los abogados cada vez tenían menos tiempo y ganas de escucharlas, no me veía capaz de abandonar del todo la razón por la que me había convertido en médico forense: ayudar a resolver el misterio que rodea la muerte.

No creo que tomara de forma activa la decisión de convertirme en un especialista en apuñalamientos. Más bien la especialidad me encontró a mí. Y mi interés se confirmó tras una llamada para acudir a la escena de un crimen un domingo de otoño en el que me había levantado temprano para ver el cielo despejado y en el que deseé, con melancolía, poder volar a través de él en una avioneta. Habíamos reformado y vendido nuestra casa calcinada, habíamos dejado atrás el caos de la mudanza, la casa nueva estaba casi en orden... Pero sabía que robarle tiempo a mi trabajo y a mi familia para seguir con mis lecciones de vuelo era simplemente imposible.

Aquella mañana fría y despejada, de camino al pueblo en el que un hombre mayor había aparecido en su cocina con un tajo en la garganta, noté que las hojas de los árboles empezaban a cambiar de color. Al acercarme a la dirección que me habían dado me encontré con una hilera de coches de policía aparcados a un lado del camino. Un joven agente asediado por un grupito de vecinos curiosos trataba de convencerlos de que retrocedieran.

El anciano vivía en una de aquellas casas grandes de protección oficial, de las primeras que se hicieron, construida para durar muchos años, de ladrillo negro y rojo. Los vecinos se quedaron en silencio cuando me acerqué. Escucharon cómo me identificaba ante el agente y luego, mientras yo levantaba el precinto policial y me alejaba, empezaron a cuchichear todos a la vez. Por el rabillo del ojo, vi a alguien dentro de un coche de policía. Era una mujer con la cabeza entre las manos.

—Soy el delegado del oficial de instrucción, gracias por venir tan rápido —dijo un hombre grande y de rostro rubicundo que había en la puerta y que supuse que era, como muchos otros delegados del oficial de instrucción de la época, expolicía. El agente de criminalística estaba atareado con las bolsas para guardar pruebas y había un par de detectives experimentados. Llegó un fotógrafo de la policía.

—Es la hija —murmuró el delegado del oficial de instrucción, señalando el coche de policía en cuyo interior estaba la mujer—. Lo llamaba pero no le contestaba, así que vino corriendo...

En la cocina, cerca de la puerta trasera, con los pies casi en la entrada del salón, vimos el cuerpo de un hombre mayor.

—El señor Joseph Garland. Ochenta y dos años —me susurró el delegado del oficial de instrucción al oído.

El señor Garland estaba tendido sobre su lado derecho. Su ropa estaba ensangrentada. Había sangre en el suelo de la cocina, debajo de él. Había sangre en el felpudo. Había sangre en los armarios y las paredes.

Llevaba puesto el pijama y encima una chaqueta de tweed. Tenía las manos llenas de sangre. Los pies descalzos. Junto a la puerta trasera había un par de botas de goma ensangrentadas.

Oía lo que decían los dos detectives detrás de mí.

—Llaman a la puerta o quizá los ve fuera en su jardín. Se pone la chaqueta, las botas, sale fuera y... le clavan el cuchillo pero él consigue entrar de nuevo en casa, seguramente en busca de un teléfono...

Miré de nuevo al señor Garland. Las manchas de sangre estaban distribuidas de forma inusual. La chaqueta y el pijama estaban ensangrentados por delante. Por debajo, la sangre llegaba, curiosamente, hasta la parte superior de los gemelos. No había manchas más allá, excepto en las plantas de los pies. En cambio, las botas de goma tenían manchas de sangre en el exterior y también por dentro, en un estrecho cerco en el extremo superior.

Estaba claro que llevaba las botas en el momento de recibir las heridas o después. Luego se las había sacado al entrar en la casa. Estaban bien puestas en el que casi seguro que era su sitio habitual, junto a la puerta. Su dueño seguramente tenía la costumbre arraigada desde siempre de sacárselas en cuanto entraba por la puerta.

—Seguro que tuvo una mujer que siempre se quejaba de que ensuciara de barro el suelo de la cocina —dije a nadie en particular.

Miré de nuevo hacia el jardín trasero, que un grupo de policías estaba peinando. Vi un reguero de sangre que llevaba al invernadero. En la entrada, el señor Garland guardaba una pila de macetas. A través de las sucias ventanas se veían las tomateras. Estaban marchitas, a punto de morir con la llegada del otoño.

Detrás del invernadero había un garaje y una zona de aparcamiento. En el centro, un gran charco de sangre: sin duda la herida se había infligido allí. Había un coche rojo aparcado cerca, en un ángulo extraño, con la puerta del conductor mal cerrada, como si alguien lo hubiera abandonado con prisas.

—Es de la hija —aclaró el delegado del oficial de instrucción.

El fotógrafo había acabado con las imágenes preliminares y volví junto al cadáver. Le di la vuelta al señor Garland y vi una gran herida por incisión en un lado del cuello, justo por encima de la chaqueta. Un cuchillo había atravesado los músculos y la vena yugular derecha y había seccionado parte de la arteria carótida. Había varias heridas horizontales más que atravesaban la garganta, pero ninguna tan profunda como la que sin ninguna duda le había causado la muerte.

Le palpé los brazos y las piernas. El *rigor mortis* había empezado a instaurarse, pero no se había establecido del todo en las piernas. Le tomé la temperatura.

Uno de los policías escuchaba con atención su radio.

«Una furgoneta sospechosa... dos hombres de veintipocos años, se acercaron a un jubilado esta mañana. Le preguntaron si necesitaba ayuda en el jardín. La furgoneta era una Ford blanca, la matrícula probablemente contiene las letras T y K...»

—Que alguien salga ahí fuera a mirar eso —dijo una voz de una cierta edad, que luego se presentó como superintendente detective.

Me levanté. Había estado acuclillado junto al cuerpo.

—¿Alguien puede preguntarle a la hija si su padre era zurdo?

El superintendente se me quedó mirando un segundo y luego desapareció en dirección al coche de policía. Por la puerta abierta oí a la hija del señor Garland confirmar entre lágrimas que el hombre era zurdo. Sabía lo que significaba esa pregunta, puede que incluso antes que el detective, porque su llanto se redobló.

—No creo que esto sea un asesinato —le dije al detective cuando volvió.

Los agentes, que iban de un lado a otro, dentro y fuera, dejaron lo que estaban haciendo de repente.

—Es una herida autoinfligida. Me temo que el señor Garland se suicidó.

El superintendente sacudió la cabeza.

—Es lo primero que pensamos. Pero hemos buscado el cuchillo por todas partes y no aparece.

—Tiene que aparecer.

El detective empezaba a enfadarse.

—No es posible suicidarse y luego hacer desaparecer el arma. Aquí no hay arma. Es un homicidio.

—Quizá lanzó el cuchillo entre los arbustos.

El superintendente señaló al grupo de agentes que seguía merodeando por los parterres de flores.

—Es la segunda vez que peinan el jardín. No es tan grande, y no hay ningún cuchillo.

Yo estaba seguro de que el cuchillo estaba allí. Estaba seguro de que el anciano se había suicidado. Me quedé en silencio y reflexioné. ¿Hasta qué punto estaba seguro?

El detective me fulminó con la mirada.

—Hasta que no hagas la autopsia no sabrás nada, Shepherd.

La gente siempre piensa que al abrir el cuerpo del muerto voy a descubrir los secretos que guarda dentro, como quien revienta cajas fuertes. Pero en este caso yo ya sabía mucho solo con el examen exterior del cadáver.

No tenía mucho sentido discutir, puesto que haría la autopsia de todas formas. Me volví hacia el delegado del oficial de instrucción.

—¿Podrías organizarlo para que se lo lleven ya la morgue?

Asintió con la cabeza e hizo venir a dos agentes de uniforme.

—Venga, metámoslo en una bolsa y llevémoslo al Royal Surrey.

Me volví de nuevo hacia el superintendente. Estaba seguro.

—Haré la autopsia, por supuesto, pero estoy seguro de que esto es un suicidio.

—¿Qué es lo que te hace estar tan seguro? —preguntó, y no era una pregunta cordial. Lo hizo en un tono que ya conocía, pero que pocas veces había escuchado en la escena del crimen, donde lo habitual es que se trabaje en equipo, con pocas palabras y con buen talante. No, ese comentario despectivo era más propio de un juicio, y solía escucharlo de boca de un abogado de la defensa con experiencia y con ganas de humillar a un forense cuya declaración perjudica a su cliente.

—En primer lugar —respondí en mi tono más clínico—, el lugar en el que está la herida. El señor Garland se ha herido a sí mismo varias veces, y el lugar que ha escogido es absolutamente típico en las lesiones autoinfligidas. Casi siempre aparecen en el cuello o las muñecas. Se cortó el lado derecho del cuello, lo que habría sido improbable si hubiera sido diestro. Pero acabamos de confirmar que era zurdo. Y mira las heridas más pequeñas. Son paralelas.

El detective echo un vistazo de mala gana al cuello del anciano. Le señalé las delgadas líneas de sangre, superficiales, a ambos lados del corte más grande y le expliqué lo que eran las heridas de prueba.

—No sabemos exactamente por qué la gente lo hace: quizá solo traten de reunir el valor para seguir adelante. O de prepararse para el dolor. O de localizar el lugar en el que cortar. Pero las heridas de prueba son un indicador evidente de que se trata de un suicidio.

El detective parecía escéptico.

—¿Esas heridas siempre indican que se trata de un suicidio?

—En mi experiencia, ese suele ser el caso. —Mi experiencia por aquel entonces no era demasiado amplia, pero eso no tenía intención de hacérselo saber al agente.

—Si se apuñaló allí... —el detective señaló al charco de sangre espesa de la zona de aparcamiento— y murió justo aquí, ¿cuánto tiempo tuvo para hacer desaparecer el cuchillo?

Lo medité.

—Puede que un minuto.

En cualquier caso, tampoco habría podido esconder el cuchillo tras perder tanta sangre. Quizá lo había lanzado, pero casi seguro que se había limitado a dejarlo caer.

—Alguien podría haberle acuchillado y haber huido con el arma —dijo el detective, que parecía estar deseando que un homicidio le alegrara el domingo.

—Bueno...

—¿Es posible? ¿Podrías admitir la posibilidad de que la herida la causara otra persona?

Dudé. Desde luego que era posible: todo era posible. Pero mi trabajo era recopilar y presentar las pruebas que tenía, no especular sobre todo tipo de locas teorías.

—Es improbable —dije—. Pero es posible.

El detective me miró con aire triunfal.

—Aun así, creo que el cuchillo tiene que estar aquí —continué—. Y en un lugar bastante obvio.

Los agentes que buscaban el cuchillo lo oyeron. Interrumpieron lo que estaban haciendo. Algunos se llevaron las manos a la cadera, otros se quedaron de pie mirándome. Llevaban ya rato buscándolo y no les hizo gracia que yo dijera que se les estaba escapando algo evidente.

Salí por la pequeña puerta trasera, dejando atrás las botas de goma ensangrentadas, el invernadero, los viejos maceteros de barro y una bañera de estaño antigua volcada, y seguí el reguero de sangre hasta su origen.

—Perdió mucha sangre y perdía cada vez más a medida que regresaba hacia la casa. Estoy seguro de que dejó caer el cuchillo en algún sitio cercano. No creo que lo lanzara —dije—. ¿Quizá la hija...?

—Dice que no ha tocado nada.

Cuando alguien se suicida, suele ocurrir que hay un familiar o amigo que se imagina lo que ha pasado. Quizá el señor Garland había amenazado con quitarse la vida o quizá únicamente parecía estar muy deprimido. Traté de imaginarme a la hija de mediana edad llegando a toda velocidad en su coche rojo, el corazón latiéndole deprisa, con miedo de lo que podría encontrar. Lo primero que habría visto sería el charco de sangre. El coche había frenado de golpe a muy poca distancia de allí: seguro que la mujer salió a toda prisa y corrió hacia la casa, donde encontró a su padre.

—Sin cuchillo no hay suicidio —sentenció el detective con voz firme.

—¿Podría alguien por favor retirar el coche?

Se miraron entre ellos. El detective fue a pedirle a la hija las llaves del vehículo. Al regresar, dio marcha atrás con el coche y lo sacó de la zona de aparcamiento.

En el suelo, a la altura de donde había estado el volante, había un cuchillo para el pan de mango de hueso, ensangrentado.

Aquel detective no puede imaginarse el alivio que sentí al ver que se confirmaba mi teoría. Quizá había parecido que estaba muy seguro de mí mismo. Y lo estaba. Pero en el fondo yo sabía, y lo sabía desde mi infancia, que la vida es una serie de giros inesperados. Y saberlo es algo que me esclaviza. Aunque mi trabajo me obliga a estar seguro, aquel día fui incapaz, y sigo siéndolo, de escapar a una certeza mayor: la de que siempre hay otras posibilidades.

20

Para entonces yo empezaba a sospechar que mis intentos de reconstruir homicidios a partir del rastro que dejaban las heridas de arma blanca podrían quedar eclipsados por una técnica que había aparecido en la lejana periferia del trabajo forense. Todo el mundo hablaba ya de las pruebas de ADN. El ADN, decían, sería un método de identificación más fiable que las huellas dactilares o que cualquier otro sistema existente. Estuvimos hablando de ello en una de nuestras bulliciosas sobremesas de los viernes en la oficina. El debate se prolongó hasta la tarde, y se acabaron uniendo las secretarias y los técnicos. ¿Era el ADN el futuro? ¿O solo uno de esos avances tecnológicos que no tendrían una aplicación práctica hasta dentro de muchos años?

Los avances científicos me hicieron pensar que quizá mi interés por el rastro que dejaban las heridas de arma blanca pronto se quedaría anticuado y no serviría para nada. No había perdido el interés por la idea, pero ocurrió que por aquella época otra área de especialización vino a mi encuentro. Al principio intenté ignorarla, pero de algún modo me golpeó con fuerza en un lugar vulnerable que apenas sabía que tenía: mi conciencia social. Pensaba que ya trabajaba para la sociedad; los forenses ayudan a las familias y al estado a entender a los muertos y así hacer justicia, ¿no? Me costó darme cuenta de que yo personalmente podía desempeñar un papel más activo a la hora de contribuir al cambio social.

Trabajar mano a mano con los agentes de policía en la escena del crimen era parte de mi trabajo. Su profesionalidad y camaradería hacían que fuera mucho más fácil lidiar con el caos, la sangre, la suciedad y la tragedia humana que acompañan a cualquier homicidio. Aquellos con los que tenía una buena relación a veces me mantenían informado de los avances de la investigación, y eso para mí era importante.

Esa buena relación hacía aún más difícil ser testigo de otro tipo de comportamiento policial. Uno que tenía poco en común con la actitud formal y digna de los hombres y mujeres con los que yo trabajaba.

Una noche, al llegar a la morgue del hospital para practicar una autopsia, noté que la información que me daban antes de empezar era un poco vaga. Pronto supe por qué. El fallecido era un preso. Me di cuenta de que nadie bromeaba ni estaba de cháchara aquel día mientras nos cambiábamos e íbamos a la sala de autopsias a examinar el cuerpo.

Se trataba de un nigeriano de veintiocho años. El examen externo reveló abrasiones en la parte frontal de la nariz y alrededor de los labios. Vi que tenía hematomas recientes en los brazos y sobre todo alrededor de las muñecas, además de en el abdomen.

—¿Llevaba un cinturón de transporte cuando murió?

Asintieron con aire sombrío.

Un cinturón de transporte es un artilugio muy poco atractivo que consiste en un cinturón de cuero, grueso y pesado, con esposas sujetas con unas anillas a cada lado. El cinturón, por supuesto, rodea el abdomen y las muñecas van sujetas a él por las esposas.

Al examinar los órganos internos del fallecido vi que tenía una aterosclerosis (obstrucción arterial) pronunciada, pero solo en un lugar: en el interior de la arteria carótida, la arteria principal del cuello que lleva la sangre al cerebro. Algo muy inusual en un joven de veintiocho años. A la larga aquello habría sido fatal para él. Pero desde luego no había sido la causa de su muerte.

Los análisis mostraron que también tenía rasgo drepanocítico.

La drepanocitosis o anemia de células falciformes es la enfermedad genética con un mayor incremento en el Reino Unido. Afecta a millones de personas en todo el mundo, sobre todo de origen africano o caribeño. Quienes la sufren tienen más posibilidades de sobrevivir a la malaria (lo que no resulta de demasiada utilidad en el área metropolitana de Londres). Pero hasta ahí las buenas noticias. Está causada por una mutación en el gen de la hemoglobina, y la función vital de la hemoglobina es transportar el oxígeno por todo el cuerpo. En los individuos sanos, con hemoglobina normal, esas células rojas son redondas y gorditas, con un hoyuelo en el medio; se parecen un poco a un dónut. Y, lo más importante: son flexibles. La mutación genética de las células falciformes sustituye un aminoácido por otro y eso hace que las hemoglobinas se plieguen de un modo distinto. Por lo general no suele dar problemas, pero, cuando la molécula de hemoglobina no está unida a la molécula de oxígeno, puede volverse rígida y adoptar una forma inusual, como de plátano raro, u hoz, de ahí que se las llame células falciformes. Por culpa de esa rigidez y esa forma extraña, los glóbulos rojos, en lugar de fluir con facilidad a través de los vasos sanguíneos, tienden a amontonarse, a entrelazarse y a obstruir el flujo sanguíneo, privando de oxígeno a órganos vitales.

Dolores en las articulaciones y en el abdomen y, a menudo, anemia, son solo algunos de los problemas que ese tipo de obstrucciones pueden provocar. Antes, los que padecían esta enfermedad vivían muy pocos años, pero el mayor grado de conocimiento de la mutación y los nuevos medicamentos están haciendo que eso cambie, y quizá dentro de poco esté disponible una terapia genética que sea todavía más efectiva.

Los individuos afectados por la enfermedad en sí, en su versión más grave, son los que heredan el mismo gen defectuoso tanto de su padre como de su madre. Son los llamados homocigóticos y, como consecuencia, solo son capaces de producir la hemoglobina defectuosa. En cambio, los que heredan un gen defectuoso de uno de sus progenitores y uno normal del otro son los llamados heterocigóticos. Su cuerpo puede producir hemoglobina normal y también defectuosa. Esas personas padecen la forma más leve de la enfermedad, que, como suele suceder en una enfermedad genética de este tipo, está mucho más extendida que la más grave. De los heterocigóticos se dicen que tienen rasgo drepanocítico.

Durante mucho tiempo se pensó que el rasgo drepanocítico no tenía un impacto significativo en la vida de los que lo padecían (a menos que contrajeran la malaria). Pero en las últimas décadas se ha sabido que es un factor de riesgo importante en determinadas circunstancias. Y esas circunstancias son cualquiera que prive a esos pacientes de oxígeno. De modo que nada de escalar el Everest para los que tienen rasgo drepanocítico. De hecho, los pacientes de rasgo drepanocítico deberían evitar a toda costa las situaciones en las que podrían verse privados de oxígeno, lo que, además de escalar montañas, incluye el submarinismo, el paracaidismo... y verse sometido a sistemas de contención forzosa. Desde luego hacer o no lo primero es voluntario. Lo último, no.

Aquel fue el primer caso que yo me encontré —luego vinieron otros— en el que un paciente negro moría al ser inmovilizado y en el que luego yo descubría, gracias al microscopio, que algunas de sus células eran falciformes. Aquello venía a indicar que no tenían la enfermedad en su versión más grave sino solo el rasgo drepanocítico, lo que más adelante podía confirmarse con un análisis más completo de su hemoglobina. Por desgracia, muchos seguramente ni siquiera sabían que eran portadores de la enfermedad.

Aquel paciente en particular también tenía signos de hipoxia, es decir, de falta de oxígeno. Habían restringido sus movimientos a la fuerza, pero ninguna de sus heridas era letal. Estaba claro, por tanto, que la actuación policial debía haber ido más allá de lo que revelaban los hematomas, que documenté minuciosamente en mi informe.

Más tarde me contaron toda la historia. El fallecido había ingresado en una cárcel de Londres mientras aguardaba a que se celebrara un juicio contra él por conspiración para estafar. No sé qué debió de hacer para que el personal médico de la cárcel calificara su comportamiento de «extraño» y decidiera organizar su traslado al hospital penitenciario de Brixton. Imagino que se referían a problemas de salud mental, aunque en ningún historial se especificaba. No creo que su comportamiento estuviera relacionado con el consumo de drogas porque, aunque aparecieron rastros de cocaína en su orina, eran rastros mínimos.

Durante su traslado al hospital penitenciario de Brixton se mostró «inquieto o agresivo, tras lo que perdió la conciencia». La descripción aparece en las notas que tomó el médico del servicio de urgencias cuando llevaron allí al paciente más tarde. Según los registros policiales, al llegar al hospital penitenciario de la cárcel de Brixton, el hombre «parecía no respirar».

De manera que lo metieron de nuevo en la parte trasera de un furgón y lo llevaron a urgencias. Le practicaron la reanimación cardiopulmonar de camino hacia allí pero todos los intentos resultaron infructuosos. De hecho, el médico de urgencias añadió en la historia: «¡Dedos rígidos!».

A mí me parecía que lo habían sujetado de un modo que había dificultado su respiración y su suministro de oxígeno. Quizá boca abajo, o tal vez alguien le había puesto una rodilla en el pecho. Aunque la autopsia dejó claro que la causa principal de la muerte fue que sufría una grave neumonía.

Aquello bastó para descartar que estuviéramos ante una muerte sospechosa. Había muerto de causas naturales, una combinación de neumonía y rasgo drepanocítico. A mí me pareció, en cualquier caso, que podría haber sobrevivido a la neumonía si se le hubiera proporcionado el tratamiento adecuado de inmediato, y si no se hubieran restringido sus movimientos cuando llevaba un cinturón de transporte, ya fuera poniéndolo boca abajo o en cualquier otra posición que limitara aún más su capacidad respiratoria.

El fallecido no tenía domicilio fijo y por lo tanto quizá llevaba una vida dura y había contraído la neumonía antes de su detención; también podía ser que la hubiera contraído estando ya bajo custodia policial. Se llevó a cabo una investigación judicial y se emitió un veredicto de muerte por causa natural, agravada, dijo el oficial de instrucción en lo que solo puede considerarse un eufemismo, por falta de cuidados.

Aquello ocurrió hace menos de treinta años, pero en aquellos tiempos —y no es algo que pueda decirse de todas las comunidades— la sociedad creía, en general, que los criminales merecían lo que les pasara y que la policía siempre, o al menos casi siempre, tenía razón. De modo que, incluso sin los factores naturales y mitigantes del rasgo drepanocítico y la neumonía, no habría habido ningún clamor popular por la muerte de un prisionero. Y lamento decir que, tal como eran las cosas, esa indiferencia era especialmente cierta si el prisionero era negro.

La indiferencia tanto del público como de la policía quería decir que apenas se sabía nada ni se formaba a nadie sobre cómo y cuándo restringir los movimientos de alguien de forma segura. Ese tipo de formación no se juzgaba relevante ni útil en el trabajo cotidiano de un policía o de un funcionario de prisiones. Se consideraba aceptable hacer un placaje, saltar sobre ellos, luchar con ellos y hacer lo que fuera necesario para mantenerlos bajo control, y «control» quería decir «quietos».

Se confiaba en que los policías y los funcionarios de prisiones hicieran lo correcto y al país no le preocupaba demasiado que pudieran no hacerlo. Yo, en cambio, no compartía esa actitud. Ante mí pasaron una serie de muertes bajo custodia o en situaciones en las que el fallecido había visto sus movimientos limitados. Muchos eran negros. Aquel no era un problema solo de rasgo drepanocítico, aunque era el rasgo drepanocítico lo que había atraído mi atención sobre el asunto. Sentía que tenía que hacer algo. Pero ¿qué? Yo trabajaba con la Policía Metropolitana y mantener una buena relación con quienes formaban parte de ella, en la escena del crimen y después, era esencial. Conocía y respetaba a muchos agentes, y era importante para mí tener un vínculo productivo con ellos, de modo que no sabía cómo reprocharles su comportamiento. Sabía, no obstante, que tenía que hacerlo, y cuando las muertes por inmovilización empezaron a ser más que ocasionales me di cuenta de que debía convertirlo en una prioridad. Aunque aún no sabía cómo utilizar mis conocimientos para mejorar la situación. Al fin y al cabo, los forenses examinan cuerpos humanos para entender por qué han muerto. Nuestras conclusiones pueden contribuir a salvar vidas en el futuro o a que se haga justicia. Pero no era mi trabajo cambiar el mundo. ¿O sí?

21

No podía ignorar el problema de las muertes causadas por el modo en que se inmovilizaba a los detenidos, pero, desde un punto de vista intelectual y analítico, mi foco de atención seguía siendo el estudio de los asesinatos por arma blanca. Iain West, el hombre de las balas y los explosivos, se había especializado, en comparación, en un tipo de delito simple. Los infractores querían que alguien muriera y le disparaban: fin de la historia. Las heridas de arma blanca, en cambio, requerían que el asesino y la víctima estuvieran muy cerca. Tras las heridas de arma blanca a menudo había motivos contradictorios. Las heridas de arma blanca podían tener más que ver con cierta teatralidad que con una intención evidente de matar, sobre todo si se trataba de heridas autoinfligidas. Pero lo que de verdad me interesaba era mi teoría de que el rastro que deja cada herida explica una historia. Seguía estando seguro de que el recorrido de un cuchillo dentro del cuerpo —y a menudo las víctimas reciben varias puñaladas— puede proporcionar una especie de fotografía del propio homicidio, si uno sabe lo suficiente sobre heridas.

Cada vez que se producía un asesinato con arma blanca me esforzaba por aprender todo lo posible de las lesiones infligidas. Muy poco después del suicidio del anciano con el cuchillo del pan hubo otro homicidio con arma blanca. Era un caso rutinario, pero que me hizo ver que todos aquellos experimentos con el asado del domingo me estaban llevando a alguna parte.

El invierno vino poco después de aquel día soleado de otoño, y pronto llegaron las primeras heladas. Una mañana me avisaron de que había aparecido un cuerpo junto a un canal, en el norte de Londres. Cuando llegué, al mediodía, vi a un hombre joven, vestido con unos tejanos y una chaqueta, boca abajo en una zona de vertido de desechos cubierta de hierba, con los brazos debajo del cuerpo. La temperatura seguía siendo baja, solo 2 grados centígrados, lo que hacía aún más difícil de lo habitual determinar la hora de la muerte. La temperatura del cuerpo era de 20 grados centígrados y en las fotografías policiales se apreciaba escarcha en el cuerpo cuando lo encontraron. El *rigor mortis* se había establecido pero no estaba completamente fijado.

A partir de esos datos solo pude decirle a la policía que la muerte había tenido lugar en algún momento entre la medianoche y las 6 de la mañana, lo que suscitó la clásica frustración apenas disimulada.

En la hierba, junto a los pies del fallecido, había manchas de sangre y, a su lado, un cuchillo de cocina ensangrentado. Le di la vuelta al cadáver y vi que la boca, la nariz, la mano y la parte delantera del pecho estaban cubiertas de sangre.

Trasladamos el cuerpo a la morgue para realizar una autopsia completa, durante la que se confirmó que una sola puñalada había atravesado primero la ropa y luego el cartílago de tres costillas contiguas. El cartílago había desviado la hoja. Solo un poco, pero ese pequeño desvío había hecho, por desgracia, que el cuchillo fuera directo a la aorta.

Había atravesado la aorta hasta la tráquea, justo detrás. El recorrido finalizaba en el esófago. En total, y desde la superficie de la piel, el cuchillo había penetrado doce centímetros. La incisión iba, en horizontal, desde la parte frontal hacia la parte trasera, y ligeramente de derecha a izquierda.

El cuchillo de mango negro que había aparecido junto al cuerpo sin duda tenía el tamaño y la forma adecuados para provocar una herida así. Debía haberse empleado una fuerza más que moderada, puesto que había atravesado tanto la ropa como tres costillas. Había también varias abrasiones leves en el rostro del fallecido y unas pocas más en el brazo izquierdo.

No parecía que pudiera haber muchas dudas sobre lo ocurrido. La policía estaba intentando que los hechos cuadraran con la versión del hombre al que habían detenido. El detenido y la víctima, ambos de unos veinte años, habían estado bebiendo juntos y luego habían salido a dar un paseo. Eran buenos amigos, pero, tal como se puso de manifiesto durante el interrogatorio policial, el detenido le guardaba en secreto cierto rencor a su compañero.

> Pregunta: ¿De qué hablasteis?
>
> Respuesta: De nada, en realidad.
>
> P: ¿Ibas armado?
>
> R: No.
>
> P: ¿Iba él armado?
>
> R: Sí, él siempre lleva un cuchillo.
>
> P: ¿Llevabais cuchillos los dos a veces?
>
> R: Sí, pero ese día yo tenía el mío en casa.
>
> P: Te recuerdo que estás detenido y que te hemos leído tus derechos. ¿Sabes cómo murió?
>
> R: Creo que lo sé.

P: Explícanoslo, por favor.

R: Llegamos al canal y dijo que tenía ganas de vomitar. Me quedé allí y lo esperé y miré hacia abajo y vi que llevaba la zapatilla desatada, así que me agaché para atarme el cordón y él dijo: «¿Cómo ves que salga con tu hermana?».

P: ¿Mary?

R: Sí.

P: ¿Cuántos años tiene Mary?

R: Trece.

P: ¿Qué le dijiste?

R: Le dije que no me parecía bien porque ella solo tenía trece años. Levanté la vista para mirarlo y preguntarle por qué quería saberlo, pero no tuve tiempo, estaba buscando algo entre su ropa. Pensé que iba a matarme. Me asusté, lo empujé, me di la vuelta y salí corriendo. Me volví una vez y vi que se tropezaba y se caía hacia atrás. Seguí corriendo. No sabía que se había hecho daño o habría vuelto a ayudarlo.

Al seguir preguntándole se dieron cuenta de hasta qué punto el joven estaba molesto por la posibilidad de que su amigo estuviera manteniendo relaciones sexuales con su hermana de trece años. Tras una de las muchas pausas del interrogatorio, durante la que estuvo deliberando con su abogado, el acusado dijo: «Si es el cuchillo que creo que es, es uno que he visto en su piso. Se había caído del escurreplatos, junto con otros; lo recogí y lo puse en la encimera».

Más tarde, el abogado volvió a pedir unos minutos a solas con su cliente. Después de aquello, el acusado admitió haber provocado la muerte de su amigo, pero insistió en que había sido un accidente: «Era mi mejor amigo y no tenía ninguna intención de hacerle daño, de verdad».

Yo estaba seguro de que la versión del acusado de los acontecimientos no era cierta. Mi instinto me decía que no habría sido posible darle la vuelta al cuchillo que sostenía otra persona y clavárselo en el pecho de tal forma que provocara una herida recta y horizontal. Y desde luego tampoco hincárselo tan alto en el pecho estando de rodillas, en una posición baja.

Aun así, y partiendo de la base de que el acusado es inocente hasta que se pruebe lo contrario, intenté recrear la escena en casa. Me agaché en el suelo simulando que me ataba el cordón del zapato (con la mano derecha), levanté la vista y desvié el ataque inminente de una regla (que hacía las veces de cuchillo, y que sostenía con mi mano izquierda) hacia el agresor (una almohada en una silla), intentando causar una herida recta y horizontal. Acababa de clavar la regla en la almohada cuando me di cuenta de que había alguien más allí.

Me di la vuelta. Chris había entrado en el estudio. Habíamos enseñado a los dos niños a llamar antes de entrar, para evitar que se tropezaran con según qué tipo de material perturbador. Pero yo debía de estar tan absorto en mi recreación que no lo había oído. Y ahora Chris me miraba, un poco incómodo.

—¿Sí? —dije, intentando que pareciera que todo aquello era perfectamente normal.

Chris llevaba en la mano un cuaderno de ejercicios.

—¿Qué estás haciendo? —preguntó en un tono de voz que parecía requerir algún tipo de explicación.

Chris tenía nueve años por entonces y era un niño tranquilo y de buen talante que no parecía tener ninguna relación con el bebé tirano que nos había torturado a lo largo de noches y más noches.

Me puse en pie. La sinceridad era seguramente la mejor opción.

—Pues estoy tratando de averiguar si un hombre que se está atando el cordón del zapato... Ese soy yo, aquí, con mi mano derecha... Si le ataca otro hombre con un cuchillo... Ese soy yo también, el otro hombre es mi mano izquierda y la regla es el cuchillo... Si en ese caso el primer hombre podría de algún modo darle la vuelta al cuchillo y clavárselo al segundo hombre, mientras está agachado.

Chris lo sopesó con calma.

—Sí —dijo al fin—. Creo que podría.

—Creerlo no es suficiente. El primer hombre podría ir a la cárcel durante mucho tiempo. Tengo que estar seguro.

—¿El primer hombre mató al segundo hombre?

—Bueno... sí.

—¿Lo has visto?

—¿Al primer hombre? No.

—Al segundo hombre.

—Sí, Chris, lo he visto en la morgue. He examinado sus heridas y sé que el cuchillo lo atravesó en un ángulo concreto, de una forma concreta. Estoy intentando averiguar si el primer hombre podría haberlo hecho de ese modo cuando el otro lo atacó mientras se ataba el cordón del zapato.

Chris asintió con la cabeza. No estaba seguro de que estuviera entendiendo lo que yo le decía. Se limitaba a aceptar que su padre hacía cosas un poco raras.

—He venido a enseñarte mi cuaderno de biología. He sacado la mejor nota de toda la clase.

¡Claro! Mi hijo estaba allí por algún motivo. Y yo había estado tan absorto en lo mío que le había hablado de mi trabajo sin ni siquiera preguntarle cuál era ese motivo. Miramos el cuaderno de biología los dos juntos y lancé exclamaciones, lleno de orgullo paterno, por la sucesión de dieces. Al final Chris se marchó, feliz, y yo seguí con mi experimento. Pese a que lo intenté de todas las maneras, seguía sin encontrar la manera de que un individuo agachado pudiera desviar o empujar un cuchillo que sostenía otra persona en dirección al pecho de esa persona y que el resultado fuera un corte alto y horizontal en la almohada. O sea el cuerpo. Tal como ya imaginaba, aquella era una herida que solo podía haber infligido alguien que estaba de pie.

Se oyeron unos golpes en la puerta del estudio.

—Papi, los dos creemos que sí lo hizo —dijo Anna entrando de golpe.

—¿Quién hizo qué?

—Bueno, Chris era el primer hombre, el que se ata el zapato, y yo era el segundo, el que lo ataca con un cuchillo, y...

—Dime que no habéis utilizado un cuchillo de verdad.

—No, hemos usado mi boli. Chris le dio la vuelta enseguida y me lo clavó, así que creemos que el primer hombre es un asesino.

—Vale. Bien. Gracias.

—¿Quieres que te lo enseñemos? O, si lo prefieres, tú puedes ser el primer hombre y yo seré el segundo. Se me da mejor que a Chris.

Algo me dijo que Anna, que no debía de tener más de siete años, no tendría que estar ayudándome a reconstruir un homicidio. Si alguna vez me pillaba con un cuchillo, solía tomárselo un poco a broma. Reaccionaba con desagrado cuando alguien mencionaba un cuerpo muerto, pero seguía sin tener del todo claro el significado de la muerte y desde luego no había visto un cadáver, ni siquiera en foto. No solo les habíamos enseñado a llamar a la puerta del estudio, sino que yo siempre escondía las fotos policiales en uno de los estantes más altos.

—¿A qué estás jugando con los niños? —exigió saber Jen, sacando la cabeza desde el salón, con la alarma en el rostro.

—No es ningún juego. Chris ha entrado y le he explicado lo que estaba haciendo.

Jen puso los ojos en blanco.

—Yo dejo mi trabajo en el hospital —dejó caer.

Chris y Anna a la larga entenderían lo que entrañaba mi trabajo pero, por entonces, les habíamos dicho que, si alguien preguntaba, dijeran simplemente que yo era médico. Tenían claro que yo era un tipo de médico muy concreto, uno que ayudaba a la policía, y que mi nombre aparecía en los periódicos, pero no comprendían del todo lo que era un forense. Aunque por aquella época empezaron a darse cuenta de que mi especialidad no hacía que la gente se pusiera «mejor». En nuestra casa era bastante normal que papá clavara reglas y cuchillos a almohadas y trozos de carne y, hasta entonces, Chris y Anna parecían no haberse percatado de que eso no era algo que hicieran los padres de los demás.

Hoy, los abogados defensores en el caso del apuñalamiento del canal habrían podido alegar homicidio involuntario por pérdida de autocontrol, y quizá la alegación habría prosperado. Un jurado, en la era posterior al caso Savile,[1] podría decidir que verlo «todo rojo» porque tu amigo pone en peligro la integridad sexual de tu hermana de trece años es motivo suficiente para perder el control. Las declaraciones de varios de los miembros de la familia confirmaron lo preocupado y furioso que estaba el hermano ante la posibilidad de que su hermana pudiera sufrir algún tipo de abuso.

La defensa actual de un caso de pérdida de autocontrol debe probar que una persona de la edad y el sexo del acusado, con un grado razonable de aguante y control de sus

1. Jimmy Savile fue un presentador estrella de la televisión británica. En 2012, un año después de su muerte, salió a la luz que a lo largo de su carrera había abusado sexualmente de centenares de personas, muchas de ellas menores, a las que había tenido acceso gracias a su fama. *(N. de la t.)*

emociones, reaccionaría de un modo similar. Creo que aquel joven tendría opciones de que algo así se probara. Pero para poder alegar pérdida de autocontrol la defensa también tiene que probar que no hubo premeditación. El principal obstáculo en este caso habría sido que, de probarse que se llevó el cuchillo al canal aquella noche, el asesinato hubiera parecido premeditado. El acusado había explicado por qué aparecían sus huellas en el mango, pero tendría que haber convencido al jurado de que había sido la víctima la que había cogido el cuchillo de la cocina antes de salir los dos juntos a dar una vuelta.

Aquel homicidio tuvo lugar mucho antes de la reforma de 2010 que introdujo la defensa de la pérdida de control. Eran tiempos más oscuros. Aquel chico tan deseoso de proteger a su hermana no tuvo ninguna oportunidad de defenderse. Se lo acusó de asesinato y fue declarado culpable: estábamos en los ochenta y a todo el mundo le pareció que era un caso claro.

Fue un homicidio más, pero uno en el que el ángulo y el recorrido precisos de la herida de arma blanca proporcionaron información importante. Y eso ocurre a menudo. No solo por el recorrido, sino porque, una vez que el arma blanca entra en el cuerpo, la forma en que se mueve dentro de un órgano permite a veces reconstruir los movimientos de la víctima y del agresor. A medida que crecía la lista de los casos que examinaba, aumentaba también en mí la convicción de que las heridas de arma blanca lo contaban todo, si sabíamos escuchar lo que decían. Quería recopilar la mayor cantidad posible de recorridos, de ángulos, de hematomas causados por el mango... Estaba siempre hurgando en la cocina de casa en busca de otro cuchillo que clavar en otro trozo de carne. De hecho, compré tantos cuchillos de diferentes formas y mangos que, si la policía hubiera tenido la costumbre de detener y registrar hombres blancos de clase media, podría haberme arrestado más de una vez de camino a casa por llevar armas encima.

Por entonces, y pese a los aspavientos de mi familia, yo empleaba panza de cerdo o riñones de ternera para mis ejercicios de apuñalamiento. Es muy difícil reproducir la sensación de atravesar piel humana, músculo y luego un órgano interno, quizá porque la carne de supermercado pocas veces es fresca. Quienes de verdad han matado con un cuchillo suelen asombrarse de lo fácil que resulta. Una vez que la hoja del cuchillo atraviesa la ropa y la piel, los tejidos internos oponen muy poca resistencia. No hace falta más que una fuerza moderada para traspasar órganos principales como el corazón o el hígado, lo que hace que incluso agresores no demasiado fuertes puedan matar con un arma blanca. Muchos asesinos dicen: «¡No quería matarlo!». Lo que de verdad quieren decir es: «No creía que lo que estaba haciendo fuera a matarlo». Es más probable que una afirmación así sea cierta cuando la dice un asesino que ha empleado un arma blanca que en otros casos. Los cuchillos le conceden al agresor una inmensa ventaja sobre su víctima, incluso si la víctima es mucho más fuerte. No me extraña que las mujeres recurran a ellos tan a menudo.

¿Pude probar, con todos aquellos experimentos, que es posible leer, como en un libro, la historia de un asesinato a través de las heridas de arma blanca, como esperaba? Me temo que no. Pero descubrí que los cuchillos pueden contar mucho de un homicidio. Desarrollé, a partir del recorrido que había dejado en el cuerpo, la habilidad de dibujar con cierta precisión el arma del crimen. Y cuando la policía me ofrecía una serie de posibles armas, podía excluir a la mayoría y, si se me presentaba la correcta, solía ser capaz de escogerla.

22

Ocho meses después del desastre ferroviario de Clapham, un domingo por la mañana recibí una llamada que me alertaba de una nueva tragedia. Estábamos en agosto y Iain estaba de vacaciones, por lo que era yo el forense a cargo de la zona de Londres y el sudeste de Inglaterra. En aquel momento, nadie sabía aún cuántos cuerpos habría pero una cosa era segura: habría cuerpos.

Esta vez la catástrofe había tenido lugar no en la red ferroviaria sino en el río Támesis. Esperé a tener más novedades antes de salir de casa, tras lo que mi primera parada fue en el muelle policial de Wapping. Un barco de recreo se había hundido cerca de Southwark y los cuerpos recuperados de la embarcación se encontraban allí. Eso era todo lo que sabía.

Un sargento de la policía, ya mayor, me saludó y me sorprendió ver que estaba al borde de las lágrimas.

—Estoy a punto de jubilarme, Shepherd. Y hay veinticinco muertos en el río, veinticuatro en el barco y otro que ha aparecido esta mañana ocho puentes más arriba, en Vauxhall. Nunca pensé que vería algo así. Son chavales. Chavales de veinte años.

Así que el barco debía de ser una de esas embarcaciones de fiesta que la gente alquila para ir de arriba abajo por el

Támesis. Las había visto y oído muchas veces. Gente joven en la cubierta, con la ropa revoloteando bajo las luces como polillas gigantes. Las risas y la música, audibles desde las dos orillas. A través de las ventanas, las sombras, los colores y el movimiento de una pista de baile.

—Shepherd —añadió el sargento—, el médico de la policía ya ha estado aquí y ha certificado que están todos muertos. —Y entonces empezó a llorar de verdad mientras se alejaba sacudiendo la cabeza. Oí cómo se sonaba la nariz antes de abrir la puerta y volver al mostrador principal para ahuyentar a la prensa.

El muelle policial de Wapping es una comisaría de la policía de la época victoriana situada junto a la orilla del río. Una zona de la parte posterior se estaba utilizando como morgue provisional. Era solo una habitación, en realidad. El suelo de hormigón estaba casi cubierto del todo de bolsas de cadáveres. Estaban abiertas y en cada una se veía el cuerpo de un adulto joven. Todos vestidos de fiesta, muchos con colores vivos. Eché una mirada a aquella escena demoledora y vi algo raro. Alguien había estado revolviendo la ropa. Había vestidos levantados, pantalones abiertos...

Volví de inmediato a donde estaba el sargento. Hizo una mueca.

—El médico desabrochó la ropa. Creo que estuvo comprobando el sexo de cada uno.

No me pareció bien, pero tampoco había mucho que pudiera hacer al respecto en aquel momento. Seguramente se habían sentido sobrepasados por los acontecimientos y con la imperiosa necesidad de hacer algo, cualquier cosa, que resultara útil: comprobar los pulsos, buscar latidos. Había visto ese tipo de reacción antes. Profesionales muy bien formados que necesitan «hacer algo», pese a que saben perfectamente que lo mejor es no hacer nada.

Luego fui a Westminster. Sabía que los fallecidos no estarían mucho más tiempo en la morgue provisional. Quería asegurarme de que la morgue de Westminster estaba preparada para el gran número de cuerpos que estaba a punto de llegar.

Oh, no. Recordé que el responsable habitual de la morgue, Peter Bevan, estaba de vacaciones. Su segundo estaba a cargo y siempre me había parecido que aquel hombre no era ni de lejos tan organizado y eficiente como su jefe. Las habilidades organizativas de Peter, la calma y la competencia que transmitía, eran exactamente lo que necesitábamos a la hora de gestionar una catástrofe como aquella. Pero, en fin, me pareció que el personal estaba en marcha, preparándose para lo que venía, y que todas las mesas de autopsia y el material necesario estaban listos. Aquellos preparativos hicieron que, por primera vez, notara una sensación de espanto que fue casi como una náusea. Fue fugaz. Pero intensa.

Junto con otro forense que iba a estar a mi cargo, acordé que volvería al día siguiente, cuando hubieran trasladado los cuerpos desde Wapping, para empezar con las autopsias.

Poco a poco, los hechos empezaron a salir a la luz. Aquella tranquila noche de verano, una barcaza enorme que realizaba funciones de draga había chocado en el Támesis, cerca del puente de Southwark, con un barco de recreo mucho más pequeño, el *Marchioness*.

La draga, *Bowbelle*, había volcado su carga de grava en Nine Elms y emprendía el camino de vuelta al mar para seguir dragando. El *Marchioness* acogía una celebración de cumpleaños, con jóvenes procedentes de todo el mundo de fiesta a bordo.

En un primer momento, el *Bowbelle* golpeó al pequeño *Marchioness* por detrás, en el lado de estribor. Aquello sacudió el barco de recreo e hizo que zozobrara: un testigo dijo que a continuación el *Bowbelle* «pasó por encima del *Marchioness* y lo hundió en el agua como un barco de juguete». El ancla de la draga arrasó la cubierta superior del barco de recreo antes de que un segundo impacto empujara la parte trasera del *Marchioness* hacia estribor e hiciera que la embarcación volcara.

Estas son algunas de las declaraciones de los supervivientes:

> Noté una sacudida... Luego me di cuenta de que la popa se movía a estribor... Vi que entraba agua a través de una ventana abierta. Noté que el barco volcaba... Recuerdo que me di la vuelta para dirigirme a la ventana para escapar... Empezó a entrar agua en ese momento... Sabía que el barco iba a hundirse. A los pocos segundos, se fue la luz. Todo estaba oscuro... Me tiró al suelo una tromba de agua. El barco entero se inundó en pocos instantes... Cuando salí a la superficie me encontraba a cierta distancia del *Marchioness*, que estaba en parte sumergido...

> Yo... noté que el lado derecho del barco... se hundía de repente... El barco volcaba, y empezó a entrar mucha agua por las ventanas abiertas del lado derecho. Todos los que estaban en la pista de baile perdieron pie, y nos caímos todos, también las sillas y todo lo que estaba suelto, hacia la derecha, hacia el agua, que estaba inundando la zona de baile muy muy rápido. El agua me cubrió...

> De repente el barco se inclinó hacia un lado y el váter empezó a llenarse de agua. Intenté quitarle el pestillo a la puerta para salir. Cuando conseguí abrirla el barco estaba completamente sumergido.

> Noté que el barco zozobraba y luego de repente pareció girar sobre sí mismo y perdí el equilibrio. Creo que me di contra una mesa... Vi el casco del otro barco allí mismo, vi el ancla que se acercaba, empezaron a romperse cristales, las ventanas estallaron y comenzó a llover cristal, mientras el agua entraba a raudales...

Una experiencia horrible para los jóvenes pasajeros que estaban a bordo. Sus intentos de escapar se vieron obstaculizados por la velocidad a la que volcó inesperadamente el barco, el mobiliario que iba de un lado a otro, la oscuridad, el frío, el agua turbia y, en algunos casos, la ausencia de salidas de emergencia accesibles. Se hizo muy difícil salir al exterior si no tenías la fuerza o la resistencia necesarias. Lo que puso en peligro las posibilidades de sobrevivir de muchos.

El doctor Howard Oakley, experto en superviviencia y en medicina termal, declaró, pasado un tiempo, en relación a la tragedia: «Estar en un sitio que vuelca de repente es una experiencia traumática ante la que cada individuo puede reaccionar de forma diferente, desde el pánico hasta la serena determinación de escapar y sobrevivir [...]. Las respuestas psicológicas al impacto de lo ocurrido seguramente acortaron el tiempo que las víctimas fueron capaces de contener la respiración, lo que a su vez redujo sus posibilidades de escapar de allí con éxito».

Treinta segundos después del choque, el *Marchioness* descansaba en el fondo del Támesis. Catorce barcos ayudaron a rescatar a los supervivientes. Pero los muertos no empezaron a recuperarse hasta pasadas varias horas. Muchos de los fallecidos estaban probablemente atrapados en el barco. Otros debieron salir despedidos por la borda. El Támesis es un río traicionero, profundo y oscuro, con una rica mezcla de corrientes y mareas capaces de esconder cadáveres durante días e incluso semanas. De hecho, el primer cuerpo procedente del *Marchioness* no apareció hasta cinco horas después. Y el Támesis no soltó el último hasta dos semanas más tarde.

Cuando alguien muere en el agua —o cuando se sumerge en el agua a alguien que ha muerto de otro modo— su piel se vuelve opaca y arrugada. Cualquiera que haya pasado más tiempo de la cuenta dándose un baño sabe a qué me refiero. Se lo llama a menudo «manos de lavandera»: el agua macera las gruesas capas de queratina de los dedos, las palmas y las plantas de los pies y hace que la piel parezca muy blanca y arrugada, sea cual sea el origen étnico de la persona fallecida. A los pocos días, si el cuerpo permanece en el agua, esa piel macerada empieza a separarse y, a la larga, se desprende.

Debería añadir, porque será relevante de cara a lo que ocurrió a continuación, que el tiempo que tarda un cuerpo en flotar hacia la superficie depende del gas que contiene el cadáver, hinchado y en proceso de descomposición. Por lo general, las personas obesas flotan antes.

El *Marchioness* se hundió poco antes de las dos de la madrugada del sábado 20 de agosto. Al finalizar aquel día y aunque, junto a un compañero del Guy, había visto y organizado todos los cuerpos, seguía sin tener ni idea de cuánta gente había muerto a bordo. Estaba claro que había muchos supervivientes, lo que hacía que tuviéramos esperanzas de que no llegaran demasiados cuerpos más.

Por ley, el oficial de instrucción es quien está a cargo de esos cuerpos, y el oficial de instrucción de Westminster, Paul Knapman, que estaba de vacaciones en Devon, volvió a Londres y se reunió conmigo y con los agentes de policía de más rango para hablar del procedimiento que iba a seguirse con los fallecidos. Como oficial de instrucción del caso, Knapman necesitaba una identificación positiva de todos los cadáveres, y hablamos de cómo quería él que se hiciera.

En la gestión de catástrofes, el mayor miedo es que haya un error a la hora de identificar un cuerpo. Es terrible para todo el mundo, desde luego, y especialmente si llega el momento en el que la familia empieza a sospechar que ha enterrado el cadáver equivocado. El oficial de instrucción quería, con razón, que empleáramos los métodos de identificación más seguros y precisos que existieran. Ahora tenemos la opción del análisis de ADN pero, por mucho que habláramos de ello en el *pub*, la identificación por ADN no estaba por entonces disponible. Los dos métodos más seguros seguían siendo las huellas dactilares y comparar la dentadura con los registros dentales.

El problema con los registros dentales es que, por supuesto, necesitas el nombre de la persona desaparecida para poder buscar a su dentista, y solo cuando tienes el nombre del dentista puedes solicitar sus registros. Y luego esa petición puede tardar mucho tiempo en hacerse realidad. Sobre todo si esos registros tienen que venir de otros países. Y para entonces ya sabíamos que los invitados a la fiesta del *Marchioness* eran personas adineradas que venían de lugares muy distintos. Aquello sin duda iba a causar problemas y retrasos.

Como consecuencia, se decidió que las huellas dactilares serían el principal método de identificación. Huellas dactilares y registros dentales sería la combinación ideal. Quizá llevara tiempo tener identificados a todos los cadáveres sin asomo de duda, pero el oficial de instrucción decidió que la precisión era más importante que la rapidez. Una decisión sin duda correcta, por más frustración, comprensible, que genere entre los desesperados familiares.

Los que se ven ante la posibilidad de tener que afrontar un duelo tras una catástrofe de grandes dimensiones a menudo no pueden entender por qué no se hace ir a los familiares a la morgue, se los pasea por las hileras de víctimas y se espera a que identifiquen a su ser querido. Muchos miembros de las familias de las víctimas del *Marchioness*, creyendo que no debía de ser tan difícil identificar a alguien, nos dieron a entender, de hecho, que si les dejaban entrar en la morgue no tendrían problemas en localizar a su familiar. Entiendo por qué lo pedían y la lógica que hay detrás, pero es errónea. Y habría sido del todo inhumano permitir algo así.

No es fácil hacer entender que en las catástrofes de grandes dimensiones no puedes fiarte de la identificación visual, sobre todo si la muerte ha sido traumática o el cuerpo ha estado sumergido en el agua. Pero es que, incluso cuando no hay heridas ni signos de descomposición, los muertos a menudo son difíciles de reconocer por parte de aquellos que los conocieron como individuos animados. Sin vida, sin expresión en el rostro, sin movimiento, privados de nuestros yos esenciales, nuestros cuerpos pueden tener un aspecto muy distinto al habitual. Y cuando el muerto ha quedado atrapado en el Támesis durante horas o días, ese es sin duda el caso.

El hecho es que, en una situación de tanto estrés, los familiares, incluso los más inmediatos, es probable que cometan errores. Podrían identificar un cuerpo que no es el del miembro de su familia. O podrían no identificar correctamente un cuerpo que sí es el de su ser querido. Es lo que se conoce como falsos positivos o falsos negativos, y son mucho más frecuentes de lo que podría parecer. Más tarde, a veces mucho más tarde, los familiares que han llevado a cabo la identificación empiezan a pensar que quizá se hayan equivocado. Y cambian de opinión. Eso puede ocurrir mucho después del entierro o de la cremación, cuando ya no existe la posibilidad de identificarlo. A las dificultades de la identificación hay que añadirle además el inmenso trauma emocional de tener que mirar a muchos, muchos cuerpos en la morgue para encontrar el de quien crees que es tu familiar. Pese a toda mi experiencia con la muerte y con los que mueren, sé que no podría caminar por entre hileras de víctimas e identificar de forma fiable a mi propia mujer o hijos o padres.

Debo matizar que ir a ver un cuerpo para identificarlo es muy distinto a verlo una vez que la policía y el forense están seguros de su identidad. Personalmente, creo que cualquier familiar que lo desee tiene derecho a ver el cuerpo de la persona de su familia que ha fallecido. Es cruel negarle —por cualquier motivo— la oportunidad de decirle adiós en persona. Pero la realidad es que los cuerpos pueden presentar heridas, estar descompuestos y oler mal. La reconstrucción ayuda, pero no hace milagros. De modo que a veces conviene hablar durante varias horas, discutir de todo y enseñar primero imágenes del cuerpo, antes de pasar a la sala en la que se encuentra de verdad el cadáver. Y luego puede que sea necesario más tiempo aún antes de que los familiares se atrevan a mirar al cuerpo. Pasar ese tiempo con las familias es crucial. También lo es mostrar delicadeza y compasión. Nada de lo que hagamos debe sumarse al trauma.

Tan poco fiable como la identificación visual es el uso de indicadores «móviles» o movibles, como joyas o carteras. Se consideran solo pistas para identificar a alguien, porque las personas se piden prestadas las joyas y también piden a sus amigos que les guarden la cartera. Y en cuanto a la ropa, deberíamos saber exactamente lo que llevaba la víctima la noche de su muerte, lo que nos obligaría a fiarnos de las descripciones de terceras personas, y ese tipo de descripciones pocas veces son fiables o están disponibles.

Pese a ello, el oficial de instrucción se mostró dispuesto a aceptar la identificación visual y los indicadores móviles, pero solo para aquellos cuerpos recuperados del pecio del *Marchioness*, y solo si no había rastro de descomposición. En el resto de los casos, dejó claro que los indicadores móviles no se considerarían fiables.

El oficial de instrucción concluyó, durante la reunión en la que hablamos del proceso de identificación, que lo esencial era obtener las huellas dactilares de todos los cuerpos. De modo que la policía fue a las casas de los que figuraban en la lista de desaparecidos (a menos que tuvieran ya las huellas dactilares de esa persona en su base de datos) y recogió objetos personales en los que pudieran encontrarse huellas dactilares, para poder compararlas con las que se habían tomado en la morgue.

El problema que teníamos era que se trataba de cuerpos que habían estado en el agua. Era frecuente que presentaran daños, ya fuera por los depredadores acuáticos o por el contacto con rocas, puentes, barcos o cualquier otra construcción subacuática. Los cuerpos hundidos sufren la decoloración y la hinchazón previsibles en una descomposición normal, pero los cambios en la piel se muestran mucho antes. Incluso si se los saca del agua a las pocas horas, las inevitables «manos de lavandera» hacen que sea difícil tomar huellas dactilares, y cuando la piel ha desaparecido por completo de las manos —lo que, de forma más elegante, se conoce como avulsión—, bueno, en ese caso puede ser muy difícil o casi imposible tomar huellas dactilares de las capas más profundas de la piel, la dermis.

De entrada, aquella catástrofe parecía más fácil que Clapham, aunque solo fuera porque los cuerpos no estaban gravemente mutilados. Pero a medida que pasaba el tiempo los cuerpos llegaban en condiciones cada vez peores y la descomposición se convirtió en nuestra némesis.

En este caso, como en aquel, se aplicaba el mismo procedimiento a cada cuerpo. Primero, describíamos en detalle la ropa, las joyas y la apariencia general. Luego yo ayudaba a retirar la ropa y llevaba a cabo un examen externo, y describía los tatuajes, las cicatrices y cualquier otro elemento inusual que pudiera contribuir a la identificación del cuerpo. Los agentes de policía tomaban notas. El cuerpo se fotografiaba y volvía a la cámara frigorífica.

La segunda fase era la autopsia completa, tras la cual los órganos internos volvían a su sitio en la cavidad corporal y el cuerpo se cosía y se adecentaba para que los familiares lo vieran.

Por último, yo elaboraba un informe sobre cada uno de los fallecidos dirigido al oficial de instrucción, en el que determinaba la causa de la muerte: ahogamiento. Si el oficial de instrucción consideraba el informe satisfactorio, especialmente por lo que se refiere al proceso de identificación, abría una investigación judicial y permitía que se dispusiera del cuerpo.

El primer cuerpo apareció flotando en el Támesis el domingo por la mañana, a las siete. No emergió ninguno más aquel día, pero por la tarde sacaron el *Marchioness* del agua y cuando llegué a la comisaría de policía de Wapping los 24 cuerpos que habían aparecido a bordo en aquel cálido día de agosto ya habían sido trasladados al interior. Se los etiquetó antes de llevarlos a la morgue de Westminster.

La morgue depende del ayuntamiento del distrito de Westminster. En aquella época, disponía de seis frigoríficos de almacenamiento, refrigeración para 60 cuerpos y otras seis unidades para cuerpos de dimensiones especiales. Las instalaciones permitían congelar hasta 80 cuerpos.

Fuera cual fuese la temperatura en el exterior, los cuerpos se refrigeraban a 4 grados centígrados. Es una temperatura que ralentiza el proceso de descomposición pero no lo detiene por completo. No congelamos a los cuerpos hasta que no se ha completado la autopsia.

Durante una catástrofe, trabajamos en un mundo en el que la información va cambiando de forma constante, y a menudo nosotros mismos contribuimos a modificarla y luego a modificarla de nuevo. El problema principal para los que lidiaban con las víctimas del *Marchioness* es que nadie sabía exactamente cuánta gente iba a bordo del barco aquel día, ni quiénes eran. De modo que, en menos de dos horas, mientras la operación de rescate seguía en marcha y antes de que el primer cuerpo apareciera en el puente de Vauxhall, se habilitó una centralita para que amigos y familiares facilitaran información que pudiera ayudarnos a identificar a las víctimas. Aquella misma tarde, mientras la morgue de Westminster se preparaba para la llegada de los cuerpos, los familiares de algunos de los que estaban a bordo empezaron a aparecer en las comisarías de policía con fotos de sus seres queridos y descripciones de lo que podrían llevar puesto.

Al finalizar aquel primer día, la policía creía que en el *Marchioness* había 150 personas en el momento de la colisión, de las que 65, incluidas las 24 que habían aparecido en los restos del barco, se consideraban desaparecidas.

Al día siguiente volví a la morgue para iniciar el largo proceso de identificación y las autopsias. Supimos que se había identificado a 87 supervivientes y teníamos 25 cuerpos, por lo que, si los cálculos de la policía sobre el número de personas a bordo eran correctos, todavía tenían que llegar muchos cuerpos más.

Como esperábamos más llegadas, trabajamos con tanta rapidez como la necesidad de hacerlo bien nos lo permitía. Fue una semana muy intensa. Ver tantos cuerpos jóvenes no solo era inusual, sino que resultaba sobrecogedor. Yo era consciente, aunque solo por el rabillo del ojo, del terrible sufrimiento de los padres que temían lo peor y que esperaban noticias. Los cuerpos iban apareciendo en las seis mesas de la sala de autopsias y pasábamos de uno a otro sin descanso, con la sensación de que el mejor servicio que podíamos prestar a los familiares de los fallecidos era hacer nuestro trabajo de la forma más eficiente posible.

A las ocho de la tarde habíamos completado las autopsias de los 25 cuerpos que había en la morgue, de los cuales 13 habían sido identificados del todo. Al día siguiente, el martes 22 de agosto, supimos que la centralita había recibido 4.725 llamadas de familiares preocupados y había reunido más de dos mil documentos sobre las personas que se creía que estaban a bordo. Mientras esperábamos, aparecieron varios cuerpos más en varios puntos del Támesis, río arriba, y también río abajo del lugar del desastre, y la policía ajustó a la baja el número de personas que se estimaba que estaban a bordo del *Marchioness* y lo situó en 136.

Al acabar el día había 30 cadáveres en la morgue y la policía creía que faltaban por aparecer 27 más. Pero para entonces el tiempo de inmersión en el Támesis empezaba a pasar factura en los cuerpos. La piel empapada se desprendía de los dedos y los agentes tenían problemas para tomar huellas con tinta, que era el método habitual. El oficial de instrucción pidió los registros dentales para ayudar a confirmar la identidad de las víctimas que quedaban sin identificar, pero aquello llevaría tiempo y los familiares estaban angustiados y necesitados de noticias. De modo que siguieron los intentos de tomar huellas dactilares, aunque, a medida que pasaban las horas, cada vez eran menos efectivos. Había llegado el momento de recurrir a técnicas especializadas y herramientas más sofisticadas. Herramientas que estaban en un laboratorio de Southwark a cuyas instalaciones no se podía trasladar a los cuerpos.

Lo habitual, cuando se recuperaba un cuerpo del Támesis del que no podían tomarse huellas en la morgue, era cortar las manos, enviarlas al laboratorio de Southwark a que les tomaran las huellas dactilares y luego traerlas de vuelta. Se cosían de nuevo al cuerpo para no alarmar a los familiares, quienes, una vez restaurado el cadáver, era improbable que vieran los puntos. El oficial de instrucción permitió que en aquel caso también se hiciera así, y seguimos el procedimiento. Se cortaron diecisiete pares de manos.

Aquella tarde aparecieron más cuerpos entre Westminster y el puente de Londres y luego otro más, río abajo, más allá de Wapping. Al día siguiente, se encontraron ocho cadáveres más. Uno de ellos, recuperado en el muelle de Cherry Garden, en la orilla sur del río, en Bermondsey, llevaba uniforme y había firmes sospechas de que pudiera ser el capitán del *Marchioness*, Stephen Faldo. Había otro cuerpo en la misma zona y luego cuatro más aparecieron cerca del *HMS Belfast*, no demasiado lejos del puente de Londres. Dos más fueron localizados en la dirección opuesta, río arriba, cerca de Westminster.

Aquello arrojaba un total de 44 cuerpos. Para entonces habíamos identificado positivamente a 24. En general se asumía que todos los cuerpos que aparecían en el río procedían del *Marchioness*, pero era poco probable que fuera así: hay suicidios y otro tipo de muertes en el Támesis casi cada semana, y es algo que debíamos tener en cuenta.

Al día siguiente teníamos ya 48 cuerpos, y, aunque habíamos estado trabajando sin parar, seis seguían esperando a que se les hiciera la autopsia. La policía estaba diciendo ahora que creía que había habido 140 personas a bordo del *Marchioness*: 84 supervivientes y 56 extraviados o desaparecidos. Se habían solicitado los registros dentales de todas las víctimas conocidas; si eran extranjeras, a través de las embajadas correspondientes. Aquella noche, la del miércoles, la centralita dejó de estar operativa, porque dijeron que ya se había recopilado toda la información que era posible reunir sobre los desaparecidos.

Aun así, seguían apareciendo cuerpos y la policía revisó de nuevo la cantidad estimada de personas a bordo. Había, creían, 83 supervivientes y 56 extraviados o desaparecidos. Pero aquel día, por primera vez, se tuvo noticias de una mujer de cincuenta y cuatro años que era la encargada de la discoteca en el barco. Tras aquello se supo que una mujer había saltado al Támesis cerca del *HMS Belfast*; en la orilla había aparecido una bolsa llena de ladrillos. Mientras seguíamos con las autopsias, algunos agentes empezaron a refunfuñar porque la centralita hubiera cerrado cuando había aún tantas preguntas por resolver. Y el jueves por la tarde ocurrió algo que hizo subir de nuevo el cálculo de personas a bordo: un grupo de personas que se había colado en la fiesta se presentó ante la policía y dijo que ellos habían sobrevivido al hundimiento, pero que uno de sus amigos había desaparecido.

Entretanto, de vuelta en la morgue, pedimos al laboratorio que devolviera los diecisiete pares de manos lo antes posible para poder devolvérselos a sus dueños. Y se les hicieron llegar otros ocho pares de manos.

Lo único que quedaba por hacer era esperar. Era el viernes anterior a un lunes festivo de agosto. Fuera de la morgue, todo el mundo se iba de fin de semana para huir del calor de Londres. Nosotros esperábamos que llegaran los registros dentales, la información de las huellas dactilares del laboratorio o incluso más cuerpos: se habían recuperado 50. Tras toda aquella actividad frenética, el silencio de la morgue resultaba casi siniestro.

No llegaron más cadáveres durante aquel fin de semana largo. El miércoles, la policía intentó poner nombre a los que seguían desaparecidos. Uno de ellos era el anfitrión de la fiesta, Antonio Vasconcellos, que celebraba sus veintiséis años. El otro era un joven francés. Y todavía había un cuerpo sin identificar en la morgue, el de un hombre en la veintena: quizá no tenía nada que ver con el *Marchioness*. O puede que fuera el que se había colado en la fiesta, del que aún no sabíamos el nombre.

A finales de aquella semana, 46 de los cincuenta cuerpos de la morgue habían sido identificados del todo y el resto estaban parcialmente identificados, lo que quería decir que necesitábamos más información para que aquella identificación fuera del todo positiva. El único pendiente de identificar era aquel hombre joven. ¿Quién sería? Nadie tenía la menor idea. No encajaba en ninguna de las descripciones.

La víctima llevaba consigo un llavero muy característico, de modo que la policía decidió fotografiarlo y difundir la imagen a través de los medios de comunicación. Teníamos a una persona sin identificar y a dos personas desaparecidas: el chico francés y Antonio Vasconcellos. Por suerte podíamos olvidarnos del que se había colado en la fiesta: había aparecido sano y salvo.

El viernes hubo un avance importante en la identificación del hombre misterioso. Las llaves del llavero característico resultaron abrir la puerta del piso del chico francés. Ya solo faltaba el anfitrión de la fiesta. Aquella noche el cuerpo de un joven apareció río abajo del lugar en el que se había hundido el barco, entre el puente de Londres y Bermondsey, en una zona conocida como el Upper Pool del Támesis. Estábamos bastante seguros de que se trataba de Antonio Vasconcellos, pero después de dos semanas bajo el agua sabíamos que iba a llevar un tiempo conseguir una identificación positiva. Estábamos también seguros de que los demás cuerpos que había en la morgue no tenían nada que ver con el *Marchioness* y la policía estaba convencida de que no había más muertos. El saldo final fue de 51 fallecidos. Había 137 pasajeros a bordo.

Habíamos trabajado sin parar y creí que habíamos brindado un buen servicio a las víctimas y a sus familias. Solo más tarde entendí que, mientras había estado inmerso en mi trabajo en la morgue, habían estado pasando más cosas, dentro y fuera, de lo que yo imaginaba.

Todo el mundo responde con rapidez y sin reservas a una emergencia. Todo el mundo lo hace lo mejor que puede en esos momentos. Por eso, y aunque todo el mundo, al margen de sus buenas intenciones, debe cargar con su parte de responsabilidad, las críticas que se reciben por decisiones que quizá se han tomado bajo una gran presión en medio de una crisis cuestan más de encajar. Los servicios de emergencias, y el seguimiento posterior que se hizo, fueron objeto de críticas muy duras, en los ochenta, tras algunas de las desgracias que he mencionado antes. Son el tipo de críticas que a menudo hace que las cosas cambien. Nunca eso fue tan cierto como tras el hundimiento del *Marchioness*.

Supe luego que, aunque, al principio de todo, algunos familiares pudieron pasar una sala especial de la morgue a identificar a sus seres queridos, a muchos otros se les dijo que no debían, o más bien no podían ver a sus seres queridos, por lo que se había tardado en recuperar el cuerpo y lo avanzado de su estado de descomposición. Pocas veces esos tristes encuentros entre los vivos y los muertos tienen lugar en la morgue: el cuerpo suele trasladarse antes al tanatorio. Pero los trabajadores de los servicios funerarios y los agentes de la policía aseguraron más adelante que les habían dicho que había que disuadir a las familias de ver a los cuerpos y que, incluso si insistían, había que impedírselo.

No sé quién dio esa orden ni por qué. Cuando supe lo que había ocurrido, supuse que había sido consecuencia de un sentido de la compasión inapropiado, que alguien pensó que ver a un hijo o a una hija en estado de descomposición es traumático. Sin duda esa persona no se dio cuenta de que no verlos es aún peor.

Un familiar escribió luego:

> Nadie nos dijo en realidad que teníamos prohibido ver [a nuestra hija], pero se nos disuadió de hacerlo durante todo el proceso... Cuando fui al tanatorio esperando poder verla, el ataúd estaba ya sellado... No fui capaz de quedarme sentado en una habitación con una caja, así que me fui de allí. Creo de verdad que debería haber tenido la oportunidad de estar a solas con ella. [Su madre] vio luego fotografías de [nuestra hija] y, por lo que se puede ver en ellas, no había ningún motivo real por el que no debiéramos verla.

Otra persona escribió:

> El viernes 25 de agosto el delegado del oficial de instrucción nos dijo que el aspecto de nuestro hijo no era de ser humano. El jueves 31 de agosto, una persona de la funeraria

me llamó para decirme que habían pasado a recoger [su cuerpo]. Fui hacia allí de inmediato y pedí que abrieran el ataúd. Quería asegurarme de que la persona a la que habían encontrado era mi hijo. El responsable de la funeraria me dijo que había recibido órdenes de no dejarme ver el cuerpo. Aquello no me gustó nada. No se me dio la oportunidad de verlo, de tocarlo y de decirle adiós. El hombre me dijo que llevaba veinticinco años trabajando en servicios funerarios y que nunca antes le habían dicho que los familiares no podían ver el cuerpo. «Me dijeron que el ataúd estaba sellado y que debía seguir sellado», dijo. Puesto que es la funeraria la que coloca el cuerpo en el ataúd y lo cierra, aquello sin duda era mentira.

Me preocupa aún hoy saber si de verdad es mi hijo al que enterramos. Creo que en el origen de esa preocupación está el hecho de que nunca se me permitió verlo... Hay una preocupación adicional, la de que los cuerpos se mezclaran... [Más adelante] vi fotos del cadáver. Eran mucho menos horribles de lo que había imaginado... No pude evitar sentirme a disgusto con cómo se hicieron las cosas... Llegó a preocuparme tanto la idea de que quizá no era su cuerpo el que habíamos enterrado que intenté que se dictara una orden de exhumación.

Yo no sabía que a los familiares de las víctimas del *Marchioness* se les había impedido ver a sus seres queridos: me pareció una decisión cruel e innecesaria. Pasarían unos cuantos años antes de que nuevas informaciones nos hicieran saber —a los familiares y a los que habíamos trabajado en el caso— una posible razón por la que se decidió que nadie viera los cuerpos y que los ataúdes permanecieran cerrados.

23

Principios de otoño de 1992. Jen ya era médica. Se había licenciado el año anterior y habíamos asistido a la fiesta de celebración en el bar de la Facultad de Medicina, donde yo no había podido evitar sentirme como un anciano. Luego decidí disfrutar de la fiesta. Me sentía ridículamente orgulloso de Jen, pero es posible que no lo demostrara. Y quizá ella me estaba agradecida por el apoyo que le había prestado —los niños, la casa, las facturas—, pero tampoco lo demostraba. Qué difícil era cruzar el abismo que había entre nosotros. Era mucho más fácil ignorarlo, especialmente ahora que ella era residente y trabajaba a todas horas y yo estaba tan ocupado en el Guy.

Aquel día yo, cosa rara, trabajaba desde casa. Los niños estaban en la escuela, Jen en el hospital y la niñera tenía el día libre. Durante el día las calles estaban tranquilas, mucho más que la oficina. La temperatura en el estudio era agradable, y tenía un perro encima de cada pie. Y sobre el escritorio había esparcido las imágenes de un homicidio que no podía sacarme de la cabeza.

Encima de las fotos de la autopsia y de un álbum con fotos de la ropa de la víctima estaban las imágenes de la escena del crimen. Imposible olvidar aquel día gris de julio. La jungla urbana de un gran parque en el sur de Londres.

Un camino oscurecido por la sombra de los árboles, en el que solo los troncos plateados de los abedules proporcionaban algo de claridad. La cinta de POLICÍA, NO PASAR, enrollada de árbol a árbol.

Vi algo blanco en la hierba, entre los árboles, algo que, desde la distancia, podía confundirse con un pañuelo que alguien había tirado al suelo. A medida que me acercaba, el pañuelo se iba haciendo cada vez más grande, y contrastaba cada vez más con el paisaje, hasta que, cuando llegué, flanqueado por dos detectives, a donde estaba, la disonancia entre aquella naturaleza exuberante y el cuerpo humano que yacía, pálido, casi del todo desnudo, bajo las hojas de abedul que centelleaban, era ya llamativa. Era una mujer joven. Acurrucada, a la defensiva. Con múltiples puñaladas. Desnuda de cintura para abajo. Había sido víctima de una agresión sexual.

Esperé a que los fotógrafos de la policía acabaran de hacer su trabajo antes de tomarle la temperatura y recoger unas primeras muestras de semen. Palpé el cuerpo para ver si había empezado el *rigor mortis* y descubrí que solo se había establecido en la mandíbula. Luego examiné la escena y observé las marcas que había en el suelo, mientras los detectives señalaban las manchas de sangre en la hierba y tomaban nota de las hojas aplastadas y las ramas rotas, indicios de que se había producido un forcejeo. Todo aquello llevó muchas horas. Se trasladó al fin el cuerpo a la morgue, donde, bajo la mirada de los mismos detectives de rostro serio, le practiqué la autopsia. Desde la comodidad de mi estudio, recordé aquella larga, larga noche. Empezaba a amanecer cuando acabé de contar y de documentar aquellas cuarenta y nueve puñaladas, y su recorrido a través de los órganos internos que habían penetrado.

Levanté la vista. Se oían las manecillas del reloj en el silencio de la casa. Cogí el informe de la autopsia y volví a leer las conclusiones. Ninguna causa natural había contribuido a la muerte de la víctima. Había fallecido por múltiples heridas de arma blanca infligidas por un cuchillo o cuchillos de unos nueve centímetros de largo y un centímetro y medio de ancho a la altura del mango. Se había resistido y, al hacerlo, una de las puñaladas le había atravesado la mano izquierda. Su muerte no había hecho detener a su agresor. De hecho, una vez muerta la había agredido sexualmente.

El brutal asesinato de Rachel Nickell causó una gran conmoción popular. Era una mujer muy guapa, de veintitrés años, que había ido a pasear con su hijo, casi un bebé, por Wimbledon Common. El impacto del crimen hizo que la opinión pública presionara a la policía para resolverlo, y para resolverlo pronto. Tan grande fue la presión que la Policía Metropolitana decidió utilizar métodos no habituales. Los agentes solicitaron a los psicólogos forenses un perfil del asesino. Y luego me pidieron a mí una reconstrucción del caso.

Desde mi primera reconstrucción de un crimen, la del apuñalamiento en el dormitorio que el detective del caso había desdeñado, yo casi había abandonado la esperanza de contribuir a una investigación policial. Pero, por una vez, en esta ocasión era la policía la que se había dirigido a mí y me había pedido una reconstrucción. En concreto, querían que hiciera una propuesta sobre la secuencia probable de hechos de aquel día, basándome en las pruebas que habían aparecido en la escena del crimen y en lo que había visto en la autopsia.

Yo había asistido hacía poco a una convención de forenses estadounidenses de la que había vuelto entusiasmado. Hacía ya tiempo que sentía que, como profesión, la medicina forense no evolucionaba demasiado: corríamos de un lado a otro haciendo autopsias y hablábamos de ellas en el *pub*, pero aquello no era ninguna evolución, ni para nosotros ni para nuestra profesión. Yo había decidido acudir a convenciones en Estados Unidos para tener una perspectiva diferente de lo que hacíamos, y hacía poco que la había encontrado, cuando había descubierto que a los forenses estadounidenses, en los últimos tiempos, se los animaba a ser un poco más como Simpson, es decir, a participar en las investigaciones.

Me puse a leer mi voluminoso informe sobre la autopsia de Rachel Nickell, con páginas y páginas con los detalles de las heridas. Tres heridas, en el pecho y la espalda, a las que yo había llamado 17, 41 y 42, destacaban de entre el resto. Eran las únicas heridas superficiales en una víctima a la que, por otro lado, habían apuñalado una y otra vez. ¿Quizá aquellas heridas eran las primeras?

Hay un momento, al inicio de la cadena de acontecimientos que desemboca a un homicidio como este, en el que el agresor tiene que acercarse a su víctima lo suficiente y hacerse con el control. Sabemos que hacerse con el control es particularmente importante en la mayoría de los homicidios que tienen un componente sexual. En esos casos, a menudo se encuentran heridas que no son tan profundas como para hacer daño de verdad, pero sí para conseguir que la víctima obedezca a las exigencias del agresor: son «heridas de incitación». ¿Eran la 17, la 41 y la 42 «heridas de incitación»? Había solo una en la espalda de la fallecida —la 17—, mientras que las otras estaban delante, en la parte superior de su pecho. Las contemplé de nuevo. Me pregunté si quizá primero la habría pinchado en la espalda. ¿Se giró ella luego para encarar a su asaltante?

En las fotografías de la escena del crimen, era fácil distinguir donde se había acumulado una mayor cantidad de sangre. No era debajo de los árboles, sino en un lugar donde la hierba era más alta y estaba llena de semillas, como un prado. Estaba a unos cinco metros del lugar donde una mujer, horrorizada, había descubierto el cuerpo, a última hora de la tarde, cuando iba con su hijo pequeño, un carrito y su perro.

La sangre también se había acumulado, aunque menos, en otra zona que estaba mucho más cerca del lugar en el que había aparecido el cadáver de la mujer, junto al abedul en forma de horquilla bajo el que se había localizado el cuerpo. Y, por supuesto, había sangre debajo del cuerpo. Podía suponer, sin temor a equivocarme, que el asalto inicial había tenido lugar en el lugar en el que se había acumulado más sangre, que luego la víctima había sido trasladada junto al árbol y finalmente un metro más allá, hasta su posición final.

No era fácil decidir cuáles eran las heridas concretas, de aquella lista inacabable, que se habían infligido primero, pero las grandes heridas del cuello debió de hacérselas bastante al principio, porque eran de las que habría manado más sangre. Aquello también explicaría por qué la víctima supuestamente no gritó. La había agredido en el cuello y el dolor debió de haber sido considerable. Si aquello no bastó para que no gritara, los daños provocados a los músculos que rodean la laringe seguro que lo hicieron.

Las fotos de la ropa de Rachel Nickell me contaron otra parte de la historia. La camiseta estaba empapada de sangre, como era lógico. Pero los tejanos, alrededor y debajo de la rodilla, tenían barro por la parte delantera. Y estaban salpicados de sangre por detrás. Yo estaba del todo seguro de que aquello solo podía querer decir que en los primeros momentos del ataque, cuando sufrió las heridas iniciales en el cuello, ella estaba de rodillas.

Desde luego, con unas heridas así no habría podido seguir en esa posición mucho tiempo. Debió de desplomarse. Parecía probable que hubiera caído hacia delante y que su agresor la apuñalara luego por la espalda. Dieciocho veces en total.

Cayera como cayese, pero en especial si cayó hacia delante, su cuello debió de sangrar profusamente sobre el suelo. ¿Es por eso por lo que el asesino la trasladó a la segunda área, bajo el árbol? ¿O lo hizo porque para entonces ella ya había muerto? ¿O porque tenía miedo de ser visto fácilmente allí en la hierba?

Las imágenes evidenciaban que había menos sangre debajo del árbol, pero distribuida en una zona más amplia. Probablemente porque había quedado tendida boca abajo. Lo comprobé en las fotografías de la autopsia. Sí, había ramitas en la espalda. Debían de ser del lugar en el que la había apuñalado por delante. Si Rachel Nickell no estaba ya muerta cuando la había trasladado, había muerto muy poco después. Aun así, siguió apuñalando su cuerpo. En concreto, apuñaló el corazón y el hígado *post mortem*. Mostraban perforaciones, pero no habían sangrado.

En ese momento me di cuenta de que no solo había broza en la espalda, sino también en las nalgas. De modo que allí, bajo el árbol, él debía de haberle arrancado los tejanos. Y mientras lo hacía o justo después, arrastró su cuerpo hasta su posición sumisa y final, y la agredió sexualmente.

¿Siguió apuñalándola después? ¿O salió corriendo enseguida?

«En mi opinión, las heridas no pudieron infligirse en una cantidad de tiempo inferior a tres minutos», dije en el informe de la autopsia.

Lo sabía porque, como de costumbre, había recreado los movimientos en casa. Si el asesino había tardado solo tres minutos, sin duda había actuado de forma rápida y furiosa. Y aquello tenía toda la pinta de un ataque frenético. Hasta el oficial de instrucción había empleado la expresión, y los periódicos desde luego tampoco habían hecho nada por evitarla.

Yo había pasado horas analizando las heridas de arma blanca. En algunas se veían las marcas que el mango cuadrado del cuchillo había dejado en la piel al clavarse la hoja hasta el fondo. Y por primera vez había pedido una resonancia magnética de una parte del cuerpo. El resultado mostraba el recorrido exacto de las heridas de arma blanca en el hígado. Toda aquella información me había permitido afirmar con seguridad que ninguno de los posibles cuchillos que me había enseñado la policía había sido el arma del crimen.

Cuando terminé de enumerar la secuencia de los últimos acontecimientos de la vida de Rachel Nickell, una mujer joven cuyo nombre es muy conocido por los motivos más tristes, me sentí exhausto. Cansado del mundo. Miré el reloj. Era casi la hora de ir a buscar a los niños y de sacar a pasear al perro.

Apagué el ordenador, que emitió un leve gemido. Los perros conocían ese sonido y se despertaron al unísono, bostezando y desperezándose. Observaron cómo guardaba bajo llave las fotografías del crimen en mi archivo, donde nadie, y menos aún los niños, podría tropezar con ellas.

Llevar a cabo una reconstrucción que pudiera ayudar a la policía a encontrar al asesino de aquella mujer me producía una gran satisfacción. Estaba a punto de cumplir cuarenta años y aquel era el tipo de aportaciones que siempre había creído que la medicina forense podía hacer a las investigaciones de homicidio.

Los perros meneaban la cola mientras esperaban para salir. Yo no me moví. No tenía ganas de dejar aquel trabajo fascinante y volver al aquí y ahora. Porque había algo que tenía que hacer. Antes de ocuparme de los perros y de los niños.

Levanté a regañadientes el teléfono y marqué uno tras otro los números de un teléfono que había encontrado en las Páginas Amarillas.

—Hola, ¿hablo con la funeraria?

—Sí, señor, ¿en qué puedo ayudarlo?

Mi padre, que estaba en una residencia de Devon, se moría. Tenía un cáncer avanzado y estaba recibiendo cuidados paliativos. Hacía un par de días que me había despedido de él, con tristeza, porque citaciones judiciales y otros compromisos me obligaban a estar de vuelta en Londres. Mi hermana Helen, y luego mi hermano Robert, también habían ido a verlo. Hacía aquella llamada entonces sabiendo que ninguno de nosotros estaría preparado para hacerla cuando llegara el momento.

La persona al otro lado de la línea parecía confusa.

—Disculpe... Creo que no le he entendido bien. ¿Dice que su padre en realidad aún no está muerto?

—Me temo que lo estará pronto, y pensé que valía la pena ir organizando las cosas.

—Ya veo. —¿Era sorpresa o desaprobación lo que oía? Me sentí avergonzado.

—Soy médico forense así que... trabajo con la muerte todo el tiempo y estoy al corriente de... las cuestiones prácticas.

—Ah. —Se habían aceptado mis atenuantes.

Resolvimos todas las formalidades y cuando llamaron para decir que mi padre había muerto quedé liberado de los detalles mundanos y pude permitirme llorar por él. No literalmente, por supuesto. Pero me dejé invadir por el dolor de la pérdida de aquel hombre de gran corazón y al que había querido tanto. Mi padre había sobrevivido de un modo u otro a una larga jubilación en Devon, con Joyce como una presencia incómoda siempre a su lado. Aunque mi vida no había girado en torno a él en ningún momento, su presencia era constante. Lo llamaba cada domingo y él escribía cada quince días. Siempre estaba allí. Salvo que ahora ya no estaba. Sentía que ante mí se abría algo vasto y desconocido. La inmensidad de la muerte, que siempre había conseguido eludir incluso en el trabajo, me engulló por sorpresa.

Pasado un día o dos fui a la residencia de Devon a recoger los formularios que me habían pedido que llevara al registro. El sobre decía: «Confidencial: no abrir».

Ignoré las instrucciones, desde luego. Me pasaba la vida lidiando con los detalles confidenciales de los muertos y aquellos eran los de mi propio padre. Mientras esperaba en el registro abrí el sobre y examiné el contenido sin ningún reparo.

Una mano fría me arrancó el sobre de la mía.

—¿Qué cree que está haciendo?

—Bueno, estaba leyendo el...

—Si sabe leer habrá visto que lo que pone ahí es confidencial. No tenía ningún derecho a abrirlo.

Tras el rapapolvo, la funcionaria y yo entramos en una salita destartalada para proceder con las formalidades. Yo había visto en el interior del sobre que el médico había escrito que la causa de la muerte era un «carcinoma prostático», aunque la letra apresurada del doctor hacía que pareciera decir «carcenoma prostático».

Observé cómo la funcionaria del registro, que persistía en su actitud fría, redactaba trabajosamente el certificado de defunción.

—Disculpe —dije—, carcinoma se escribe en realidad con una i, no con una e...

Me fulminó con la mirada.

—Yo... soy médico forense. Por eso tenía interés en leer el historial de ni padre y... bueno, escribo el término carcinoma bastante a menudo y le puedo asegurar que se escribe con i.

Volvió a dirigirme una mirada poco amistosa.

—El doctor lo ha escrito con e. Mi trabajo es escribir la causa de la muerte exactamente tal como se proporciona. O sea que voy a escribir «carcenoma» porque así es como el doctor ha decidido escribirlo.

De modo que el certificado de defunción de mi padre, que he tenido que enviar a varios sitios en diversas ocasiones, siempre con un escalofrío de profundo malestar, le asignó una causa de la muerta nueva y del todo desconocida llamada carcenoma. A él le habría irritado tanto como a mí. Aunque habría disfrutado de ocupar un lugar único en las estadísticas del Gobierno.

Dos días antes de mi cuarenta cumpleaños, los Shepherd nos reunimos en Devon para un acontecimiento mucho más importante: el entierro de mi padre. Allí estaba Helen, que vivía en el norte de Inglaterra con su familia. Allí estaba Robert, que vivía en Francia con su mujer. Pese a la distancia geográfica, nuestra relación seguía siendo estrecha.

La víspera del funeral celebramos una cena familiar con todos los niños, pero me duele decir que sin Joyce. Espero que lo entendiera. Seguí en contacto con ella hasta el final de su vida y me encargué de que tuviera donde vivir y quien la cuidara. Pero aquella noche no queríamos tener que censurar ninguna historia sobre nuestro padre anterior a su llegada; queríamos sentirnos libres de intercambiar anécdotas sobre aquel hombre maravilloso y sobre su carácter especial. No todas lo dejaban bien, pero él las habría aprobado y habría disfrutado de todas. Nos reímos mucho y bebimos a su salud y fue de verdad un acto de celebración de su vida.

Es todo un logro morir entre la admiración de los tuyos. Mi padre había sido el mayor de muchos hermanos. En su familia no había habido dinero suficiente para estudiar, y quizá tampoco suficiente amor para todos, y él se había propuesto tener todo eso, y que lo tuviera también su familia.

Inmerso en una sensación de pérdida, pero también de armonía y de apoyo entre los Shepherd, regresamos a Londres, con los niños en los asientos de atrás del coche, yo al volante y Jen a mi lado aprovechando para dormir un poco, porque los residentes no pueden perder ninguna oportunidad de recuperar algo de sueño. Otra familia, otra generación.

De hecho, me notaba reticente a dejar Devon y volver al trabajo. El Guy era un lugar bullicioso, estimulante, lleno de rostros amigos, y me encantaba mi trabajo. Pero por desgracia las aguas bajaban algo turbulentas en los últimos tiempos. En primer lugar, mis compañeros se ensañaron conmigo por aceptar llevar a cabo la reconstrucción del asesinato de Rachel Nickell para la policía.

—Eso queda fuera de tu área de especialización —dijeron.

Yo señalé que, en realidad, aquella reconstrucción la había hecho apoyándome del todo en lo que era mi especialidad.

—Y en Estados Unidos la medicina forense está avanzando sin duda en esa dirección —añadí.

Ellos se mostraron muy poco impresionados por la dirección hacia la que estaba avanzando la medicina forense en Estados Unidos. Sacudieron la cabeza.

—Cuando arresten a alguien y la fiscalía utilice tu reconstrucción, el abogado de la defensa irá a por ti en el juicio —dijeron.

Para entonces ya me habían humillado en público como testigo experto las veces suficientes como para saber que aquello era probablemente cierto.

Mi otro motivo de preocupación era el *Marchioness.*

Hacía tres años de la tragedia, pero el hundimiento del barco de recreo seguía saliendo a la superficie una y otra vez. El dolor de los que habían perdido a alguien en el desastre jamás desaparecería del todo, como era lógico. Y ahora ese dolor se estaba convirtiendo en rabia.

Los profesionales que habíamos intervenido en el caso creímos que por nuestra parte no había nada más que decir: algunos aspectos de la operación de rescate y de lo que había venido después habían transcurrido no sin sobresaltos, pero el foco de atención había estado siempre en las causas. Muchos sistemas de seguridad que debieron haber funcionado aquella noche en el Támesis no lo hicieron y en general se creía que el desastre había ocurrido porque ninguno de los dos barcos vio al otro a tiempo, ya que ni uno ni otro tenían un puesto de vigilancia en condiciones. En cualquier caso, y fuera cual fuese la causa, estaba claro que el gigantesco *Bowbelle* había hundido al pequeño *Marchioness*, y se emprendieron acciones legales contra el capitán del *Bowbelle.*

Las familias de las víctimas estaban indignadas porque el capitán había estado bebiendo en exceso la tarde anterior a la catástrofe. Lo hizo mientras esperaba a que la marea cambiara y le permitiera dirigirse con la draga río abajo. Pero los expertos (que no creían que la vieja regla de la Real Fuerza Aérea de dejar pasar ocho horas de pimplar a volar pudiera aplicarse a la náutica) dijeron que, como el capitán se había echado una siesta antes de partir aquella noche, ya había digerido el alcohol. De modo que los cargos que se presentaron contra él fueron por no contar con un puesto de vigilancia apropiado.

El fiscal general del Estado obligó al oficial de instrucción a aplazar las investigaciones judiciales sobre las muertes hasta que el juicio criminal hubiera finalizado, pero el juicio nunca llegó a resolverse. Pese a que el caso pasó por dos jurados distintos, no se consiguió alcanzar un veredicto de culpabilidad del capitán del *Bowbelle*, y una iniciativa posterior de la acusación privada de procesar a los propietarios de la draga tampoco llegó a buen puerto.

Tras el veredicto del *Bowbelle*, o el no veredicto, el oficial de instrucción decidió que no era del interés general reabrir la investigación judicial sobre las muertes, porque para entonces ya se habían examinado a fondo las causas de la colisión y había mejorado en gran medida la seguridad en el Támesis. Pero su decisión no gustó a los familiares: algunos creían que la suya era una opinión sesgada, sobre todo después de que el oficial de instrucción hiciera unos comentarios imprudentes sobre uno de ellos a la prensa, que posteriormente se publicaron. Las familias no solo querían una investigación judicial de principio a fin, sino que querían una investigación oficial. Se les denegaron ambas peticiones y habla mucho a su favor que ni aun así se rindieran. Tenían previsto apelar para que la investigación judicial se reabriera.

No obstante, lo que alimentó su rabia fue el descubrimiento, por esa misma época —y, por desgracia, muchos lo supieron a través de la prensa dominical—, de que se les habían cortado las manos a algunos de los cuerpos para identificarlos. Todavía más traumático fue que por entonces se supo que las manos habían vuelto a la morgue pero, de forma imperdonable, algunas no se habían vuelto a coser a los cuerpos. Y las familias empezaron a sospechar que se les había impedido ver a sus seres queridos antes del funeral no porque los cuerpos estuvieran en un estado avanzado de descomposición, sino porque les faltaban las manos.

Todo el mundo dirigió su ira hacia el forense que estaba a cargo de la operación. Y ese forense era yo. En su lugar yo también habría estado enfadado. Pero fue duro convertirse en el objetivo de tanta rabia. No servía de nada decirle a alguien desconsolado y con el corazón roto que cortar manos era un procedimiento habitual en aquellas circunstancias. No servía de nada explicar que tomarle huellas dactilares a un cuerpo que ha muerto ahogado y que se descompone requiere un tipo de tecnología de laboratorio que no tiene cabida en una morgue. Y era muy tarde para preguntarse si, solo porque ese procedimiento era estándar en aquella época, era en verdad aceptable.

De hecho, ni la decisión de cortarles las manos a algunas de las víctimas ni el propio acto de cortarlas ni el error de no devolverlas a donde estaban eran cosa mía. Pero se ignoraron mis desmentidos y mis protestas se vieron casi como pruebas que me incriminaban. Fotos mías (en las que salía siempre con un aspecto bastante sórdido y con la corbata volando hacia atrás de un modo siniestro) ilustraban artículos acusatorios o de tono malicioso. Los periodistas me llamaban a todas horas del día y de la noche. Muchas veces me esperaban en la puerta. Un plumilla apareció, como por arte de magia, en mi oficina. Me lo encontré sentado ante mi escritorio, con expresión solemne y una libreta abierta que me resultó casi amenazante.

Por lo que se refiere a mis compañeros, los que habían sacudido la cabeza por mi contribución al caso de Rachel

Nickell, la sacudieron también ante mi gestión del caso del *Marchioness*. Me preguntaron si no podía haber evitado que cortaran las manos, sabiendo que, en la mayoría de los casos, había otros métodos de identificación disponibles. Después de todo, ¿no había informado la policía de que les estaban llegando registros dentales a mansalva de todos los lugares del mundo? Sin duda yo tendría que haber impedido la estupidez de que cortaran las manos.

Aun así, mis compañeros admitieron que hablaban pese a no tener ninguna experiencia en catástrofes de grandes dimensiones ni, claro, en ninguna con tantas muertes por inmersión. Y coincidieron en que hablaban con la ventaja de hacerlo *a posteriori*, lo que les hizo reconocer que ellos mismos seguramente no habrían impedido lo que en aquel entonces era una práctica estándar, sobre todo si, como en aquel caso, el oficial de instrucción la había autorizado.

Iain, el jefe del departamento, mantenía un silencio de esfinge sobre la cuestión, como hacía con cualquier caso importante que le molestara haberse perdido. Me vi muy solo ante la furia de la prensa y los familiares del *Marchioness*; una posición difícil por más que simpatizara con aquella furia.

Pam, que podría haberme ofrecido algún tipo de apoyo, hacía un tiempo que había dejado de ser nuestra organizadora en jefe. Cuando ya no lo esperaba, se había enamorado de un viudo y se había volcado en el papel de esposa y madre. Ni siquiera intentó combinar la morgue con el hogar. Vio enseguida que las exigencias de sacar adelante a una familia no dejan ningún hueco para las complejidades derivadas de la intersección entre la medicina forense y los homicidios. Tras la triste despedida, se había reestructurado la plantilla de auxiliares, se había contratado a una persona nueva, en un cargo subalterno, a quien poder iniciar en el turbio mundo de los asesinatos de Londres y la muy capaz Lorraine se había puesto al mando.

Oh, y había una forense nueva.

Un día una mujer alta, rubia y de largas piernas apareció por la oficina. Lucía una falda corta y una sonrisa amable, y parecía que alguien hubiera recortado sus pómulos en cartulina blanca con unas tijeras afiladas. El resto del personal de la morgue apenas tuvo tiempo de levantar la vista de sus mesas antes de que Iain, el macho más alfa en una oficina llena de machos alfa, saltara de su silla y dijera que era para él; sí, como un neandertal, porque en el siglo pasado el sexo masculino estaba mucho menos evolucionado.

Vesna Djurovic, médica forense medio serbia, medio croata, procedía de lo que entonces era Yugoslavia. Era una combinación, entonces inusual, de exquisito glamur y una gran competencia. Había estado trabajando en Belgrado y buscaba trabajo en Londres. En el Guy no solo encontró ese trabajo sino también algo que quizá no esperaba: un marido. Iain ya estaba casado y, por tanto, hubo ciertas maniobras de extrema complejidad como consecuencia, pero, en tanto que el panorama sombrío del homicidio pueda tener una pareja célebre, Vesna y Iain lo fueron al poco tiempo.

Jen y yo nunca habríamos podido ser una pareja así. Con Vesna y Iain juntos, en el departamento de medicina forense se multiplicaron los acontecimientos sociales a los que acudir con acompañantes, pero nosotros estábamos demasiado ocupados para asistir a muchos de ellos. Jen había finalizado sus rotaciones. Tenía turnos de treinta y seis horas, lo que quería decir largos días y noches alternas en el hospital. Por fortuna, aquel patrón horario empezaba a relajarse, porque había comenzado su formación como médico de familia, al tiempo que había descubierto cuál era la especialidad que más le interesaba: la dermatología.

Yo sabía que, en aquella fase de su carrera, Jen necesitaba todo mi apoyo. Yo lo había necesitado también, y ella me lo había prestado. Intentaba devolverle el favor. Que hubiera acabado la carrera era un logro inmenso, sobre todo teniendo en cuenta que no la había empezado hasta pasados los treinta. Seguramente no supe expresar lo suficiente lo orgulloso que me sentía. Aunque espero haberlo expresado de vez en cuando. Es decir, al menos una vez, por Dios santo.

Nuestros caminos apenas se cruzaban y cuando lo hacían solíamos discutir. No parecía que hubiera un mecanismo que pudiera ayudarnos a encontrar el camino de vuelta a un espacio en nuestra relación más seguro y feliz. Sabía que algunas parejas viven reconciliaciones llenas de amor y cariño, pero yo no lo había vivido —sin duda, la amabilidad había estado ausente en la relación de mi padre con mi madrastra—, y no había querido o quizá sabido jugar a aquel juego. Mi pobre mujer no podía más que exasperarse con su atareado y distraído marido.

—¿Por qué no dejas que te quiera? —gritaba Jen—. ¿Por qué estás siempre tan callado?

Fuimos a terapia de pareja. Estuve de acuerdo en hacerlo, pero al mismo tiempo sentía que Jen me estaba llevando a rastras ante el juez.

—Su madre murió cuando tenía nueve años —dijo en tono cómplice. Y la terapeuta asintió, me pareció que también de un modo cómplice. ¿Eran viejas amigas, ellas dos, o eran todas las mujeres del mundo las que formaban parte de una conspiración?

—¿Qué te gustaría que Dick hiciera por ti, Jen? —preguntó la terapeuta.

—¡Que me abrazara y me dijera que me quiere! No es mucho pedir, ¿no?

—¿Y tú, Dick? ¿Qué querrías que Jen hiciera por ti?

Lo pensé. No tardé demasiado.

—La cena —dije.

La terapeuta se recostó en su silla y levantó las cejas.

Las escasas habilidades culinarias de Jen habían sido siempre motivo de risa.

—Que me hiciera y me sirviera algo de comer. Ese sería un acto de amor. Pero estoy siempre tan ocupado cuidando de los demás que no tengo tiempo de recibir y Jen está siempre tan ocupada con su trabajo que no tiene tiempo de dar.

—Dick, entonces, ¿tienes la sensación de que cuidas de todo el mundo?

—No me quejo. Mi padre lo hizo; él me crio. Me gusta ocuparme de los niños y cocinar y estar allí para ellos, me parece lo normal. Es solo que...

Mi padre había hecho todas esas cosas. Pero también tenía aquella rabia. La forma en que estallaba de vez en cuando, sin importar cómo afectara a los que lo rodeaban. Empecé a preguntarme si aquello no sería la infelicidad desbordándose. Mi padre había sido infeliz. Quizá yo también lo era. Por primera vez se me ocurrió que mi matrimonio mejoraría si yo, como él, perdiera a veces el control y dejara que mis emociones afloraran. Pero, en caso de que yo tuviera emociones de ese tipo, estaban enterradas en algún lugar inaccesible. Si ni siquiera podía llorar, ¿cómo iba a estallar?

—¿Sí? —dijo la teraupeuta. Había olvidado que estaba sentado en aquella habitación de Clapham, con sirenas aullando en el exterior y mi mujer y una terapeuta observándome, esperando a que dijera algo—. Cocinas y te encargas de los niños pero es solo... ¿qué?

—Me gustaría que Jen me demostrara que me quiere haciendo cosas, a veces.

No fuimos a muchas sesiones más. No le poníamos suficiente interés, o quizá es que estábamos demasiado ocupados. Nuestros hijos estaban todavía en primaria, eran felices y estaban sanos, y tanto Jen como yo nos esforzábamos mucho por que en nuestro hogar reinara el amor. Había casi siempre ruido, a veces música y a veces risas. Jen y yo teníamos trabajos que nos encantaban y que nos absorbían por completo. Vivíamos bien. Yo me había apuntado al coro de padres y madres de la escuela de los niños y para entonces me había convertido en un cantante estruendoso, desvergonzado y me temo que por lo general desafinado. Los cuatro cantábamos durante todo el camino por la autopista cuando íbamos de vacaciones —arena, piscinas en la roca, montañas y colinas— a la isla de Man, donde nuestros generosos anfitriones nos recibían con afecto. Sin duda nuestras vidas no estaban tan mal.

24

La casi coincidencia entre mi cuarenta cumpleaños y la muerte de mi padre hizo inevitable que empezara a reflexionar sobre el final de mi propia vida. No temía a la muerte, pero no me gustaba demasiado lo que la precedía, la senectud, el proceso preprogramado de envejecer. Para entonces había visto ya tantos cuerpos que estaba más que familiarizado con la senectud, y con la forma en que progresaba, y tenía una idea bien formada acerca del aspecto que debían de tener mis propios órganos vitales.

A los cuarenta, lo sabía bien, sobre la superficie lisa de mis pulmones había pequeños puntitos negros formando líneas y componiendo diseños en forma de árbol. A su manera, serían unas formas bastante bonitas, pero estaban hechas de suciedad: el hollín de la polución de Londres, que por sí solo seguramente ya me aseguraba un cierto grado de enfisema, incluso sin la veintena de cigarrillos que me fumaba al día. Yo no era el único fumador, desde luego. Mis compañeros fumaban y trabajábamos en medio de una perpetua bruma azul. En casa, Jen fumaba. En la isla de Man, sus padres fumaban. En todas partes, nuestros amigos fumaban. En 1992, todos fumábamos, fumábamos en bares y restaurantes, fumábamos en los trenes, en nuestros escritorios y en el autobús. Sabíamos que era malo para nosotros, sabíamos que los cigarrillos contenían más de cuatro mil sustancias, muchas de las cuales eran tóxicas, del cianuro de hidrógeno al cadmio o el benzopireno, pero nos olvidábamos de todo por un solo ingrediente: la nicotina. Hasta aquel momento, habíamos creído que ser jóvenes nos hacía invencibles. Pero yo sabía que tenía que dejar de fumar, y que quizá a cambio tendría diez años más de vida. Aunque la estructura de mis pulmones podría estar dañada ya de forma irreparable, y ese daño, inevitablemente, se incrementaría con el tiempo.

No es fácil para el corazón bombear sangre a través de unos pulmones dañados, y yo esperaba que el lado derecho del mío no estuviera ya agrandado por tener que realizar ese esfuerzo extra. En cuanto al lado izquierdo, yo sabía que, si no aprendía a controlar mi reacción al estrés, mi presión arterial aumentaría y mi ventrículo izquierdo se haría más grueso en un intento de sobrellevarlo. El corazón es un órgano que cabe cómodamente en la palma de una mano. Es pequeño y regular, tiene el tamaño de un puño, y se contrae y se relaja setenta veces por minuto, de día y de noche, año tras año, tres mil millones de veces a lo largo de una vida. Es un amigo leal. Hasta que se detiene. Estaba en mis manos devolver esa lealtad controlando mi dieta, haciendo ejercicio y manteniendo a raya el tabaco y los niveles de estrés. Igual que sabía que tenía que darle un descanso a mi hígado de vez en cuando y tomar menos alcohol, si quería que siguiera reparándose mágicamente a sí mismo.

Buenos propósitos todos ellos. Que olvidaba de inmediato. Un whisky con soda de vez en cuando parecía una buena forma de relajarse y era mucho más fácil encenderse otro cigarrillo que perder el tiempo pensando en las ganas que tenía de fumarme uno, pese a no poder hacerlo. Las dos eran formas de combatir el estrés. Y, visto en perspectiva, habría sido difícil dejarlo aquel año o el siguiente, porque 1993 inauguró un periodo de casos de lo más significativo.

En abril le practiqué una autopsia a un joven negro del sur de Londres al que habían apuñalado. No había en ello nada fuera de lo común: se producían muchos ataques de arma blanca entonces y su muerte se parecía a la de muchos otros. A menudo acababan estando relacionadas con asuntos de bandas o de drogas. En aquellos tiempos no siempre se pensaba en que un ataque pudiera ser racista. La única información que me dieron era que el chico había estado metido en una pelea. No había nada que le indicara a un forense que aquel caso era inusual ni que el nombre del paciente fuera a acabar siendo tan conocido ni que tendría que prestar declaración sobre su muerte en tantas ocasiones.

Stephen Lawrence era un joven brillante y ambicioso de dieciocho años que de ningún modo encajaba con la percepción que el público general tenía de la juventud negra en 1993. De forma justificada o no, que fuera un buen estudiante con un futuro profesional fue vital a la hora de cambiar actitudes y prejuicios. Mientras esperaba con un amigo a que llegara el autobús, un grupo de chicos blancos, que luego supimos que estaba lanzando comentarios racistas, lo apuñaló dos veces. Presentaba una incisión superficial en la barbilla, una herida de arma blanca profunda que le había perforado el pulmón y otra herida en el hombro. Pese a sangrar profusamente, consiguió de algún modo levantarse y correr un centenar de metros con su amigo antes de desplomarse finalmente.

En los meses siguientes la policía me enseñó un total de dieciséis cuchillos, de los que siete podrían haber sido el arma del crimen. Uno de ellos era especialmente probable que lo fuera. En julio me pidieron que prestara declaración de nuevo y manifesté que, en mi opinión, Stephen había estado de pie cuando había recibido la herida cercana a la clavícula derecha pero que probablemente ya estaba cayéndose cuando sufrió la segunda puñalada, en el hombro izquierdo. Pese a que le di muchas vueltas, no fui capaz de decir si su agresor era diestro o zurdo. Afirmar que era una cosa y no otra me habría hecho parecer muy listo, pero las pruebas eran poco consistentes y no quería correr el riesgo de exonerar al agresor.

Hasta ahí el alcance de mi participación en la investigación policial por la muerte de Stephen en aquel momento. No fui consciente entonces de la indiferencia y del racismo que impidieron que aquella investigación saliera adelante. La familia Lawrence, en cambio, sí lo fue. Se dieron cuenta de que eran testigos, pruebas y también sospechosos. Pero no se presentaron cargos.

Cuatro meses después me pidieron que acudiera a presenciar una autopsia que el oficial de instrucción había solicitado realizar a petición de la policía. El examen *post mortem* iba a practicarlo en realidad otro médico forense: mi trabajo era observar, tomar muestras si era necesario y participar en caso de que se me invitara a hacerlo, aunque, a petición del otro forense, me limité a hacer de testigo. Para mí estaba claro que la mujer a la que estábamos examinando había muerto por los efectos adversos en el cerebro de la falta de oxígeno, pero podía haber otras causas de la muerte, sobre las que se esperaba que pudieran opinar varios especialistas, en concreto el cerebro y el corazón, a los que también se había invitado a asistir.

Era evidente que la fallecida se había visto envuelta en una fuerte pelea y que luego le habían puesto a la fuerza un cinturón de transporte, ese cinturón abdominal con esposas a los lados. Tenía cortes y moratones por todas partes, y la habían atado no solo por la cintura sino también por los muslos y los tobillos. ¿Había sufrido, además, un traumatismo craneal? El neuropatólogo respondería a aquella pregunta por mí.

Aquel caso también acabó siendo relevante. Joy Gardner era una mujer jamaicana de cuarenta años que vivía con su hijo de cinco. Es innegable que su visado había expirado y que residía de forma ilegal en el Reino Unido. Su madre y una parte de su familia residían aquí, y podían ayudarla mientras estudiaba, porque no quería regresar a Jamaica.

Una mañana temprano, sin previo aviso, llegaron a su casa agentes de inmigración con órdenes de deportarla. Los acompañaban varios agentes de policía, quizá porque esperaban que opusiera resistencia. Y Joy Gardner se resistió. Debió de pensar que luchaba por su modo de vida. Quizá no imaginaba que luchaba por su vida.

Los agentes, inexpertos y sin la formación adecuada pero decididos a cumplir con las órdenes recibidas, forcejearon con la mujer para ponerle el cinturón de transporte mientras ella luchaba y los mordía, ante la mirada de su hijo pequeño. En respuesta a sus mordiscos, los agentes enrollaron casi cuatro metros de cinta adhesiva quirúrgica —Elastoplast— alrededor de su boca y de su cara. Creyeron, erróneamente, que como no le habían tapado la nariz la mujer no tendría problemas para respirar. Pero eso es un mito. Cubrir la boca puede matar. No se trata solo de poder respirar: se trata de poder respirar lo suficiente. Sobre todo si una pelea ha causado estrés, ha obligado al cuerpo a hacer un esfuerzo físico y ha aumentado de forma considerable la necesidad de oxígeno del organismo. En esas circunstancias, una persona puede no ser capaz de inhalar la cantidad de oxígeno que necesita, que puede ser mucha más de la habitual.

El amordazamiento puede provocar vómitos y, con la boca tapada, el vómito, como es evidente, no puede salir. De modo que se cuela en las vías respiratorias. Y una mordaza puede presionar la lengua, llevándola a la parte trasera de la boca y bloquear el interior de la nariz. Las secreciones, por otro lado, se acumulan en la boca y en la garganta, y eso dificulta todavía más que llegue el aire a los pulmones. Amordazar a una mujer angustiada que llevaba varios minutos forcejeando fue todo lo que hizo falta para provocarle una parada cardíaca.

A Joy Gardner no la estrangularon. No tenía ningún traumatismo craneal provocado por un golpe. No se había tragado su propio vómito. A Joy Gardner la asfixió la mordaza. Aun así, consiguieron reanimarla en la ambulancia. Es decir, reiniciaron su corazón y la llevaron a toda prisa al hospital, donde la conectaron a máquinas que la mantuvieron con vida. Por desgracia, su cerebro habría sufrido daños muy graves por la prolongada falta de oxígeno y murió cuatro días más tarde.

Muchas personas e instituciones se involucraron en el caso —el hospital, la policía, la familia— y como consecuencia hubo tantas autopsias y se analizaron tantas muestras de tejido que las reuniones sobre el caso de Joy Gardner a veces parecían convenciones forenses. Unos de los que tuvieron un papel más importante fueron los neurólogos, porque el primer forense, el que había practicado la autopsia que yo había presenciado, alegó que la mujer había muerto de un traumatismo craneal. Finalmente, el consenso general fue que Joy Gardner había muerto de asfixia por culpa de la mordaza.

Escribí un informe detallado, analizando todas las posibles causas de la muerte, que, como es habitual, tuvo varias versiones y se revisó varias veces. Entretanto, crecía la indignación de las organizaciones de derechos humanos y de otros colectivos. A muchos, sobre todo a los miembros de la comunidad negra, les parecía que los agentes de policía que veían las deportaciones como una tarea con la que había que cumplir a toda costa habían asesinado a Joy Gardner al someterla a una restricción excesiva e imprudente.

Como quizá el lector recuerde, la primera muerte bajo custodia, causada por el modo en que se restringía los movimientos de los detenidos, con la que me había tropezado ya había hecho que sintiera un vago malestar ante el veredicto del oficial de instrucción. Aquel paciente tenía neumonía y rasgo drepanocítico, y se consideró que había muerto de causas naturales, agravadas por la falta de cuidados. Desde aquel día, había tenido serias dudas sobre los métodos que empleaban a veces aquellos que hacen cumplir la ley: era evidente que algunos simplemente no sabían cómo sujetar a los detenidos de forma segura.

Y las inmovilizaciones —de hecho, las muertes por inmovilización— estaban al alza. A Joy Gardner la habían inmovilizado para poder deportarla. Otras muertes se produjeron cuando la policía intentaba arrestar a sospechosos, sobre todo si estos tenían rasgo drepanocítico. Pero la mayoría de las muertes que veíamos por inmovilización se debían a otro factor: al uso cada vez mayor de una droga. Que era, por supuesto, la cocaína.

La cocaína bloquea la absorción de los neurotransmisores y ese bloqueo produce una estimulación continua y placentera: proporciona confianza en uno mismo, euforia y energía. Quienes han consumido cocaína pueden hablar durante horas, responden de forma más intensa a los estímulos físicos —lo que hace que el sexo sea más divertido— y no necesitan comer ni beber demasiado. Por otro lado, la cocaína puede aumentar considerablemente la frecuencia cardíaca y producir agitación y psicosis. De modo que si se considera necesario inmovilizar a alguien que ha consumido cocaína suele ser porque parece estar sufriendo una psicosis descontrolada.

En torno a aquella época examiné a mi primer muerto por cocaína y fue un indicador temprano del consumo al alza de esta droga en el Reino Unido. Detuvieron a un traficante de cocaína (que a su vez era también consumidor) grande y musculoso, justo después de comprar una gran cantidad de la sustancia, y de inmediato empezó a golpear a los dos agentes de policía que lo estaban arrestando. Durante la pelea, uno de ellos rodeó con el brazo el cuello del detenido. El altercado acabó con la muerte del traficante. Pero ¿de qué había muerto en realidad?

Un neuropatólogo de reconocido prestigio confirmó que el traficante no había sufrido ningún traumatismo cerebral durante la lucha, de modo que aquella no había sido la causa de la muerte. Podría haber muerto por asfixia, por el brazo que le pusieron alrededor del cuello, pero el fallecido solo presentaba uno de los tres clásicos signos de asfixia, y no bastaba para determinar que había muerto por ese motivo. Había consumido una gran cantidad de cocaína, pero, según los análisis, estaba por debajo del nivel letal, de modo que seguramente tampoco había muerto de sobredosis.

Al final, propuse una combinación de causas: el estrés que la pelea con la policía había causado a su corazón, junto con el estrés provocado por la cocaína que había consumido. Aunque era un hombre joven, tenía el miocardio inflamado. Es algo que ahora se sabe que les ocurre a los que consumen esta droga y que a veces se denomina «miocarditis por cocaína».

Los cargos contra los dos agentes de policía fueron retirados más adelante. Pero aquel fue otro caso que me dejó con un vago malestar que no pude ignorar. Las maniobras de inmovilización de la policía provocaban demasiadas muertes. Sin duda, los agentes creían estar haciendo su trabajo y desde luego no tenían la menor intención de matar a nadie. Pero la gente moría. Sabía que tenía que hacer algo al respecto, pero todavía no sabía qué.

Seguíamos sin saber si habría algún detenido por la muerte de Joy Gardner cuando todos los titulares anunciaron que habían arrestado a un hombre por el asesinato de Rachel Nickell. A mí no me vino de sorpresa. Sabía de las sospechas de la policía sobre un hombre llamado Colin Stagg. Sabía que, como no tenían pruebas que lo relacionaran con la escena del crimen, le habían tendido una trampa, siguiendo los consejos de un especialista en perfiles psicológicos. Habían grabado conversaciones íntimas de índole sexual entre Stagg y una agente encubierta, con la esperanza de que Stagg reconociera ser el asesino de Nickell. No lo hizo, pero el Ministerio Fiscal consideró que lo que decía en ellas lo incriminaba lo suficiente. Respondí a una serie de preguntas sobre el asesinato que me hicieron los agentes que tenían a Colin Stagg en el punto de mira y mi reconstrucción de los acontecimientos de aquel día en Wimbeldon Common se presentó como prueba de la acusación. Estaba previsto que prestara declaración como testigo en el juicio que iba a celebrarse en un año.

Con el criminal más célebre del Reino Unido al fin, o eso se creía, entre rejas y esperando juicio, me sorprendió que aquel otoño me llamaran para examinar el cuerpo de otra mujer joven que había sido objeto de un ataque aún más cruel que el que había sufrido Rachel Nickell.

Jack el Destripador, que asesinó al menos a cinco mujeres en el este de Londres en 1888, seguía protagonizando películas, fábulas e incontables visitas guiadas cada día por la zona de Whitechapel. Sospecho que al público le fascinan tanto esos crímenes horripilantes porque pasaron hace mucho tiempo. El nombre de Samantha Bisset, y el de su asesino, apenas se conocen. Creo que es porque su asesinato, al estilo de los del Destripador, fue tan espantoso, que la prensa, por una vez, prefirió no castigar a los lectores con aquella información horrible, aún no filtrada por el tamiz del tiempo. Siento la misma reticencia y no daré aquí los detalles de ese homicidio.

No solo mataron y agredieron sexualmente a Samantha, sino también a su hija de cuatro años. La niña apareció arropada en la cama, con sus muñecos, lo que hizo que los agentes de policía al principio tuvieran la esperanza, que pronto tuvieron que abandonar, de que no le hubiera pasado nada y hubiera estado durmiendo durante el asesinato de su madre.

El oficial de instrucción sabía, como muchos otros entonces, de mi interés por los crímenes con arma blanca, y me convocó para practicar una segunda autopsia de los cuerpos de Samantha Bisset y de su hija. Aquel segundo examen *post mortem* no era para la defensa, ya que no se había acusado a nadie del crimen, sino para el oficial de instrucción, para que se pudiera disponer de los cuerpos.

Al piso de Samantha Bisset, la escena del crimen, le había tocado ir a un compañero. De modo que vi la escena solo a través del objetivo del fotógrafo. Podía imaginar el terrible silencio. Cómo la camaradería habitual, el intercambio de bromas, las preguntas sobre nuestras familias o sobre las vacaciones, todos los temas de conversación cotidianos que utilizábamos para recordarnos a nosotros mismos, cuando nos enfrentábamos a un homicidio, lo que era la normalidad, cómo incluso aquello debía de haber sido imposible en una casa en la que alguien había perpetrado semejantes actos de crueldad, semejantes mutilaciones.

Al practicar la autopsia, se me hizo evidente que el asesino había sido, igual que Jack el Destripador, alguien a quien le gustaba guardar trofeos de sus víctimas.

—Si no supiera que ya tenéis a Colin Stagg pensaría que esto lo ha hecho el mismo tipo que asesinó a Nickell —les dije a los agentes de policía que asistían a la autopsia.

El de más rango se encogió de hombros.

—Imposible: tenemos a Stagg y prácticamente lo ha reconocido.

—Los casos no se parecen tanto —señaló su compañero—. A Rachel Nickell no la mutilaron.

—Quizá la habría mutilado si hubiera tenido más tiempo. Quizá quería recrearse en lo que hacía pero estaba en un lugar público y no podía hacerlo sin que lo pillaran. Matar a una mujer despacio en su propia casa probablemente habría sido el siguiente paso para él también.

—Sí, bueno. Stagg está a la sombra y lo estará durante el resto de su vida —dijo el agente. Y pronto podría decirse lo mismo del hombre que había matado a Samantha Bisset. Robert Napper era un mozo de almacén de veintiocho años con un historial de violencia y al que habían diagnosticado una enfermedad mental. La policía había sido alertada de su comportamiento en numerosas ocasiones pero, por algún motivo, quizá por las dificultades de guardar un registro de todo antes de que se extendiera el uso de los ordenadores, nunca había sido procesado. Sus huellas dactilares en el piso de Samantha Bisset lo relacionaban ahora con el crimen.

Tras detenerlo, la policía creyó haber metido entre rejas a dos asesinos despiadados, Stagg y Napper. De modo que cuando, en septiembre de 1994, Colin Stagg salió absuelto, la conmoción fue inmensa.

El caso lo desestimó un juez que dijo que la operación policial no era otra cosa que una trampa y que, como a Stagg lo habían engañado para que hablara con una agente encubierta, nada de que había dicho podía ser admitido como prueba. Yo estaba tan perplejo como todo el mundo: la policía había trabajado con muchos profesionales en el caso y no se me había ocurrido cuestionar su convicción, que era absoluta, de que Colin Stagg había matado a Rachel Nickell.

Colin Stagg salió en libertad, pero fue directo a otro tipo de cárcel. Cada vez que abandonaba su casa sufría un acoso cruel. La policía, la prensa y, sobre todo, el público, seguían convencidos de que Stagg había asesinado a Rachel Nickell, pero de algún modo había quedado libre por un tecnicismo legal. Era una creencia tan extendida que ni siquiera se me ocurrió llamar la atención de nuevo sobre la similitud entre el asesino de Nickell y el de Bisset. Había interiorizado hasta tal punto que el sistema no tiene en cuenta la opinión de los expertos que, pese a mi breve incursión en la reconstrucción criminal, había vuelto a ocupar de nuevo el lugar que me habían asignado.

25

Las familias de los fallecidos en el hundimiento del *Marchioness* habían seguido defendiendo su causa tenazmente durante todos aquellos años. Y acababan de conseguir una victoria. Cuando vieron que sus intentos de convencer al oficial de instrucción de que reabriera la investigación judicial no iban a ningún lado, se habían dirigido al tribunal de apelación, el cual convino que, al negarles una investigación judicial, el oficial de instrucción corría un «riesgo real» de mostrar un sesgo injusto, por más que fuera de forma inconsciente. Como consecuencia, el caso pasó a otro oficial de instrucción y hubo una investigación judicial. Seis años después del desastre, en 1995, el jurado acordó, con nueve votos a favor y uno en contra, que los fallecidos habían sido víctimas de un «homicidio imprudente».

No había nadie a quien culpar de ello, porque los dos intentos anteriores de imputar al capitán del *Bowbelle* habían fracasado, pero el veredicto dio alas a la convicción de los familiares de que debía llevarse a cabo una investigación oficial. Una acción judicial colectiva siguió presionando para que la hubiera. Las autoridades se resistían a la presión que ejercían, porque se habían revisado a fondo los sistemas de seguridad del río como consecuencia del accidente y alegaban que nada iba a ganarse con una investigación oficial.

Pero la acción colectiva no estaba de acuerdo. Aunque seguir con la lucha seguro que les estaba pasando una gran factura emocional, las familias insistieron en que de su sufrimiento se podían extraer aún más enseñanzas y que una investigación oficial era el mejor foro para conseguirlo.

Nadie se había olvidado de las manos desaparecidas de las víctimas y se me seguía haciendo responsable de ello. De modo que, aunque estaba de acuerdo con los motivos que llevaban a las familias a exigir una investigación judicial, también la temía. Porque todo el asunto, incluidas aquellas manos, volvería a salir a la superficie.

La presión desde abajo a unas autoridades que se mostraban intransigentes fue evidente también en otros casos importantes de la época. Las investigaciones por las muertes de Joy Gardner y Stephen Lawrence dos años atrás parecían estar perdiendo fuelle. Aunque había mucha gente que no estaba dispuesta a que eso pasara. En primer lugar los familiares, pero también comunidades enteras dispuestas a movilizar a la opinión pública destapando que, en el caso de Stephen Lawrence, el racismo de la Policía Metropolitana estaba poniendo trabas a la investigación. En el caso de Joy Gardner, su misión era poner en evidencia que no había sido un tribunal quien había decidido exonerar a los agentes implicados.

Al principio aquello no cambió gran cosa en la investigación por el asesinato de Lawrence. En cambio, y para asombro de la Policía Metropolitana, que insistía en que sus hombres solo habían estado haciendo su trabajo, la fiscalía presentó cargos contra tres agentes por el homicidio involuntario de Joy Gardner.

En ese juicio, el fiscal me sometió a un contrainterrogatorio que no olvidaré nunca. Se había filtrado una copia de un primer borrador de mi informe del caso y el fiscal señaló que en la versión final había más de setenta cambios. Me llevó por cada uno de ellos mientras me pedía que justificara cada cambio de palabra, cada coma eliminada y cada punto y coma de más. A mí me pareció que mis pequeñas modificaciones (por ejemplo, cambiar «probablemente» por «posiblemente» o «a toda velocidad» por «rápidamente») no afectaban en nada sustancial al caso, pero mis proclamas de que en cada versión lo que hacía era refinar y clarificar mis palabras cayeron en saco roto. Lo que el fiscal insinuaba era que, como yo trabajaba codo con codo con la policía, los agentes me habían presionado para que les hiciera aparecer menos culpables de la muerte de Gardner.

Nuestro intercambio fue algo así (y lo reproduzco de memoria porque no parece que haya sobrevivido ninguna transcripción):

Fiscal: Vayamos a la página treinta y seis... ¿Por qué cambió usted la palabra «grave» por «moderado», doctor Shepherd? Porque ese es un cambio radical.

Yo: Me pareció, cuando reflexioné sobre la cuestión, una descripción más ajustada.

Fiscal: Pero ¿por qué era más ajustada?

Yo: Bueno, analicé todos los hechos de nuevo con toda mi atención y reconsideré mi opinión.

Fiscal: ¿Está seguro de que esa reconsideración no tiene nada que ver con ninguna nueva información que pudiera haber tenido?

Yo: Tiene que ver solo con mi análisis del caso.

Fiscal: Pero ¿por qué iba a hacer usted un cambio tan enorme sin nuevas informaciones?

Yo: Creí que era más correcto así.

Fiscal: Entonces... ¿está diciendo que usted... cambió de opinión?

Yo: Sí, correcto, cambié de opinión.

Fiscal: ¡Cambió de opinión! ¿La cambió por, por, porque sí?

Entendía que sospechara. Yo trabajaba de forma habitual con agentes de policía y podía parecer lógico que tratara de quedar bien con ellos. Lo cierto es que nadie me había presionado. Ni yo soy de los que intentan quedar bien. Sí, podría haber sido incómodo trabajar con la Policía Metropolitana si mi declaración hubiera sido decisiva para condenar a tres de sus agentes; es el tipo de dilema con el que yo siempre había sabido que un forense se enfrentaba de vez en cuando. Esperaba, si se daba el caso, reaccionar a la presión con valentía y convertir a la verdad en mi mejor aliado.

Para indignación de muchos, los tres agentes fueron absueltos.

En mi opinión, y aunque no puedo aprobar lo que hicieron, está claro que los agentes fueron, de algún modo, víctimas también de lo ocurrido: víctimas de un sistema del todo fallido. No habían recibido ninguna formación ni se les había informado sobre cómo inmovilizar a alguien de forma segura, ni se les había avisado de que sus acciones podían tener consecuencias peligrosas. No conocían los detalles de la deportación de Joy Gardner. Su deber era ejecutar las órdenes de los burócratas que toman decisiones en nombre del pueblo británico. Creían que al restringir los movimientos de Joy Gardner estaban haciendo el trabajo, desagradable, por el que les pagaban. El hecho de que lo hicieran tan mal no era más, creo yo, que un reflejo de las malas prácticas de quienes estaban por encima de ellos.

La muerte de Joy Gardner fue una desgracia, pero sirvió para que muchas cosas cambiaran. Para mí fue la gota que colmó el vaso. Supe de repente lo que tenía que hacer. Me convertí en parte entusiasta, y a veces incluso en el instigador, del movimiento que pedía, desde el propio sistema, que se revisaran los procedimientos de inmovilización y que se formara adecuadamente a cualquiera cuyo trabajo requiriera restringir los movimientos de los demás, sobre todo policías y funcionarios de prisiones y de inmigración.

Es imposible saber cuál será, en último término, el sentido de la vida de cada uno, si es que existe. Me gustaría pensar que, en mi caso, será lo que he contribuido a este cambio en concreto. En parte ha sido cuestión de hacerme pesado, y de dar cursos de formación, organizar conferencias, escribir informes y formar parte de comités. Pero, sobre todo, ha consistido en hacer pedagogía.

A los más críticos con la policía quizá les sorprenda saber que la mayoría de los oficiales se mostraron extremadamente dispuestos a aprender métodos de inmovilización más seguros y humanitarios. Ellos más que nadie sabían que no eran solo las familias y los amigos de las víctimas quienes sufrían las consecuencias de lo que podía ocurrir en unos pocos minutos: también las vidas y las carreras de los agentes podían cambiar radicalmente. Aun así, pasaron muchos años antes de que todas y cada una de las organizaciones que, por ley, pueden restringir los movimientos de alguien, desde la Agencia de Fronteras a la Junta de Justicia de Menores, suscribieron el conjunto de principios para una contención segura que conseguimos que se implantara en los cursos de formación de la Policía Metropolitana tras el caso de Joy Gardner.

Me convertí en miembro del comité asesor independiente de la Junta Ministerial de Muertes bajo Custodia. Es un organismo auspiciado tanto por el Ministerio de Salud y Justicia como por el de Interior. ¿Suena a enredo burocrático? No lo es. Solo el necesario para asegurar que las pautas que redacté fueran aprobadas y se acataran.

Las pautas reconocen que la inmovilización puede tener un efecto psicológico considerable en todos los implicados, incluidos los que lo presencian. Se establece el principio de que la restricción de movimientos debe utilizarse solo cuando es una respuesta necesaria, justificable y proporcionada ante lo que se percibe como una amenaza. Y se reconoce la posibilidad de que una maniobra de contención mal aplicada pueda llevar a la muerte. De modo que solo deben emplearse técnicas aprobadas y solo deben aplicarlas personas con la formación y la autorización adecuadas.

Cuando el incidente está en marcha, es esencial saber quién está al mando. Me gusta pensar que las pautas reflejan mi experiencia como piloto. Cuando en un avión hay dos pilotos, solo uno está al mando y, cuando el mando pasa de uno a otro, ambos deben decirlo en voz alta.

Piloto 1: Yo estoy al mando.
Piloto 2: Tú estás al mando.

Es un hábito que hace que no haya malentendidos en una situación de crisis. Se me ocurrió trasladar esa práctica de la aviación a una situación de inmovilización. En un caso así, la persona responsable de la cabeza, el cuello y la respiración del detenido es la persona que está al mando. No importa si es el agente de menos rango de todos los que están presentes: esa persona tiene que tomar el mando diciendo: «Yo ahora estoy al mando de este incidente». Los demás tienen que confirmarlo diciendo: «Ahora tú estás al mando de este incidente». Lo crucial es que tener el mando te concede la autoridad de ordenar una liberación inmediata y que te obedezcan.

Hay otros aspectos, por supuesto, que tienen que ver con el seguimiento médico, con grabar la actuación, con guardar un registro y con dar parte de lo ocurrido. Pero el objetivo general es convertir la melé de una detención con uso de la fuerza en algo que se lleva a cabo solo cuando es necesario, y de un modo bien gestionado y seguro. El resultado, según tengo entendido, ha sido una drástica reducción del nombre de muertes por inmovilización de los cuerpos y fuerzas de seguridad. De hecho, ahora es mucho más peligroso ser detenido por otro ciudadano o por el personal de seguridad de un local nocturno.

Tras la absolución de los agentes del caso de Joy Gardner, hubo voces que pidieron una investigación oficial. Aunque se toparon con una firme resistencia. Por lo que se refiere al caso de Stephen Lawrence, era evidente que los policías que lo investigaban tenían algunos nombres y también sospechas. Aun así, no se presentaron cargos, de modo que los padres y amigos de Stephen empezaron a luchar, de forma heroica y digna, por que se hiciera justicia, y siguieron adelante con su propio proceso civil contra tres de los cinco supuestos asesinos.

A mí me llamaron a declarar como testigo de ese juicio. Michael Mansfield representaba a la familia en el poco habitual papel, en él, de abogado de la acusación particular. Pero todo fue en vano. El mundo vio cómo el proceso judicial se venía abajo casi antes de empezar por falta de pruebas que el juez considerara admisibles. Y lo que es peor: la ley de la doble inculpación de aquella época hacía que los tres hombres juzgados no pudieran ser procesados de nuevo por el mismo crimen. Parecía que la familia Lawrence veía desaparecer cualquier posibilidad de que se hiciera justicia.

Ellos, no obstante, se negaron a aceptarlo. Exigieron que se llevara a cabo una investigación judicial. La opinión pública parecía estar de su parte. A muchos les había sorprendido la absolución de los agentes involucrados en el caso de Joy Gardner. Ahora esas mismas personas empezaban a creer que las pesquisas por la muerte de Stephen se habían visto frenadas por el mismo tipo de racismo que había provocado su muerte e incluso empezó a parecer posible que se abriera una investigación oficial, un procedimiento de una escala mucho más grande y con un poder legal mayor que la investigación judicial de un oficial de instrucción, y que solo se pone en marcha a instancias de un ministro.

La paciencia y la perseverancia de la familia Lawrence hicieron que por fin se abriera una investigación judicial. Se llamó a declarar a los cinco sospechosos. Comparecieron, pero se negaron —y en una investigación judicial tienen derecho a hacerlo— a contestar a las preguntas. El oficial de instrucción, que por ley no puede señalar culpables, se veía impotente ante su tosco silencio. Aun así, el jurado encontró la forma de burlar el sistema y, de forma astuta, concluyó, en febrero de 1997, que Stephen Lawrence había sido víctima de un «homicidio imprudente, en un ataque racista, sin ningún tipo de provocación previa, cometido por cinco jóvenes blancos». Solo les faltaba añadir «que están sentados ahí mismo». Y eso es más o menos lo que hizo el *Daily Mail* al publicar los nombres y las fotos de los cinco jóvenes, y al invitarles a poner una demanda si la acusación no era cierta.

El escarnio público ante la incapacidad de procesar judicialmente a los atacantes de Stephen llegó a tal extremo que al fin empezó a parecer que podrían reunirse de verdad las condiciones para que se abriera una investigación oficial sobre los errores de la Policía Metropolitana. A mí no podía hacerme más feliz esa marea de cambio que obligaba a revaluar la cultura oficial y la policial. No se me había pasado por alto que muchas de las muertes bajo custodia o por inmovilización con las que me había topado eran muertes de personas negras y, dicho sin ambages, la mayor vulnerabilidad potencial de algunos individuos a causa del rasgo drepanocítico no era suficiente para explicar esa disparidad. Sabía que era necesario un cambio, pero no podía imaginar cómo se produciría. No podía imaginar, cuando examinaba el cuerpo de Stephen Lawrence, que justo esas heridas de arma blanca serían, a lo largo de los siguientes veinte años, el factor que lo desencadenaría.

26

Tras ocho años en el Guy, empezaba a tener ganas de cambiar de aires. Estar bajo el ala de Iain West había resultado ser una experiencia más asfixiante que pedagógica y, aunque nos llevábamos bien, no había cumplido con sus muchas promesas de ascenderme. Solicité al decano de la Facultad de Medicina, a espaldas de Iain, pasar a ser profesor titular y se me concedió de inmediato. Pero Iain no quería que yo, o quizá que nadie, se convirtiera en su sucesor. En cuanto a la posibilidad de jubilarse antes de tiempo para sumergirse de pleno en la vida campestre, a la caza, a la pesca y al tiro, bueno, Iain dejó claro que aquello no formaba parte ni de un futuro lejano.

Empecé a preguntar con discreción por otras vacantes y entretanto seguí con mi trabajo. Para entonces, a punto de llegar a la mitad de la década de los noventa, mis hijos estaban ya en secundaria y de vez en cuando podía ver en sus jóvenes rostros un atisbo de los adultos que serían, más que de los niños pequeños que habían sido. Siempre había sido duro practicar autopsias a menores de la misma edad que los míos: aquellos eran probablemente los únicos casos en los que mi mano titubeaba —momentáneamente— al acercarse a un cuerpo. Y, ahora que estaban creciendo, parecía que cada vez había más casos con niños involucrados.

¿Los había estado evitando hasta entonces? ¿O de verdad iban en aumento?

Un día me llamaron para que examinara a un bebé de diez meses que había muerto en brazos de su madre. Me pareció que estaba bien alimentado y que tenía un buen peso. Se notaba que habían intentado reanimarlo, pero no había otras marcas en el cuerpo y sin duda ningún rastro de violencia o de traumatismo. El examen interno fue igual de poco revelador: no había ninguna anomalía.

Faltaban los resultados de los análisis toxicológicos, de virus y de bacterias, pero supe que si todo estaba bien tendría que dictaminar que la causa de la muerte era el síndrome de muerte súbita del lactante. A la policía no le gustó que yo estuviera pensando en el SMSL y no tardó en hacerme llegar un legajo de antecedentes del caso. Ah. Ahora el caso tenía un contexto, y lo que ponía allí parecía cambiar las cosas.

Los agentes acudieron al piso de la madre después de que esta llamara al teléfono de emergencias. La mujer, que tenía veintidós años, había recibido amenazas de muerte del padre del bebé y como resultado vivía sola. Aquellas amenazas —pero también la afición a la bebida de la madre— habían llevado al bebé, de diez meses, a ingresar en el registro de menores en situación de riesgo. Para protegerlos del padre, en la casa se había instalado una alarma antiataques.

Cuando la madre llamó al teléfono de emergencias, sobre las 21 horas, parecía estar bebida y habló de una «muerte en la familia». La alarma antiataques se disparó también, pero solo cuando los agentes ya se dirigían hacia el piso.

Había cierta preocupación, porque, solo un mes antes, la mujer había sido condenada por estar ebria mientras estaba a cargo de su hijo. Es un tipo de infracción que conlleva una multa y que pocas veces se castiga con privación de libertad: lo que pretende conseguir es que las madres se sientan tan avergonzadas que dejen de beber, y sirve también para que los servicios sociales sepan que existe una posible situación de negligencia o abuso.

Al llegar, no más de siete minutos después de que la joven telefoneara, los agentes llamaron al timbre. Nadie acudió a la puerta. Miraron a través de la ranura del buzón y pudieron ver a la madre paseándose de un lado a otro del recibidor con el bebé en brazos.

No parecía asustada y no había ninguna amenaza a la vista, de modo que optaron por no entrar a la fuerza. Con buenas palabras, la convencieron para que abriera la puerta, algo que hizo no sin dificultades, porque estaba muy borracha. Cuando al fin los agentes pudieron entrar, vieron que el bebé que la mujer acunaba estaba muerto.

Se intentó reanimarlo de todas las formas posibles. La madre estaba enfadada, agresiva y, por supuesto, alterada. Un par de horas después finalmente se le tomó una muestra de sangre y a partir de ahí fue posible extrapolar su nivel de alcohol en sangre en el momento en el que se cree que murió el niño, es decir, cuando marcó el número de emergencias. El nivel era de 255 miligramos por 100 mililitros de sangre. En Inglaterra y Gales es ilegal conducir por encima de los 80 miligramos (en Escocia son 50 miligramos), y, para alguien menos acostumbrado a beber, 255 miligramos por 100 mililitros posiblemente sería una dosis letal. De lo que se puede deducir que, aunque era evidente que la joven estaba acostumbrada al alcohol, en aquel momento estaba muy bebida.

En la muestra de sangre no había rastros de drogas. Aun así, la madre estaba tan borracha que fue incapaz de explicar si el bebé había muerto en sus brazos o en su cuna o en el sofá o en la cama. Y no supo decir dónde estaba ella en ese momento.

Puede que, llegados a este punto, el lector ya no sienta tanta compasión por la desconsolada madre. Puede que yo hubiera dejado también de sentirla. Pedí que al bebé se le hicieran pruebas de alcohol y drogas. Por aquel entonces empezábamos a comprobar que algunos padres que bebían o tomaban drogas les administraban las mismas sustancias que ellos tomaban a sus hijos, para que les dejaran emborracharse o drogarse en paz. Y a veces les administraban una dosis fatal. Pero cuando llegó el análisis toxicológico se hizo evidente que aquella no era la causa de la muerte del bebé.

En las enfermedades hay modas, como en casi todo. Su popularidad viene y va en función de nuestras percepciones. El síndrome de la muerte súbita del lactante, por el que bebés que parecen sanos mueren sin una causa aparente, se abrió paso en la conciencia colectiva durante las décadas de los setenta y los ochenta, y a principios de la de los noventa se había convertido en una realidad estadísticamente significativa, con un pico de dos muertes de cada mil niños nacidos vivos.

El SMSL era un diagnóstico que muchos forenses vieron con buenos ojos. Parecía explicar lo inexplicable y absolvía a los padres o cuidadores de toda culpa. El SMSL viene a decir que el bebé no murió por causas no naturales, lo que equivale a decir que murió por causas naturales. Pero no todo el mundo lo aceptaba por igual: había algunos agentes de policía y oficiales de instrucción —sobre todo los que no tenían formación médica— que se mostraban escépticos.

En aquel caso, la policía sospechaba que la madre tenía que haber contribuido de algún modo a la muerte del bebé.

Dadas las circunstancias, era razonable verlo así, salvo porque no había ninguna evidencia que lo apoyara. De modo que, tras haber eliminado cualquier otra posible causa de la muerte, solo me quedaba el SMSL. Hubo muchos cambios en mi vida inmediatamente después de aquello. Y cuando solo un año después tuve que revisar la causa de aquella muerte no pude evitar que me sorprendiera.

Aquel fue, de hecho, mi último caso en el Guy. Me había enterado de que el doctor Rufus Crompton, que trabajaba en mi *alma mater*, el Hospital de St George, en Tooting, estaba a punto de jubilarse. Lo había tenido de profesor y había sido mi mentor, y dirigía un departamento del cual era el único miembro. Tener la oportunidad de sustituirle era algo que me entusiasmaba. El St George planeaba ampliar el departamento y, si el puesto era para mí, podría expandirlo de acuerdo con las líneas de gestión que yo siempre le estaba sugiriendo a Iain, y que él ignoraba por completo.

Un día gris le pregunté a Lorraine si Iain tendría un momento para mí y luego entré, un poco nervioso, a su oficina. Era una estancia grande, en la que reinaba el mayor de los caos. Montones de historiales y otros documentos se apilaban en precario equilibrio sobre el escritorio, en los estantes, en el suelo y en la mesa enorme que había en el centro de la habitación, en torno a la cual nos reuníamos. Cuando se convocaba una reunión, Lorraine trasladaba todas las pilas de papel de la mesa a algún rincón del suelo y sacaba de allí los ceniceros rebosantes y los viejos paquetes de cigarrillos. Nada más acabar la reunión, la acumulación empezaba de nuevo. A juzgar por el desorden que había en la superficie de la mesa, calculé que hacía más de una semana de la última reunión.

Iain estaba sentado ante su escritorio y no volvió de inmediato sus enormes carrillos hacia mí. Quizá no era el mejor momento de abordarlo, porque sabía que estaba cansado. El día anterior había estado gritando, lo que significaba que, aunque pareciera estar enfadado con alguien, en realidad estaba enfadado consigo mismo, por lo general porque había fallado en algo. Aunque por supuesto le echó la culpa a Lorraine, por no recordarle que tuviera aquel informe a tiempo. El informe casi seguro que se lo había tragado el remolino de historiales que había en el suelo de la oficina, pero el tribunal, impertérrito, le había ordenado que lo presentara como máximo al día siguiente por la mañana. De modo que Lorraine y él habían estado en la oficina hasta muy tarde la noche anterior, él dictando y ella tecleándolo directamente en el ordenador en lugar de en su libreta de taquigrafía.

Ahora estaba sentado con un cigarrillo mentolado entre los dedos. Otro ardía, olvidado, en un cenicero que había junto a su microscopio. Y un tercero descansaba, con el humo saliendo en espirales, a un lado de la oficina, cerca de la pantalla parpadeante de su enorme ordenador de escritorio.

—Iain —dije—, seguramente habrás oído que Rufus Crompton se jubila...

Levantó las cejas. Rufus, Iain y yo siempre habíamos sabido que yo un día podría querer volver al St George.

—Quiero solicitar su plaza —añadí.

Se encendió otro cigarrillo con la colilla del que se acababa de fumar, miró a su alrededor en busca de un cenicero, o de uno que no estuviera ya lleno, fracasó en el intento de encontrar semejante cosa y apagó la colilla en el paquete.

—Imagino que necesitarás una referencia —dijo.

Fumaba con más furia aún de la habitual, pero no traicionó lo que sentía de ninguna otra manera. Estuvo cordial y me deseó suerte en mi candidatura, y acordamos que, si los dos acabábamos dirigiendo un departamento, no seríamos rivales sino que cooperaríamos siempre el uno con el otro. Aunque no creo que ninguno de los dos lo dijera en serio. Ya éramos rivales allí, y ahora que íbamos a tener la misma categoría en hospitales distintos era poco probable que aquello fuera a cambiar.

Dejar el siempre bullicioso Guy, con su célebre jefe de departamento y su plétora de casos fascinantes, y zambullirme en lo desconocido daba miedo. Aquel verano, mientras aterrizaba en el St George y ponía en marcha el nuevo departamento, estuve un tiempo alejado de la sala de autopsias. Era importante que la policía nos conociera y acudiera a nosotros, por lo que, por más que fuera un trabajo tedioso, tenía que montar una estructura financiera y de gestión sólida.

Tras unos cuantos meses así, me sorprendí echando de menos la morgue, el lugar donde podía poner en práctica las habilidades que había perfeccionado durante tantos años. Cuando un amigo forense de la costa sur se fue de vacaciones acepté hacer en su ausencia las autopsias de rutina que pudiera solicitarle el oficial de instrucción. Las vacaciones escolares habían empezado. Anna y Chris eran ya adolescentes. Anna aún tenía clases, pero Chris acababa de terminar los exámenes de final de secundaria y no tenía mucho que hacer, de modo que le pregunté si quería venir conmigo. Si me esperaba fuera mientras yo hacía unas pocas autopsias rápidas —no eran homicidios, sino muertes naturales, repentinas, cuyas causas había que determinar—, luego podríamos dar un largo paseo por las cimas de los acantilados. Chris era un chico tranquilo, siempre dispuesto a todo, y le pareció bien esperarme en el coche leyendo mientras yo iba a la morgue a trabajar.

Me puse la ropa de trabajo. El personal de la morgue había colocado los cuerpos en las mesas y los había preparado para mí: en aquellos tiempos eso significaba que los cuerpos ya estaban abiertos, se había extraído la caja torácica y el cráneo estaba también abierto.

Hablando de temas intrascendentes, como solía hacerse, con el delegado del oficial de instrucción mencioné que mi hijo me estaba esperando en el coche, leyendo.

Se hizo evidente que el delegado del oficial de instrucción consideraba aquello casi una negligencia.

—Lo traeré a la oficina, estará más cómodo allí —se ofreció—. Podrá tomarse una taza de té.

Tenía frente a mí un cuerpo abierto y mi PM40 en la mano cuando por el rabillo del ojo vi a Chris atravesar la sala de autopsias, acompañado del delegado del oficial de instrucción. No parecía demasiado afectado. De mí, en cambio, no podría decirse lo mismo. Quise gritar: «¡Sacadlo de aquí!».

Pero sabía que aquello haría que la experiencia de estar en la morgue fuera aún más traumática para un adolescente desprevenido, de modo que, con un gran esfuerzo de voluntad, le guiñé un ojo desde detrás de mi pantalla protectora y le saludé jovialmente con la PM40. A decir verdad, me sentí desenmascarado. Durante todos aquellos años yo había protegido a mis hijos de la realidad de mi trabajo, sin mentirles tampoco ni hacerles creer lo que no era. Y ahora Chris se había visto expuesto sin querer a todo aquello.

Durante nuestro paseo por la cima de los acantilados, padre e hijo mascullamos unas pocas palabras sobre lo ocurrido.

—Emm... ¿Qué piensas de lo que has visto en la morgue?

—No ha sido para tanto —dijo—. Pero el delegado del oficial de instrucción era un imbécil.

El tema sobre el que habían discrepado Chris y él (fútbol, creo) había sido más memorable para Chris que lo que había visto y oído en la sala de autopsias. Anna y Chris, de hecho, habían venido alguna vez a la morgue conmigo, y estaban familiarizados con los olores y los ruidos y la idea general de lo que se hacía allí. Si la sala de duelo estaba vacía se desparramaban sobre las sillas y hacían los deberes junto al acuario mientras los trabajadores de la morgue, solícitos, los atiborraban de té y galletas. En realidad, nunca me habían preguntado qué hacía yo allí dentro, lejos de la vista de todos.

Sí que esperaba, aunque no lo verbalicé, que Chris no dijera nada en casa sobre su expedición por la sala de autopsias. De modo que por supuesto se lo contó a Anna.

—¿Puedo ir yo a una autopsia? —preguntó—. No es justo que Chris haya estado y yo no.

—No creo que pueda decirse que haya estado en una autopsia... —dije.

Para aquel entonces Jen ya había oído lo que decíamos.

—¿Que has visto qué? —le preguntó a Chris mientras me lanzaba una mirada acusadora.

—Tengo que acostumbrarme a ese tipo de cosas si quiero ser veterinario —dijo Chris valerosamente—. Voy a tener que cortar cosas muertas todo el rato.

—Bueno, yo seré veterinaria también —dijo Anna—. O médica.

La nuestra era una casa de médicos, y se hablaba a menudo, y muchas veces de forma muy franca, de accidentes y de los casos que llevábamos, aunque yo seguía escondiendo las fotos. Si les preguntaban a qué se dedicaban sus padres, mis hijos seguían respondiendo: «Son médicos». Si alguien insistía un poco más, decían: «Mi padre corta cadáveres en pedazos». Lo que por lo general evitaba que hubiera más preguntas. Pero a menudo era mucho más fácil explicar que su madre era una médica de familia que se estaba especializando en dermatología que decir que su padre era médico forense.

En pocos años, Chris y Anna se irían a la universidad. Costaba pensar en ellos como en personas independientes llevando vidas independientes. Costaba imaginar que ya no me necesitarían. Estaba decidido, pese a las exigencias de mi nuevo trabajo, a pasar tanto tiempo con ellos como fuera posible antes de verlos marchar.

27

En cuanto el departamento estuvo en marcha, volví a la morgue, en lo que fue el pistoletazo de salida de un periodo intenso y productivo. Se incorporaron nuevos miembros al equipo: Rob Chapman, un amigo y excelente forense del Guy, y dos secretarias, Rhiannon Layne y Kathy Paylor. También dos doctoras, Debbie Rogers y Margaret Stark, especialistas en medicina legal, que se ocuparían de examinar a cualquier persona relacionada con el crimen que siguiera con vida y también de prestar atención médica a las personas detenidas o que habían ido a parar a la celda de una comisaría. Aquellas fueron las dos primeras plazas de especialista en medicina legal del Reino Unido, un gran activo para nuestro incipiente departamento. Asimismo, teníamos a un forense en prácticas. Muy pronto se nos conoció dentro y fuera del país, y eso hizo que tuviésemos mucho trabajo casi desde el principio.

Ser el jefe me dio la oportunidad de, hasta cierto punto, escoger a quién examinaba. Los casos que me habría gustado poder endosar a mis compañeros pertenecían a la misma categoría que mi último caso en el Guy: la de los bebés. Pero sabía que no habría sido justo. Porque estaban cambiando muchas cosas en la medicina forense en relación con la muerte infantil y era por los cambios en la actitud de la sociedad en relación a los niños. Era consciente de que en aquel momento probablemente habría dictaminado una causa de la muerte distinta para el hijo de aquella madre alcohólica.

A partir de los primeros años de la década de los noventa, el número de muertes por SMSL —o diagnosticadas como SMSL— descendió de forma notable, y las cifras han mantenido la tendencia a la baja desde entonces (las estadísticas más recientes nos dicen que el SMSL es la causa de solo 0,27 muertes de cada mil niños nacidos vivos).

La mejoría tuvo que ver en gran parte con una campaña a escala mundial (en el Reino Unido se llamó «Boca arriba a dormir») que convenció a los padres de dejar de colocar a sus hijos boca abajo en la cuna, lo que se había descubierto que era un factor de riesgo importante. Otros factores de riesgo eran la presencia de adultos fumadores en la casa, que un adulto durmiera en el sofá o en la cama con el bebé (lo que podía tener como consecuencia que se produjera una «superposición», es decir, rodar sobre la criatura), que los padres abusaran del alcohol y de otras sustancias, que el bebé estuviera cubierto por demasiada ropa de cama o que la temperatura de la habitación fuera elevada. Con todos esos indicadores y un programa de educación para padres y madres, los números cayeron.

Los números cayeron también porque cambió la percepción que se tenía del SMSL y, como consecuencia, los fundamentos de su diagnóstico. Empezó a decirse que el síndrome era un «cajón de sastre diagnóstico» y se endurecieron las directrices que debían seguir los forenses. Querían que, antes de diagnosticar SMSL, examináramos con mucha atención primero lo ocurrido —tanto el historial médico del bebé como el relato de los acontecimientos de la persona con la que estaba—, luego la escena en sí misma y finalmente el estado del cuerpo del niño fallecido. El SMSL no tenía una manifestación clínica. Se trataba en realidad de confirmar la ausencia de cualquier otra posible causa de la muerte.

¿Y por qué, en resumidas cuentas, se endurecían las directrices y se decía que el SMSL era un «cajón de sastre diagnóstico»? Simplemente porque muchos forenses no seguían los criterios que se habían establecido y utilizaban el diagnóstico de SMSL para cualquier muerte que no podían explicar, lo que hacía que a menudo ni la policía ni los forenses investigaran esas muertes tanto como lo habrían hecho con otro dictamen. El SMSL se había convertido hasta tal punto en un diagnóstico comodín que habían surgido sospechas desagradables. ¿Y si alguna de las muertes atribuidas al SMSL se había debido a actos de adultos, y no a actos de Dios?

Esas sospechas incómodas tenían su origen en el trabajo pionero de protección de la infancia del profesor David Southall y de su equipo. A la luz de los indicios que aportaron, era difícil no afrontar los hechos. Los estudios que llevó a cabo no solo pusieron nombre al síndrome de Munchausen por poderes —la enfermedad mental en la que el progenitor hace enfermar a su hijo de forma deliberada para recibir atención y ayuda—, sino que también probaron de forma irrefutable, a través de imágenes grabadas con cámaras ocultas, que algunos padres tratan de hacer daño o incluso de matar a sus hijos por razones que se desconocen.

En su estudio más conocido, 39 niños que habían sufrido de forma recurrente episodios en los que su vida había estado en peligro, casi siempre fuera del hospital, pero a veces en un ala hospitalaria, fueron ingresados en una zona en la que se habían instalado cámaras ocultas. En 33 casos, resultó que aquellos «episodios» los provocaba uno de los padres. Las imágenes grabadas en secreto mostraban situaciones no solo de abuso emocional, sino también envenenamientos, estrangulamientos y, sobre todo, intentos de asfixia. De hecho, se produjeron no menos de treinta intentos de asfixia solo en aquel pequeño grupo.

Gracias a las cámaras ocultas, los profesionales intervinieron y se pudo rescatar a aquellos niños. Pero entre todos tenían 41 hermanos, de los que 12 habían muerto de forma repentina e inesperada. Cuando los padres se vieron descubiertos, cuatro admitieron haber matado a ocho de aquellos niños. Al revisar todos los casos se puso de manifiesto que, en once de aquellas doce ocasiones, el forense que había hecho la autopsia había dictaminado que la causa de la muerte era el SMSL. En el caso restante, la muerte se había achacado a una gastroenteritis, pero una investigación *a posteriori* reveló que el niño había sido envenenado. Más adelante se supo que otros 15 de los 41 hermanos habían sufrido abusos.

Naturalmente, sus hallazgos tuvieron un gran impacto, aunque también hubo quien los recibió con considerables reticencias. A mí me pareció que gracias al trabajo de David Southall empezamos a dejar atrás la edad de la inocencia. Mucha gente, sin embargo, prefirió la inocencia. No era fácil aceptar que había niños que necesitaba que se los protegiera de los mismos adultos que deberían estar protegiéndolos a ellos.

La sospecha se convirtió poco a poco en la respuesta estándar a la muerte inexplicable de un bebé, y seguro que los inocentes lo vivieron como algo muy injusto. Tan injusto que David Southall tuvo que vérselas con una oposición corrosiva y contundente. Se criticó en particular que hubiera utilizado cámaras ocultas. Yo me temo que, sin ellas, nunca le habrían creído, hasta tal punto sus revelaciones resultaban increíbles en aquellos tiempos.

Padres (y también muchos agentes de policía e incluso trabajadores sociales) que hasta entonces veían cualquier interés que viniera desde fuera de la familia por el bienestar de los niños como una invasión de su intimidad, se vieron obligados a aceptar que las cosas estaban cambiando. Víctimas adultas de todo tipo de abusos por parte de sus padres hablaban públicamente de su infancia y se arrojaba luz sobre secretos familiares de un modo que había sido imposible cuando la privacidad imperaba por encima de todo. Eran los profesionales que trabajaban con niños —enfermeras domiciliarias, médicos, personal de enfermería— los que arrojaban esa luz y a los que se animaba a que denunciaran cualquier sospecha de abuso.

A medida que la protección de la infancia se convertía en objeto de debate nacional, la discusión sobre las muertes inexplicables de bebés dejó atrás la teoría y centró su atención en las particularidades de un caso en concreto. Y me refiero al juicio a Sally Clark.

El SMSL se había cobrado durante un tiempo la vida de recién nacidos de todo el espectro social, pero en cuanto las clases medias se informaron de los factores de riesgo y los minimizaron, el SMSL empezó a parecer algo que tenía más posibilidades de afectar a las clases desfavorecidas. Hasta que, en 1996, Sally Clark, una abogada de clase media, de familia acomodada, hija de un policía, con un origen y unos valores que reflejaban los de tantas madres trabajadoras, respetables y profesionales, perdió primero a un bebé a causa del SMSL. Y luego, en 1997, a otro.

El primer bebé, un niño, tenía once semanas. El marido de Sally Clark, Stephen, también abogado, estaba en una fiesta en la oficina cuando su mujer encontró al bebé inconsciente. Llamó a una ambulancia pero, por algún motivo, cuando llegó fue incapaz de abrirles la puerta. Los técnicos de emergencias sanitarias se encontraron a un bebé que no tenía pulso y llevaba cianótico —es decir, sus labios y sus dedos estaban azules— al menos un rato. Pero solo se lo declaró muerto una hora después, cuando se vio que los intentos de reanimarlo no iban a dar resultado.

Al forense que realizó la autopsia le preocupaban dos cosas en particular: un corte y un hematoma en la parte superior de la boca del bebé, en el interior del labio, y que no hubiera nada evidente que explicara el fallecimiento. Hizo que se fotografiaran las heridas, pero lamentablemente la cámara del fotógrafo no funcionaba como debía y las imágenes resultantes eran de tan mala calidad que demostraron ser del todo inútiles en el furor posterior. Fue un caso de tremenda mala suerte: solo me he tropezado una vez, en toda mi carrera, con un fallo técnico de ese tipo que haya sido igual de decisivo.

Cuando el forense mencionó cuáles eran sus preocupaciones a la policía y al delegado del oficial de instrucción, tuvo que admitir que el corte en el interior del labio del bebé podían haberlo provocado los intentos de reanimación. En el caso de esas heridas en particular, algo así sería raro —las lesiones en esa parte de la boca suelen indicar abuso—, pero es sin duda posible que se produjeran durante la hora frenética en la que se intentó reanimarlo.

La policía y el delegado del oficial de instrucción optaron por creer que el origen de la herida estaba en los intentos de reanimación y no se siguió investigando. Se trataba de una familia acomodada, formada por profesionales, no del tipo de criminales o de maltratadores de niños con los que se enfrentaban de forma habitual.

Al bebé se le hicieron radiografías y no se encontraron huesos rotos. El forense había tomado muestras histológicas y estaban dentro de la normalidad, excepto por la pequeña posibilidad —sin duda no probabilidad— de un aumento de las células inflamatorias en una muestra procedente de los pulmones.

El forense podría haber exonerado a los padres y haber dictaminado que la muerte se debía al SMSL. O, a la vista de las lesiones del bebé, podría haber insinuado la posibilidad de una muerte no natural declarando que la causa era «indeterminada». Los tiempos estaban cambiando a toda velocidad pero el hecho es que, en 1996, el forense también podría haber estado trabajando para un oficial de instrucción conservador, o incluso ludita: en aquella época, cualquier abogado o médico con unos cuantos años de experiencia podía llegar a ser oficial de instrucción. No conozco al que estuvo involucrado en este caso, pero a muchos de los oficiales de instrucción sin formación médica les costaba asimilar el concepto de SMSL, porque era una causa de la muerte que no se basaba en pruebas concretas. A algunos oficiales de instrucción tampoco les gustaba la palabra «indeterminada», sobre todo aplicada a bebés. Querían poder consolar con palabras amables a los desconsolados padres, y no tener que decirles «no sabemos por qué su hijo está muerto». Y ese tipo de limitaciones puede dejar al forense en el limbo.

Sea por la razón que fuera, el forense, aprovechando que las muestras de tejido pulmonar sugerían una inflamación, decidió que el bebé había muerto por causas naturales; en concreto, por una infección de las vías respiratorias inferiores. El caso quedó archivado como muerte natural.

Un año después murió el segundo hijo de los Clark. Había nacido con unas pocas semanas de antelación, pero había cumplido los dos meses y parecía un bebé saludable. Sally Clark lo alimentaba con leche materna, que suplementaba con biberones. Una tarde su marido fue a preparar el biberón para la toma nocturna y dejó a la madre mirando la televisión mientras el bebé estaba en su hamaca. Cuando Sally Clark vio que el niño estaba inerte, llamó a su marido y telefonearon a una ambulancia. Los técnicos de emergencias sanitarias se encontraron al bebé muerto.

Llevó el caso el mismo forense y esta vez descubrió lesiones que le sugirieron que el bebé podría haber sido sacudido, quizá varias veces y en días distintos. Creyó haber encontrado hemorragias en los ojos y en la médula espinal, además de anormalidades en las costillas que insinuaban que podía haber habido traumatismos o fracturas previas.

Sally Clark y su marido fueron detenidos como sospechosos del asesinato de su segundo hijo y, mientras los interrogaban sobre su muerte, el forense, con buen criterio, volvió a su informe sobre la muerte del primer hijo de la pareja. Cumplía así con las directrices del Ministerio del Interior, que establecían que «en caso de que las conclusiones a las que se llegó anteriormente ya no puedan justificarse, cualquier cambio de opinión debe ser manifestado de forma clara e inmediata, independientemente del oprobio que pueda causar».

El forense cambió en efecto de opinión e iba a tener que afrontar durante mucho tiempo un considerable oprobio.

Al examinar de nuevo bajo el microscopio las muestras de tejido que habían puesto de manifiesto que era posible, pero no probable, que el primer niño sufriera una inflamación pulmonar, el forense decidió que la causa de la muerte de la autopsia anterior era del todo errónea. Que no había inflamación. Había descubierto que había sangre en los alveolos del bebé, pero no lo había mencionado con anterioridad. Más tarde declaró que había creído que la sangre era consistente con los cambios que se producen tras la muerte. Pero más adelante había descubierto que ese descubrimiento podía ser de naturaleza anómala y consistente con una situación de asfixia.

Llegados a aquel punto, como muchos expertos dijeron, podría haber dejado la cuestión abierta cambiando la causa de la muerte de «infección de las vías respiratorias inferiores» a «indeterminada».

Un testigo experto explicó en el juicio posterior por qué él personalmente lo habría hecho así:

> Indeterminada [...] significa que la muerte del niño pudo haber sido natural pero que no tiene explicación. Quizá el jurado lo conozca como «muerte de cuna». Puede que el bebé haya muerto de forma no natural, pero yo no sepa encontrar el motivo, o puede que el niño haya muerto de una enfermedad natural que yo no sepa diagnosticar y reconocer.

Pero el forense no puso que la causa de la muerte fuera «indeterminada». En lugar de eso, emitió una nueva declaración en la que afirmaba que no creía que el primer bebé hubiera muerto por causas naturales. En un giro radical, concluía: «Hay indicios de que murió por un mecanismo de asfixia como la sofocación».

Seis semanas después de la detención de Sally Clark por el asesinato de su segundo hijo, se le imputó también la muerte del primero. En el juicio se hizo muy famosa la intervención de sir Roy Meadow, pediatra y profesor, que había popularizado, si no de hecho acuñado, la máxima:

«Una muerte súbita infantil en una familia es una tragedia, dos es sospechosa y tres es asesinato a menos que se demuestre lo contrario».

Mencionó también desafortunadamente una estadística memorable que quedaría asociada al profesor Meadow para siempre: «Hay muy, muy pocas posibilidades de que dos niños mueran de forma natural en esas circunstancias. Una entre setenta y tres millones...».

Una entre setenta y tres millones era una frase destinada a copar titulares y pudo haber sellado la suerte de la acusada. Meadow añadió a continuación: «Es la posibilidad de apostar en el Grand National por un caballo que nadie conoce y ganar contra pronóstico... Digamos que las posibilidades son ochenta contra uno, y tú ya apostaste por el ganador el año anterior, y al año siguiente hay otro caballo con ochenta contra uno y tú apuestas por él de nuevo y ganas... Vamos, que para que haya esa posibilidad entre setenta y tres millones tienes que apostar en una situación de ochenta contra uno cuatro años seguidos».

Sally Clark fue declarada culpable por diez votos contra dos del jurado y sentenciada a cadena perpetua.

Yo no participé de forma directa en ese caso. Pero lo que pasó allí nos afectó a todos. La condena a Sally Clark y el trabajo de David Southall parecían indicar que el asesinato de bebés era mucho más habitual de lo que pensábamos y que había más padres que mataban a sus hijos de lo que habíamos creído posible. «Buenos» padres, padres de clase media, con una profesión. A los forenses se nos pidió que hiciéramos un análisis médico y científico en el contexto de la opinión pública del momento y siento decir que la pureza de la verdad científica rara vez es capaz de abrirse paso a través de las actitudes sociales contemporáneas.

Por mi parte, no he podido olvidar las vueltas que di por mi casa con un bebé intolerante a la lactosa que no paraba de llorar, noche tras noche, mientras pensaba —todo lo que es posible pensar entre gritos penetrantes— que haría cualquier cosa por poder dormir un poco. No tenía ninguna duda de que los padres de clases media, incluso sin la presión de la pobreza y del aislamiento, eran tan vulnerables como los demás a la desesperación extrema.

Poco después del juicio a Sally Clark, uno de mis casos reflejó lo que para entonces ya era la gran controversia del sistema de protección a la infancia. Aquel bebé de seis meses que había en la morgue parecía haber estado sano y bien cuidado, pero pronto me di cuenta de que mostraba una tríada de síntomas distintivos. Presentaba una homorragia subdural, es decir, sangre en la superficie del cerebro. El cerebro mismo estaba inflamado. Y se veían hemorragias en las retinas de los ojos. Esos tres síntomas, sobre todo si no van acompañados de indicios externos de lesiones, se consideraban para entonces la tríada clásica de lo que se había dado en llamar «síndrome del bebé zarandeado».

En la década de los cuarenta un radiólogo, John Caffey, detectó fracturas múltiples de diversa antigüedad en algunos niños. Al principio pensó que se trataba de una nueva enfermedad. Investigaciones posteriores demostraron que las fracturas se debían a traumatismos recurrentes, y en la década de los sesenta se utilizó por primera vez la expresión «síndrome del bebé maltratado». Luego, en los setenta, el neurocirujano Norman Guthkelch reconoció una variante neurológica, el síndrome del bebé zarandeado, que era una forma de latigazo cervical. De modo que esos síndromes, y el hecho de que su origen fuera un traumatismo infligido de forma deliberada, eran conocidos desde el punto de vista médico. Aun así, no fueron del conocimiento público hasta 1997, tras el famoso caso de la pareja de médicos de Massachusetts que había dejado a su hijo al cuidado de una *au pair* inglesa de diecinueve años.

Cuando el niño se puso enfermo y hubo que llevarlo a toda prisa al hospital, se vio que mostraba la clásica tríada de síntomas y, en un juicio televisado que tuvo en vilo a Estados Unidos, la joven Louise Woodward fue declarada culpable de asesinato. Muchos estadounidenses mostraron su indignación cuando, al apelar, un juez cambió la sentencia de asesinato por la de homicidio imprudente, porque consideró que no había pruebas suficientes, más allá de toda duda razonable, para condenarla por asesinato. Y fue porque los especialistas estaban muy divididos en relación al síndrome del bebé zarandeado.

La historia no acabó ahí, porque para entonces el síndrome del bebé zarandeado se había convertido en sí mismo en la historia. La mayoría de la gente no había oído hablar jamás de él antes del juicio de Louise Woodward, pero de repente ocupaba titulares y todos los forenses estaban en alerta máxima por la repentinamente famosa tríada de síntomas.

En realidad, como causa de la muerte era y es enormemente controvertida y objeto de mucho debate científico y médico. El síndrome del bebé zarandeado, que ahora también se llama traumatismo craneal por abuso o traumatismo craneal no accidental, ha generado sus propios grupos de detractores y negacionistas. Y siguen buscándose causas naturales que lo expliquen.

Mucho después del encarcelamiento de Sally Clark, en 2009, el Real Colegio de Anatomopatólogos intentó reunir todos los bandos del debate y ese grupo heterogéneo consiguió hacer pública una declaración sobre lo que llamaron traumatismo craneal traumático (otro nombre para referirse a lo mismo) en la que recordaban a los anatomopatólogos que incluso si todos los elementos de la tríada estaban presentes cada uno de ellos podía tener otras causas, no traumáticas. La declaración decía claramente que la tríada, por sí sola, no bastaba para dictaminar «más allá de toda duda razonable» que un padre o madre había sido el responsable de la muerte: para eso, serían necesarios más indicios. Y había que poner especial atención en interpretar las lesiones cuando el bebé era menor de tres meses, porque también podrían haberse originado durante el parto.

Parecía que se había llegado a un consenso. Pero, en realidad, lo que ocurrió fue que el debate se hizo más acalorado. En 2012, cuarenta años después de describir por primera vez las características de este particular tipo de traumatismo craneal, Norman Guthkelch revisó el histórico de casos y expresó cierta preocupación:

> La sociedad hace bien en horrorizarse y en exigir justicia ante las agresiones a sus miembros más débiles, pero parece haber habido situaciones en las que la ciencia médica y la ley han ido demasiado lejos a la hora de plantear hipótesis y criminalizar supuestos actos de violencia en los que la única prueba era la presencia de la tríada clásica o de incluso solo uno o dos de sus elementos.

A finales de los noventa, el síndrome del bebé zarandeado se había instalado con fuerza en el radar forense y el bebé de seis meses que vi parecía presentar todos los síntomas relevantes. Pero, según la madre, el bebé se había propulsado él mismo desde una sillita de coche para bebés que la mujer había colocado sobre una encimera, sin que ella tuviera ningún indicio previo de que el niño fuera físicamente capaz de hacer algo así. Como consecuencia, el bebé se había caído de la sillita al duro suelo de la cocina, que estaba a una distancia de alrededor de un metro. Si el caso hubiera llegado unos años antes, ya me habría costado creerla. Pero, tras Woodward, tenía más que serias dudas.

La madre venía de un país pobre y devastado por la guerra. Su marido la había traído a vivir a Londres con la madre de él y otros miembros de la familia. La mujer no hablaba inglés. Vivían en condiciones de hacinamiento. Como había tan poco sitio en el piso, y pese a que seguía manteniendo la relación con su marido, la mujer se había mudado hacía poco a otro piso que, al parecer, le había proporcionado el ayuntamiento. El apartamento en el que vivía estaba limpio y aireado pero, aparte de una cama y un televisor, no había otros muebles y no tenía más remedio que sentarse en el suelo.

Al parecer pasaba todo el día allí sola. Aparte de la familia, a la que veía poco, únicamente conocía a una persona en todo Londres, y esa persona vivía lejos. Pensé en lo desesperado que había estado con el lloroso Chris cuando era un bebé, tantos años atrás, y compadecí a aquella mujer por el total aislamiento en el que vivía, lejos de su casa, con un niño pequeño.

No tenía coche, pero llevaba a su hijo por el piso en una sillita de las que se utilizan para poner a los bebés en los coches. Cuando preparaba la comida, lo llevaba a la cocina y subía la sillita a la encimera. No lo ataba con las correas. Una noche ella estaba atareada cocinando cuando oyó un fuerte ruido (un «golpe escalofriante» era la expresión que solía oírse en los tribunales) y, al darse la vuelta, vio al bebé boca abajo en el suelo. El niño se puso a llorar de inmediato, pero poco después su mirada se quedó fija en un punto y empezó a respirar de forma errática: estaba claro que algo iba muy mal.

La madre llamó al teléfono de emergencias, pero fue incapaz de hacerse entender. Luego intentó llamar a su marido, que hablaba inglés, pero los servicios de emergencias seguían bloqueando la línea. Corrió a la calle para intentar que alguien llamara al teléfono de emergencias, pero cuando lo consiguió la policía ya había reaccionado a su acongojada aunque incomprensible llamada.

Cuando llegaron, al bebé le salía sangre de la nariz y la boca, temblaba despacio y estaba perdiendo la conciencia. La policía no dejó que la madre subiera a la ambulancia y se llevó al bebé, que parecía estar cada vez en peores condiciones, al hospital a toda prisa. Los TAC revelaron graves daños internos, pero en un principio pareció que el niño probablemente sobreviviría. Sin embargo, su sistema cardiovascular se desestabilizó y, a pesar de los intentos de reanimación, murió doce horas después de que su madre hubiera llamado al teléfono de emergencias.

Sabemos que las causas naturales para cada uno de los tres síntomas individuales que, juntos, son indicativos del síndrome del bebé zarandeado —como que haya problemas de coagulación en la sangre— son muy poco habituales. Aunque siempre hay que estar alerta ante la posibilidad de que se den esas causas naturales, consideré que la presencia de sangre e inflamación en el cerebro y las retinas sangrantes ponían de manifiesto que el bebé había sufrido un traumatismo grave. A veces ese traumatismo puede provocarlo un accidente, como en una colisión de tráfico. Y, a veces, sobre todo si no hay heridas externas, no es un accidente.

En aquel caso, yo estaba aún más convencido de que al bebé lo habían zarandeado porque, pese a la hemorragia interna, el cráneo no estaba fracturado, ni había hematomas en la cabeza, ni ningún otro traumatismo que pusiera de manifiesto que el niño se había precipitado desde una encimera a un duro suelo. Presentaba la tríada, aunque no tenía ningún traumatismo en la médula espinal a la altura del cuello, que es otro síntoma asociado.

A la madre la juzgaron por homicidio involuntario. El forense de la defensa afirmó que las lesiones del bebé podían deberse o bien a un traumatismo por aceleración-desaceleración (sacudida) o por un golpe en la cabeza. Convino en que, en un bebé de seis meses, las sacudidas son la causa más habitual de ese tipo de lesiones internas, y añadió que a veces no está claro si el zarandeo o el impacto es el factor principal, ya que los bebés a los que se sacude a veces también se los lanza a la fuerza. Aun así, su dictamen general fue que la inflamación cerebral por sí sola había matado al niño, y que las heridas confirmaban la versión de los hechos de la madre.

Como testigo de la acusación, yo ya había prestado brevemente declaración y había hecho notar la ausencia de hematomas o de marcas externas que pudieran ser consecuencia de la supuesta caída. Cuando se le señaló ese dato al forense de la defensa, él citó el famoso caso de la niña de dos años que se había caído de un taburete de medio metro de alto en un McDonald's y había muerto por la inflamación cerebral, sin que hubiera lesiones externas evidentes.

El jurado decidió que la madre de este caso no era culpable de homicidio involuntario. Salió en libertad.

Un año más tarde tuvo otro hijo. Las autoridades locales sabían que había salido absuelta de la muerte de su primer bebé, pero creyeron que, aun así, había pruebas suficientes de que un nuevo niño podría no estar a salvo bajo su tutela. Pusieron en marcha los trámites necesarios para retirarle la custodia.

En un juzgado de instrucción convencional, una madre acusada de homicidio involuntario solo sería condenada si su culpabilidad se demuestra más allá de toda duda razonable. Un juzgado de familia que recibe la solicitud de una autoridad local de que le retiren la custodia de su siguiente hijo, en cambio, puede reconsiderar el caso de aquella madre de nuevo y aplicar un estándar probatorio distinto. Los juzgados de familia aplican un estándar probatorio —el cálculo de probabilidades— inferior a la hora de alcanzar conclusiones. Se podría definir como un 50,1 % de posibilidades de culpabilidad: un estándar probatorio más bajo que aquel que demuestra la culpabilidad más allá de toda duda razonable. De modo que tribunales distintos pueden llegar a conclusiones distintas, en función de los niveles de prueba que requiere cada uno, y sucede a menudo que un tribunal de instrucción no tiene pruebas suficientes para condenar a un padre por la muerte de un hijo, pero el juzgado de familia considera que sí hay indicios suficientes para retirar la custodia de un hermano vivo de ese niño. Y, así, la verdad, esa mercancía elástica que yo había creído inmutable, pasaba a ser cuestión no de hechos sino de definiciones.

No se puede sentenciar a una condena penal a alguien porque sea culpable «en el cálculo de probabilidades». Incluso si el juzgado de familia decide, a partir de su definición de culpabilidad, que un padre o una madre «muy probablemente» ha acabado con la vida de su bebé, ese padre o madre queda libre. Y como ese tipo de juzgados están cerrados a cal y canto a la prensa y al público, nadie lo sabrá nunca. Aunque los padres podrían llegar a saber que el tribunal ha ordenado que cualquier hermano superviviente o que pueda haber en el futuro les será arrebatado, o que se ha escogido para ellos cualquier otro sistema de protección. El objetivo del juzgado de familia no es encarcelar a los padres, sino proteger a los niños, y eso es lo que ocurrió en el caso de la mujer que dijo que su hijo se había caído de la sillita de coche.

Para los forenses, esa brecha entre dos tribunales y dos estándares probatorios puede ser una pesadilla. Según lo que dijéramos sobre la muerte del primer niño, podíamos dejar a unos padres desconsolados y afligidos sin la posibilidad de tener a ningún otro hijo. O, al revés, podríamos dejar a un segundo hijo a expensas de un progenitor asesino.

La tendencia universal a mostrarnos indulgentes con las madres, de la que todos, incluido yo al principio de mi carrera, hemos sido culpables, es un síntoma de la profunda compasión, tan humana, que la mayoría de la gente siente hacia los padres sometidos a presión. Yo no tengo más que pensar en Chris de pequeño para sentir de nuevo esa misma compasión. Si la pobreza hubiera estado llamando a la puerta, me hubiesen acosado las deudas y el caos hubiera impregnado cada molécula de aire de mi casa, ¿habría sido capaz de poner freno a mi crispación? Sin el lujo de disponer de un lugar tranquilo al que escapar dentro de mi casa, ¿habría podido evitar que el agotamiento y la tensión se convirtieran en furia?

La compasión desde luego tiene su papel, pero en el caso de los abusos infantiles, debemos extender esa compasión a los que quizá no hayan nacido aún. Cuando la sociedad y los forenses al fin se dieron cuenta de hasta qué punto era habitual el asesinato de niños y el abuso infantil, cada muerte de un menor adquirió una doble importancia. Justicia para los fallecidos, por supuesto. Pero también se volvió primordial la seguridad de los otros niños de la familia. Nuestra tendencia a transigir no tenía lugar allí.

A veces, un año o más después de la muerte de un bebé, desenterramos aquel expediente porque ha nacido otro niño y se plantea la necesidad de protegerlo. Para entonces puede que haya aflorado una imagen más completa de la vida y la muerte del primer bebé. La actitud abusiva, negligente o simplemente ausente de los padres podría haber salido a la luz o quizá se han desvelado nuevos hechos. El caso tiene una nueva perspectiva. De modo que reabrimos el expediente y lo revisamos. De todos los expedientes que vuelvo a revisar, los que tienen que ver con bebés, ese campo de minas morales y emocionales, son los que examino y reexamino más. Cuando me fui a trabajar al St George hubiera querido poder evitarlos, pero a medida que avanzaba la década de los noventa se hizo evidente que la cuestión de los bebés y de por qué morían estaba en el corazón de la medicina forense y era un asunto que debía abordar todo el mundo. Y yo también.

28

Hubo otro cambio en nuestra profesión, uno que se aceleró a un ritmo alarmante tras mi llegada al St George: el estrés relacionado con las comparecencias judiciales.

En los viejos tiempos, los médicos forenses eran personajes conocidos. Todos los lectores de periódicos de la época de entreguerras sabían quién era sir Bernard Spilsbury: una especie de Sherlock Homes cuyos brillantes análisis de cada caso garantizaban que, si declaraba como testigo de la acusación, el detenido fuera ahorcado. Mucho después de su muerte se revisaron algunos de sus casos más icónicos y se descubrió que su lógica no siempre había estado a la altura de Holmes. Pero en su época era impensable que alguien pudiera poner en duda lo que decía.

Su sucesor fue mi héroe personal, el profesor Keith Simpson, a quien, en los últimos años de su carrera y los primeros de la mía, había visto, casi sin atreverme a respirar, practicar una autopsia. Simpson era un hombre con mucha más humanidad y sentido del humor que Spilsbury. Pero también él había estado en activo en los días en los que se tenía tal consideración a los testigos expertos que pocas veces se había cuestionado lo que decía.

En mis comienzos como forense, las comparecencias

judiciales no habían sido tan terribles. Durante los primeros meses evité los casos controvertidos, en la medida de mis posibilidades, aunque no era fácil adivinar de antemano qué se convertiría en un circo. Por lo general, los abogados solo querían de los forenses que expusieran los hechos; seguía existiendo, si no el respeto de épocas anteriores, sí los restos de lo que había sido.

Sin embargo, cuando llegué al St George, los abogados habían empezado a ver los informes de autopsia como una posible rendija en la armadura del rival y contemplaban cada vez más la comparecencia de un testigo experto como una oportunidad de clavarle el cuchillo al oponente. Algunos forenses disfrutaban de aquello. Para cualquiera con pretensiones de macho alfa, vociferar en un juicio era el equivalente profesional a una pelea de bar una noche de sábado, y había muchos con ganas de arremangarse. Ser testigo de sus comparecencias judiciales me dejaba con la boca abierta, incapaz de dar crédito.

Abogado: ¿Me está diciendo que está absolutamente seguro de que las heridas de arma blanca se infligieron cuando el fallecido estaba tendido de espaldas?

Compañero seguro de sí mismo: Lo estoy.

Abogado: ¿Está convencido del todo?

Compañero seguro de sí mismo: Lo estoy.

Abogado: Pero ¿está usted al corriente de que dos testigos han afirmado que lo vieron por última vez caminando calle abajo por Old Kent Road?

Compañero seguro de sí mismo: Estoy al corriente de todas las declaraciones de los testigos.

Abogado: Entonces ¿quizá podría plantearse la posibilidad de que él...?

Compañero seguro de sí mismo: No.

Abogado: ¿Ni siquiera va a decir que existe la posibilidad de que...?

Compañero seguro de sí mismo: Lamento tener que recordarle que he prestado un juramento hoy aquí. Un juramento de decir toda la verdad y nada más que la verdad. De modo que puede hacer venir a un testigo que diga que el fallecido jugaba al fútbol en primera división o que caminaba calle abajo por Old Kent Road o cualquier otra cosa, pero sigue siendo mi deber, mi palabra y mi papel como testigo experto decir la verdad y solo la verdad tal como yo la veo (*en voz muy alta*). Y por lo tanto le digo que a este hombre lo apuñalaron mientras estaba tendido de espaldas.

Cómo envidiaba a aquel compañero. Sabía que jamás podría ser como él. En esas mismas circunstancias no habría podido más que admitir la posibilidad, por pequeña que fuera, de estar equivocado, de que hubiera otras explicaciones, otras versiones de la verdad. Pese a que mi trabajo me pide, al mismo tiempo, que insista en haber alcanzado la conclusión correcta.

Mi tribunal preferido es el del oficial de instrucción, que es más informal y donde, al menos en teoría, no se busca la confrontación. Lo que el oficial de instrucción hace en él es buscar la verdad. Está allí la esposa del fallecido, sentada a una distancia prudencial, con los ojos rojos, impaciente por saber la verdad y temiéndola al mismo tiempo, horrorizada aún meses después de la muerte. Están allí los hijos del fallecido, llorosos, enfadados, diciéndole al oficial de instrucción que no creen que haya sido un accidente y que saben muy bien quién puede haber sido. Están allí sus amigos, incómodos, mostrando su apoyo a la familia, intimidados por el entorno judicial.

Yo me vuelvo hacia los familiares y les explico, de la forma más sencilla, clara y cordial de la que soy capaz, intentando causar el menor daño posible, cómo acabó la vida del fallecido. Contesto a sus preguntas. Asiento comprensivamente. A menudo me hacen las mismas preguntas una y otra vez, como si no oyeran las respuestas por más que intenten escucharlas. El oficial de instrucción me da las gracias y vuelvo a mi sitio.

Al irme, algunos familiares me dan alcance y me hacen las mismas preguntas. Otra vez. De nuevo les digo que no sufrió, que el final fue rápido, que probablemente no tuvo tiempo de darse cuenta de lo que estaba pasando, que por lo demás de salud estaba bien, no, no había indicios de ningún cáncer y los dolores de pecho de los que solía quejarse no los causaba ninguna cardiopatía.

Por lo general, el oficial de instrucción alcanza un veredicto. Muerte accidental, suicidio, causas naturales, accidente, homicidio imprudente... La familia se marcha sintiéndose emocionalmente exhausta, pero con la sensación de que haber dado carpetazo a las formalidades que han rodeado el fallecimiento. Han escuchado y es de esperar que se los haya escuchado a ellos también. Se ha investigado lo ocurrido a fondo y en público, y los hechos en torno a la muerte de su familiar han quedado establecidos de forma oficial.

Ojalá los juicios penales se desarrollaran con el mismo grado de humanidad. Hay pocos trabajos en los que sea parte de tu día a día presentarte en público y defender tu opinión profesional frente a todo tipo de ataques personales. Por supuesto, hay testigos expertos con mala reputación y fama de mercenarios. No soy uno de ellos, y no me gusta que los abogados me traten como si lo fuera y me pregunten si podría cambiar un poco mi punto de vista o eliminar un párrafo poco conveniente de mi informe. Cuando decidí ser médico forense pensé que iba a dedicarme a dar a conocer la verdad sobre los muertos a los vivos, y que los vivos agradecerían oírla. Pero a medida que se acercaba el nuevo siglo empezaba a sentirme como el perro fiel que deja, orgulloso, un palo a los pies de su amo y lo único que recibe a cambio es una patada contundente.

Pese a todo, cuando voy a declarar suelo hacerlo sintiéndome seguro de mí mismo. Sé de lo que hablo, sé a qué conclusiones he llegado. El problema es que, una vez en el juicio y tras prestar juramento, no tengo ningún control sobre la situación. Los abogados son los que tienen el control y, si me dicen que tengo que quedarme y contestar a sus preguntas, a menos que el juez intervenga no tengo más opción que obedecer.

Llevaba poco tiempo en el St George cuando tuve una experiencia muy desagradable como testigo que me hizo pasar muchas noches en vela y que ahora me parece un presagio lo que estaba por venir. Cuando le practiqué la autopsia a la víctima, un adolescente que ejercía la prostitución, no imaginaba que el caso pudiera complicarse. Al chico lo habían encontrado la noche anterior y había muerto en el hospital. El cuerpo tenía un aspecto fuera de lo común. Estaba cubierto de moratones de un color furioso. Y cuando digo cubierto quiero decir cubierto. Era prácticamente la definición gráfica del «te voy a moler a palos» que los adultos les decían a los niños pequeños en mi época.

Conté 105 hematomas y muchas, muchas abrasiones. El arma empleada era una barra metálica de un juego de pesas. La barra tenía un relieve en forma de entramado en los extremos, que aparecía reproducido en algunas de las heridas. También había abrasiones en los lugares en los que, me pareció, el extremo circular del metal se había utilizado a modo de puñal.

Es poco habitual morir por contusiones, pero aquel chapero de diecinueve años había recibido una cantidad notable de golpes. Dictaminé que la causa de la muerte era un politraumatismo causado por un objeto contundente. De hecho, al llegar a urgencias la víctima desarrolló un trastorno llamado coagulación intravascular diseminada, que aparece cuando las defensas del organismo adoptan un comportamiento hiperactivo para luchar contra un traumatismo; como resultado, los mecanismos de coagulación se ven desbordados y casi de inmediato empieza el sangrado, también en los órganos vitales. La víctima entra en *shock* y, en muchos casos, acto seguido se produce la muerte.

Me desplacé hasta el bloque de pisos en el que habían tenido lugar los hechos. Habían encontrado al chico en la tercera planta, pero le habían dado la paliza en la novena, lo que significaba que había conseguido bajar, tambaleándose, setenta y cuatro escalones antes de desplomarse. Medí la huella y la contrahuella de los escalones, pero para mí estaba claro que sus lesiones, excepto quizá una o dos que se había hecho al trastabillar en la escalera, se debían a los golpes con la barra de hierro, y no a que él hubiera caído escaleras abajo.

El acusado, de diecinueve años, que también trabajaba en el mundo de la prostitución, era de hecho el mejor amigo del fallecido, y compartían «chulo», que los prostituía o los financiaba o ambas cosas. No ha dejado de asombrarme a lo largo de los años la cantidad de hombres (pero, es curioso, no de mujeres) que matan a sus mejores amigos. Y los hermanos cometen fratricidio todavía con más frecuencia. En aquel caso, el fallecido había estado en el piso del acusado. Estuvieron bebiendo toda la tarde y parte de la noche: la tasa extrapolada de alcohol en sangre del chico fallecido duplicaba la máxima permitida al volante. Poco antes de medianoche, una mujer que vivía en la tercera planta llamó a una ambulancia: se había encontrado a la víctima tendida delante de la puerta de su piso. Lo llevaron al hospital pero murió menos de doce horas después.

¿Qué había pasado?

En mi opinión, el amigo había empezado a golpear al fallecido y no había podido parar. Al final, la víctima había conseguido salir del piso y bajar las escaleras. Si el agresor hubiera pensado en algo probablemente habría sido que nadie se muere de unos golpes y unos moratones. Lo que es una falacia.

Me notificaron que la acusación iba a citarme como testigo experto. Era lo habitual. Y aquel parecía un caso normal y corriente. Conocía al abogado de la defensa, un tipo correoso. Un veterano correoso, en realidad. Pero que sabía dar donde dolía. Se lo conocía por su forma de acosar a los testigos expertos, pero no me preocupaba demasiado. El caso estaba bastante claro y seguramente yo estaría fuera del banquillo de los testigos en pocas horas.

En la reunión previa con la acusación, el fiscal me avisó de que querría revisar conmigo cada una de las 105 lesiones. Yo esperaba que tras semejante maratón sería tan obvio para el jurado de qué había muerto el chico que la defensa no tendría ninguna pregunta que hacerme y se me permitiría marcharme.

Me instalé en el banquillo y presté juramento. Se habían enviado al tribunal algunas de las fotos de la autopsia; no tan asépticas como las imágenes casi de cómic que utilizamos hoy, pero nada demasiado horrible, y se había marcado y numerado cada área contusionada. Había preparado y entregado al Ministerio Fiscal con mucha antelación aquellas pruebas fotográficas pero, como suele pasar cuando hay fotografías de por medio, se gestionó todo de forma bastante chapucera. Había funcionarios yendo de un lado a otro con las fotografías que no eran, el juez y el jurado descubrieron que tenían imágenes distintas, se empezaron a pasar las fotos unos a otros y tuve que contenerme para no lanzar una carcajada histérica ante semejante desorganización.

El fiscal empezó a repasar conmigo, como habíamos acordado, cada una de las 105 lesiones, lo que debió tener el efecto en la sala de un somnífero. En esa revisión cometí dos pequeños errores, que me hizo notar amablemente. El primero tenía que ver con la lesión 11, que estaba en el lado derecho de la espalda.

> Yo: ...lo que indica que de nuevo la herida la causó un objeto linear contundente de un tamaño similar al objeto que causó las heridas en el lado izquierdo del pecho.
>
> Fiscal: ¿Cuando dice del pecho se refiere a la espalda?
>
> Yo: Oh, perdón, sí, a eso me refería. Las lesiones de las que estaba hablando son las heridas que aparecen resaltadas en la espalda.

Un error muy tonto. Que se volvió idiota cuando lo repetí de nuevo, mucho más tarde:

> Yo: ...como pueden ver, la lesión 71 es un hematoma profundo de diez por tres centímetros.
>
> Fiscal: ¿No es cierto que su informe, además de las lesiones numeradas, menciona algo más en este punto?
>
> Yo: Correcto. De nuevo, como ocurría en el pecho, observé un área de hematomas paralelos por encima de las piernas.
>
> Fiscal: ¿Como ocurría en la espalda?

Yo: Como ocurría en la espalda. Lo siento. Tiene usted razón, estoy confundiendo la espalda con el pecho. Sobre la espalda había, al menos, tres áreas de hematomas paralelos...

Teniendo en cuenta la enormidad del crimen que estábamos debatiendo, no me pareció que fueran errores demasiado importantes. Dije espalda cuando quería decir pecho, y se me corrigió. No creo que aquello confundiera al juez, al jurado, a la acusación o a la defensa. El abogado de la defensa, sin embargo, debió de frotarse las manos.

Cuando el juez preguntó al abogado de la defensa cuánto tiempo creía necesitar para sus preguntas, porque estaba pensando en dar un descanso al jurado, el correoso veterano dijo, de un modo que no presagiaba nada bueno, que, puesto que habían aparecido nuevas informaciones, quizá mejor hacer antes la pausa.

Hubo un descanso de veinte minutos, del tipo que los jugadores de ajedrez podrían llamar estratégico. Pasé aquel rato preguntándome de qué nueva información estaría hablando. ¿Se refería a algo de lo que yo había dicho? Recordé la fama del abogado de la defensa y, en efecto, pocos minutos después de retomar la sesión...

Abogado: Se ha referido, creo, en dos ocasiones, al pecho cuando quería decir la espalda, ¿no es así?

Oh-oh. Cuando un abogado empieza a señalar errores insignificantes para demostrarle al jurado mi incompetencia tan al principio de un contrainterrogatorio es que vienen curvas.

Yo: Es cierto, sí.

Abogado: Es un error que es fácil cometer, ¿verdad?

Yo: Bueno, sí, es fácil confundir esas cosas. Para mí son la parte posterior del pecho y la parte frontal del pecho.

Abogado: Pero, doctor Shepherd, eso no es lo que usted dijo.

Yo: No. Cometí un error y dije pecho cuando quería decir espalda.

Abogado: Es un error de envergadura, ¿no le parece?

Yo: Bueno, es un error. No estoy seguro de cuánta «envergadura» tiene.

Abogado: Bien. En datos más concretos, sin embargo, quizá podamos esperar un nivel mayor de precisión. Por ejemplo, el peso de la barra de metal (*refiriéndose al arma del crimen*). Cuatrocientos cincuenta gramos. ¿Es correcto?

Yo: Es lo que dice mi informe.

Abogado: Bueno, veremos sin duda en las pruebas admitidas que son 421 gramos. No es que cambie gran cosa, excepto nuestra fe en lo que usted dice.

Noté que enrojecía. Confundir el pecho y la espalda no era grave pero que me acusaran de no haber pesado bien la supuesta arma del crimen podría hacer que el jurado me creyera poco cuidadoso. No había tiempo de pensar en ello: el abogado de la defensa, sin previo aviso, cambió de tema.

Abogado: Alguien que ha bebido, según la cantidad que sea y lo acostumbrado que esté a hacerlo, ¿podría ver afectada su estabilidad a la hora de caminar?

Yo: Podría.

Abogado: Y si ese hombre ha sufrido un traumatismo físico —golpes—, eso no haría las cosas más fáciles, ¿verdad?

Yo: Bueno, creo que depende de los golpes que haya recibido.

Abogado: Doctor Shepherd, usted dijo que el fallecido había sufrido en torno a un centenar de golpes, ¿es así?

Yo: (*Con mucha prudencia.*) Eso es... una aproximación.

Abogado: Por favor, hágame el favor de seguir esta secuencia lógica. Usted es médico y lo llaman para que acuda a la novena planta. Le han dicho, y puede comprobarlo con sus propios ojos, que hay un hombre que ha recibido... digamos que exactamente lo que ha declarado... 105 golpes. Él dice: «Quiero bajar caminando hasta la tercera planta. Pero he bebido un poco». Hay setenta y cuatro escalones entre una planta y otra. ¿Le diría usted, «Claro que sí, jefe, ve bajando. Te veo allí»?

Si no hubiera estado bajo juramento y prestando declaración, quizá me habría reído. ¿De verdad el abogado, si hubiera estado en la novena planta de un bloque de pisos con un chapero borracho, lo habría llamado «jefe»? Pero lo que de verdad me preocupaba era otra cosa: ¿adónde quería llegar con aquello?

Tras una interminable serie de preguntas sobre si, cómo y por qué ayudaría a un chapero borracho a bajar las escaleras en medio de la noche, el abogado estalló de un modo que extrañamente me recordó a mi padre.

Abogado: ¿Puedo ir al meollo del asunto y dejar de marear la perdiz con preguntas y respuestas? Usted habría querido asegurarse de que no se cayera por las escaleras, por esos setenta y cuatro escalones, ¿verdad?

Yo: Esa habría sido una de mis preocupaciones, sí.

Abogado: Claro. ¿Quizá porque si un hombre ha sufrido esa cantidad de golpes que usted ha señalado podría caerse?

Yo: Sin duda, cualquiera en esas circunstancias podría caerse.

Abogado: Gracias. Si se cayera por unas escaleras sin moqueta, ¿podría hacerse daño?

Yo: Por supuesto, una caída escaleras abajo podría provocarle heridas, sí.

Abogado: ¡Sí!

Cielo santo. Esperaba que la defensa no fuera a alegar que la práctica totalidad de las 105 heridas las había causado una caída de la víctima por las escaleras. ¿Intentaría persuadir al jurado de que aquello no era un asesinato con una barra metálica sino una desafortunada serie de caídas? La idea era absurda.

El abogado me pidió que describiera el hueco de la escalera al detalle, pese a que al jurado se le habían facilitado fotos. Perdí la cuenta del número de veces que repetí cuántos escalones había. Creo que todos los que estaban allí debieron soñar con el número setenta y cuatro aquella noche. Y una caída por esos setenta y cuatro escalones de hormigón, insistía el abogado, tendría consecuencias muy graves. No fui capaz de contradecirle. Pero no creía que las heridas del fallecido, o al menos las que acabaron siendo letales, fueran culpa de las escaleras.

Luego volvió a las lesiones. Por separado. Otra vez. Las 105. Me pidió que, una a una, demostrara que no las había provocado la supuesta caída del fallecido, y puso en duda cada una de las respuestas.

Aquel contrainterrogatorio me tenía fascinado. La víctima había sido un vagabundo que había vivido gran parte de su infancia entrando y saliendo de centros de acogida, que probablemente después había pasado al menos un tiempo viviendo en la calle y que había salido hacía poco de la cárcel. Los antecedentes del acusado eran muy similares. Si cualquiera de los dos hubiera recibido en algún momento una fracción del dinero público, la atención y el interés que se les dedicó a ese juicio, dudo que la cosa hubiera acabado en asesinato.

En cuanto al abogado de la defensa, estaba muy bien que se esforzara tanto en defender a un cliente que sin duda estaba en los márgenes de la sociedad. Si se hubiera cruzado con él hecho un ovillo en un portal, dudo que aquel abogado tan instruido lo hubiera mirado y menos aún que le hubiera lanzado una moneda. Pero como se lo juzgaba por asesinato, el abogado se obsesionaba con los argumentos legales que podrían exonerarlo. Ojalá se hubiera sentido capaz de hacer su trabajo sin atacar mi reputación como testigo experto. Aunque sé que en otro caso y con otro jurado podríamos estar en el mismo lado y, entonces, en lugar de fustigarme, estaría alabando mi experiencia y mis capacidades.

El contrainterrogatorio duró todo el día y se retomó a la mañana siguiente. Y siguió por la tarde. Y también al día siguiente. Ahora el abogado de la defensa no solo alegaba que las lesiones del fallecido las había provocado una caída por las escaleras, sino que el entramado de la barra de hierro que se reproducía en la piel de la víctima en realidad procedía de la urdimbre y la trama de su camiseta de algodón.

En un momento dado, muchos descansos para tomar té más tarde, al volver a instalarme en el banquillo de los testigos listo para unas cuantas rondas más con la espalda contra las cuerdas, vi entrar de un brinco, con paso alegre, al abogado de la defensa, con los ojos moviéndose peligrosamente bajo la peluca. Supe que el viejo tigre estaba a punto de atacar.

Abogado: El alcohol, supongo, cuando se consume, hace quizá que uno sangre un poco más de lo habitual, ¿verdad?

Yo: Los alcohólicos crónicos que tienen el hígado dañado pueden presentar problemas de coagulación, sí. Pero en este caso no había nada que indicara que pudiera darse algo así. Considero que el efecto del alcohol debió de ser mínimo.

Abogado: ¿No es algo que de lo que haya tenido conocimiento, como médico?

Yo: No.

Abogado: ¿No es consciente de que pueda ocurrir?

Yo: No particularmente.

Abogado: ¿Qué quiere decir con particularmente? ¿No ha tenido conocimiento de ello?

Yo: No tengo conocimiento, por mi experiencia, de que una persona pueda sufrir significativamente más contusiones estando bajo la influencia del alcohol que estando sobria.

Aquella no era la respuesta que el abogado quería oír. Insistió e insistió en que el alcohol dilataba los pequeños vasos sanguíneos más cercanos a la superficie de la piel, en lo que yo estuve de acuerdo, y que por lo tanto en los bebedores la posibilidad de sufrir contusiones era mayor, en lo que no pude darle la razón. Perdí la cuenta de las veces que me llevó, paso a paso, por su deducción, lógica pero equivocada, de que la víctima estaba cubierta de hematomas solo porque había estado bebiendo. Empecé a dudar de a quién habían golpeado con una barra de hierro, si a la víctima o a mí, pero me mantuve firme en mi defensa de los hechos científicos. Al fin, el abogado estalló.

Abogado: ¿De dónde saca eso? ¿Podría investigar un poco más el asunto para mañana?

Yo: Podría consultar algún manual de medicina sobre los efectos de los traumatismos en la piel.

Abogado: ¿Qué manual sugiere que consulte yo para mañana?

Yo: Cualquiera de biología molecular; me temo que no puedo darle un título.

Abogado: ¿No está familiarizado con ninguno?

Yo: Quizá alguno de Guyton podría ayudar, no sé cuál es la edición más actual, creo que la tercera o la cuarta. O cualquier manual de hematología, allí también aparecería.

Abogado: ¿Algún autor especializado en hematología que puede mencionar?

Yo: No, no específicamente.

Juez: ¿Cuántas páginas cree que debería leer la defensa, doctor Shepherd?

Yo: Me temo que no puedo decírselo.

Abogado: No me cabe en la cabeza, pero aun así echaré un vistazo.

Juez: Sí, y luego hágame llegar el manual, por favor, abogado.

Abogado: Lo haré, señoría.

A aquellas alturas yo ya odiaba al abogado y al juez, y sospechaba que eran miembros del mismo bufete, o al menos del mismo club londinense. En una ocasión, el juez se mostró algo impaciente con la defensa y el abogado pidió hablar con él a solas. El jurado, la prensa, el público y yo desfilamos obedientemente hacia el exterior de la sala. Cuando las partes y el juez tienen un conciliábulo por lo general significa que van a discutir algún aspecto de la ley y, al volver, suele haber una atmósfera glacial en la sala, con uno de los abogados sonriendo y el otro enfurruñado. Pero el abogado, el fiscal y el juez sonreían felizmente cuando volvimos, como un grupo de buenos amigos al amor del fuego.

La defensa estaba tratando de quitarle importancia a la terrible paliza que había recibido el chico fallecido, y lo hacía intentando convencer al jurado de que se había caído por las escaleras (¿he mencionado que había setenta y cuatro escalones?), y de que, al hacerlo, había sufrido semejante cantidad de contusiones porque había bebido de más. Me pasé toda la tarde llamando frenéticamente a varios amigos para hablar de hematomas y buscando manuales en la biblioteca del hospital.

Al día siguiente volvimos a la carga. Esto es todo lo que pude hacer para contener mis propios impulsos homicidas.

> Abogado: Nos dijo a mí y al tribunal que consultáramos un manual. El de Guyton.
>
> Yo: Cierto.
>
> Abogado: ¿Lo ha traído con usted?
>
> Yo: Tengo un ejemplar aquí.
>
> Abogado: ¿Tiene el párrafo en el que se apoyaba?
>
> Yo: He señalado la página en la que se habla de lo que pasa en el cuerpo tras una lesión en un vaso sanguíneo.
>
> Abogado: ¿Lo tiene aquí?
>
> Yo: Sí, en esta edición en concreto aparece en el capítulo treinta y seis.
>
> Abogado: ¿Qué edición es?
>
> Yo: Creo que la octava.
>
> Abogado: Mmm. Usted nos había remitido a la tercera o cuarta edición.
>
> Yo: Creo que dije que no sabía cuál era la edición más actual.
>
> Abogado: ¿Puedo verlo?

Pero creo que ya había visto un ejemplar. En un intento de probar su teoría, me hizo infinidad de preguntas sobre plaquetas y coágulos, tantas que el jurado empezó a cabecear y el juez intervino.

Juez: Discúlpeme, por favor, pero lo que me gustaría preguntarle al doctor Shepherd es lo siguiente: este capítulo al que usted hacía referencia, ¿dice en algún momento que el alcohol pueda ser la causa de que salgan moratones con más facilidad?

Yo: No, señoría, ni tampoco otros libros que he consultado lo dicen. No hay ninguna mención al hecho de que el alcohol pueda hacer aparecer moratones con más facilidad. Nada.

Juez: Porque, si esa fuera una proposición que pudiera sustentarse, ¿esperaría encontrarla en este libro, en este capítulo?

Yo: Sin duda, señoría.

Aquello no detuvo a la defensa. El abogado siguió repitiendo, de diferentes maneras, una, dos, tres veces, su teoría de que el alcohol hace aumentar el flujo sanguíneo y de que, por lo tanto, sin duda era más probable que salieran hematomas.

Una semana después de sentarme por primera vez en el banquillo de los testigos, se me permitió irme. Menudo alivio.

Ese caso evidencia que hay hechos, y que hay conclusiones que pueden extraerse de ellos. En el hervidero de confrontación que fue aquel juicio, la verdad se convirtió en un producto de uso individual, matizable, maleable. Por eso, como testigo experto, se me presionó para que interpretara los hechos de un modo que me incomodaba. La abogacía —el arte de presentar argumentos— exige no tener conciencia, y cualquier colegio de abogados estaría de acuerdo en que hay buenos casos que se pierden por una mala defensa y malos casos se ganan por una buena defensa. En términos generales, el equilibrio de la justicia se basa en un concepto que ha funcionado durante siglos en nuestra sociedad: que doce personas elegidas al azar y sin una formación específica pueden escuchar y formarse una opinión a partir de las pruebas que se les presentan.

En aquella ocasión, el jurado decidió que el acusado era culpable de asesinato, y lo envió a la cárcel. Me pregunto si él pasó tantas noches en vela como yo. Al menos todo había acabado.

Salvo que no había acabado. Cuando su cliente llevaba dos años en la cárcel, el abogado solicitó autorización para apelar la sentencia condenatoria porque tenía nuevas pruebas. Las nuevas pruebas eran que yo no había conseguido facilitar al tribunal ningún manual que contradijera la teoría del abogado de que la ingesta de alcohol era la responsable de que el fallecido presentara numerosas contusiones tras caerse escaleras abajo. Y enumeraba otra serie de ocasiones en las que yo supuestamente había mostrado mi incompetencia.

En aquel momento empecé de verdad a preguntarme a quién estaban juzgando allí, si al asesino convicto o a mí. Pero dispuse de tiempo para buscar apoyos. Un hematólogo de prestigio leyó la transcripción del juicio y escribió un informe que concluía diciendo: «El flujo capilar provocado en la piel por el alcohol habría desempeñado un papel insignificante en las hemorragias en la piel (hematomas). La espectacular maniobra de distracción de la defensa basada en el principio contrario apelaba al sentido común, pero la imagen que conjuraba, la de los vasos sanguíneos repletos de sangre, llama al engaño».

Pasamos bastante tiempo esperando en el tribunal de apelación a que quedara visto el argumento de la defensa.

Y luego, en un instante, todo había terminado. Sus señorías habían visto claro enseguida lo que eran las falsas «nuevas pruebas» y no se autorizó la apelación de la sentencia.

Admiro el empeño con el que aquel abogado luchó por su cliente, un joven que no lo había tenido fácil. Si alguna vez me acusan de asesinato, ojalá sea él quien me defienda. Sin embargo, como testigo experto en su punto de mira, me pareció que había mostrado una notable habilidad para pisotear los hechos médicos que no remaban a favor de su argumentación.

Desde aquel caso, si estoy en un juicio y las cosas se ponen difíciles, mi mecanismo de defensa es Alexander Pope. Las frases que mi padre escribió tan concienzudamente para mí en aquel diccionario tantos años atrás me animan a hablar con prudencia incluso cuando sé que tengo razón, a reconocer sin reparos la posibilidad de estar equivocado, a examinar mis errores y admitirlos, a enseñar o corregir a los demás teniendo en cuenta sus sentimientos, a no mostrarme de acuerdo solo por ser amable con ideas que sé que están mal y a aceptar que me corrijan cuando conviene hacerlo. Pese a que nuestro sistema fomenta la confrontación, la agresividad y la tenacidad —a menudo a costa de la verdad—, yo elijo guiarme por los principios de Pope.

29

Cuando pienso en la localidad de Hyde, cerca de Manchester, me invaden los buenos recuerdos. Mi madre creció allí, y allí vivían su familia y sus amigos. Es un lugar en el que pasé temporadas muy felices de pequeño y al que he seguido yendo durante toda mi vida, porque es donde está enterrada mi madre.

Me consolaba pensar en mi abuela y mi tía, unas damas ancianas muy distintas a las personas mayores, aisladas y desnutridas cuyos cuerpos veía a veces. Ellas siempre me recibían con los brazos abiertos, con enorme cariño, y me arrastraban a sus atareadas vidas y a sus casas impolutas. No cabía duda de que eran parte intrínseca de una comunidad más amplia.

En 1998 un abogado al que le habían encargado la defensa de un caso me llamó y me pidió que le practicara una segunda autopsia a una dama de esa misma clase y de esa misma área. La señora Kathleen Grundy, a la que la familia de mi madre conocía, había sido amiga y compañera de escuela de mi tía. Había muerto el 24 de junio y el 1 de julio la habían enterrado en el mismo cementerio que a mi madre.

En agosto, sin embargo, la habían exhumado y yo estaba ahora junto a su cuerpo en la morgue del Hospital General Tameside.

Era una mujer de ochenta y un años, pero parecía haber disfrutado de una salud excepcional. No había signos de violencia. Y, de forma inusual en una mujer de su edad, y también de la generación siguiente, en sus arterias apenas había rastros de ateroma.

Pero el análisis toxicológico era otra cosa. Aunque no encontré en el cuerpo ninguna señal que indicara que le habían puesto una inyección, era evidente que se le había suministrado una dosis considerable de morfina o diamorfina en las horas anteriores a su muerte. Determiné que esa era la causa de la muerte: sobredosis de morfina.

De hecho, había muerto a manos de su médico de confianza y fue tras la muerte repentina de Kathleen Grundy cuando se descubrió que Harold Shipman era en realidad un asesino en serie. Sus pacientes le tenían en gran estima, y aquella comunidad que yo recordaba con tanto cariño hablaba mucho de él y lo admiraba. Muchos decían que era el médico más agradable de la zona. Quienes más aprecio le tenían eran los pacientes de más edad, porque no le importaba hacer visitas a domicilio y, como ya había trabajado en Hyde tiempo atrás, cuando abrió su consulta privada en 1992 se vio inundado de pacientes, únicamente gracias al boca a boca.

Se empezó a sospechar de él cuando Kathleen Grundy murió de forma repentina solo unos días después de que la mujer al parecer cambiara su testamento a favor de Shipman. El médico había dictaminado que había muerto de «edad avanzada».

Se reabrieron otros casos de inmediato y hubo más exhumaciones. Asistí a cinco de aquellas autopsias. La siguiente que presencié fue la de una mujer de setenta y tres años con enfermedad coronaria y enfisema leves. No había rastro de la neumonía que Shipman mencionaba en su certificado de defunción. Sí había indicios, en cambio, de envenenamiento por morfina. En el siguiente cuerpo se obtuvieron idénticos resultados. Todos los pacientes habían muerto de lo mismo.

Costaba imaginar que un médico de familia hubiera asesinado a seis de sus pacientes. En una carta que escribí tiempo después dije:

> Es por supuesto esencial que se identifique el origen de la morfina y que se valore la posibilidad de que haya podido haber contaminación [...]. Teniendo en cuenta el tiempo transcurrido entre la muerte y los exámenes *post mortem*, y los numerosos acontecimientos y el ajetreo que ha rodeado a los cuerpos debe excluirse de forma concluyente la posibilidad de que haya habido contaminación [...]. Sería conveniente que un especialista evaluara la posibilidad de que los productos químicos utilizados en la fabricación del líquido de embalsamamiento, de la madera del ataúd o de cualquier otro elemento decorativo del ataúd puedan contaminarse durante el entierro con sustancias que contengan morfina [...]. Por último, también debería explorarse la posibilidad de que haya otros nexos de unión entre cuerpos (embalsamadores, personal de los servicios funerarios, otro tipo de personal).

Desde luego, creía que había que investigar cualquier otra posibilidad no solo porque era el forense de la defensa de Shipman (sí, hasta los asesinos en serie tienen derecho a que los defiendan), sino porque me resistía, todos lo hacíamos, a la idea de que un médico hubiera asesinado de forma sistemática a sus pacientes. Unos años después, con Shipman ya entre rejas por el asesinato de no menos de quince pacientes, fue duro leer, en las conclusiones de la investigación oficial que presidió *dame* Janet Smith, que sin duda el doctor había asesinado, a lo largo de más de veinte años, a 215 personas, y que había centenares de casos más de los que, a aquellas alturas, no podían comprobarse los hechos.

Las razones por las que lo hacía no estaban muy claras. Por lo general, sus víctimas vivían solas. Por lo general, pero no siempre, eran personas ancianas. Por lo general, pero no siempre, eran mujeres. Cualquier esperanza de que Shipman en algún momento llegara a revelar las razones de sus acciones —y a confesar quizá cuántas de las 494 muertes que había certificado durante los años que ejerció como médico de familia las había causado él— desaparecieron pocos años después, en el año 2004, cuando apareció ahorcado en su celda.

La imagen que yo tenía de Hyde cambió tras las exhumaciones. Pasó de ser un lugar que relacionaba con la calidez de la familia de mi madre y con señoras mayores siempre atareadas a ser un lugar donde las ancianas morían a manos de un asesino en serie en el que habían confiado para que cuidara de ellas.

Cuando volví a Londres después de las exhumaciones, sin poder creer aún del todo que Shipman hubiera cometido los pocos crímenes de los que entonces se consideraba sospechoso, me esperaba otra experiencia desagradable: tuve que vérmelas con Iain West. Para mi sorpresa, se había jubilado del Guy. Lo había dejado, después de pasarse tantos años jurando que no lo haría. Se rumoreaba que tenía un problema de salud, pero, por supuesto, Iain era incapaz de desaparecer de la escena criminal londinense y dedicarse a cuidar de su jardín en Sussex. Aparecía a menudo en la morgue y en los tribunales, y cuando regresé de Manchester, algo taciturno por lo que se estaba descubriendo que había hecho Shipman, descubrí que iba a ser mi adversario en un caso de apuñalamiento.

Discrepábamos en lo esencial: no cara a cara, sino a través de informes redactados en términos muy duros y que se contradecían unos a otros. Su refutación era, como de costumbre, muy sólida. Aunque sí que pensé en aquel momento, y no solo *a posteriori*, que su prosa quizá era un poco menos sólida de lo que solía serlo.

El caso giraba en torno a la versión de la autora del crimen de cómo entró el cuchillo en el corazón de la víctima. Ese tipo de historias son, a menudo, muy originales y a estas alturas creo que ya he oído todas las excusas posibles para la presencia de una hoja de cuchillo en el cuerpo de otra persona. La más habitual es «chocó con el cuchillo». No siempre es fácil demostrar que eso es lo que ocurrió, o lo que no ocurrió, de modo que, cuantos más testigos puedan dar su versión, más fácil es para mí reconstruir el ataque. En aquel caso, no había testigos. Una mujer y su marido habían discutido, como consecuencia él había muerto y no contábamos más que con la palabra de ella sobre lo que había ocurrido. El agente de más rango de los que investigaban lo sucedido me llamó de hecho para pedirme consejo antes de interrogarla, lo que no es nada habitual, porque sabía que todo el caso dependía de la descripción exacta que hiciera la mujer de lo que había sucedido.

—Nada de generalidades, oblígala a concretar —le aconsejé—. No dejes que te diga: «¡Se me echó encima!». Eso no significa nada, haz que reconstruya lo que pasó, que lo describa, que diga quién estaba en qué sitio y cómo agarraba ella el cuchillo, en qué mano lo tenía y en qué dirección se movieron cada uno de los dos. Solo así podré probar si dice la verdad o miente.

Hizo exactamente lo que le pedí. Pero el caso siguió siendo un misterio.

La pareja, que estaba divorciándose, se encontraba en plena lucha enconada por la custodia de sus dos hijos pequeños. Era una familia acomodada que vivía en una casa grande y bien cuidada. El padre ansiaba quedarse con los dos niños e iba a celebrarse de forma inminente una vista en un juzgado de familia. Seguían viviendo en la misma casa, aunque la madre ya había firmado el contrato de alquiler de una vivienda a la que ella y los niños iban a mudarse poco después.

El día de su muerte, el padre se había tomado el día libre en el trabajo para salir por ahí con los niños. La madre les estaba diciendo adiós con la mano cuando de repente el marido detuvo el coche en el camino de la entrada y volvió al interior de la casa, mientras le hacía señas a la madre de que lo siguiera. Pensando que se habría dejado algo, ella lo siguió. Cuando estuvieron dentro, el padre cerró la puerta y le anunció a la madre que quería que los niños vivieran con él.

Según la declaración de la madre, la discusión transcurrió en los siguientes términos:

> Yo dije: «Pero tienes que ir a trabajar, ¿cómo vas a hacerlo?».
>
> Y él dijo: «Dejaré el trabajo. Y cuidaré de mis hijos».
>
> Yo dije: «Oh, no, no lo harás».

La mujer describió a continuación la furia que invadió a su marido. El síntoma más claro era el modo en que torcía la mandíbula: lo recordaba de una ocasión anterior en la que él la había pegado. Pero, como pronto ella mismo dejó claro, y pese a su estilo de vida de clase media, la mujer era un hueso duro de roer: había crecido en un barrio difícil y había aprendido, ya de pequeña, que acobardarse no hace más que envalentonar al agresor. En aquella ocasión anterior ella le había devuelto el golpe y esta vez estaba dispuesta a hacer lo mismo.

La mujer era incapaz de recordar cuándo habían pasado del recibidor a la cocina.

> Pero lo siguiente fue cuando yo estaba al fondo de la cocina y pensé que me estaba dando puñetazos en el estómago. Empezó a darme puñetazos y pensé que me golpeaba, pero cuando miré, miré hacia abajo y vi un mango verde y no me estaba pegando, me estaba apuñalando.
>
> Le dije: «¡Qué estás haciendo, vas a matarme!».
>
> Y él entonces lo cogió, cogió el cuchillo de mi estómago y me lo puso en el cuello. Estaba intentando cortarme la garganta. Estaba intentando cortarme la arteria de la garganta para matarme...
>
> Y le dije: «Por el amor de Dios, vas a matarme, piensa en los niños... no me mates, no me mates, piensa en los niños... puedes quedarte con los niños, quédatelos, pero por favor no me mates».
>
> No se me ocurrió que podría coger otro cuchillo o cualquier otra cosa pero luego empezó a darme patadas. Me cogió la cabeza y empezó a golpearla contra el suelo. Me hice un moratón aquí y me rompió un diente. Me daba golpes y golpes y cogió una silla de la cocina y me golpeó con la silla y yo pensé, oh, Dios mío, no va a parar hasta matarme. Ya estoy medio muerta, tengo heridas por todas partes. Estaba empapada de sangre. Era como si yo, como si saliera de la ducha, de tan cubierta de sangre como estaba.

> Él no decía nada, me ponía el cuchillo en el cuello y yo tenía que quitarle ese cuchillo... me agarraba y me lo ponía en el cuello y yo, con la mano derecha, conseguí coger el mango o la hoja o lo que fuera y no lo solté... había sangre por todas partes, por todo el suelo y la pared.
>
> Y yo, yo ya tenía el cuchillo en la mano, en la mano derecha, y le di. O avancé o le di con el cuchillo, una de las dos cosas... Debí de resbalarme o de caerme al suelo y me refugié detrás del cuchillo...

El agente que le hacía las preguntas la interrumpió en ese punto y le pidió que reprodujera exactamente lo ocurrido, más de una vez. Pudo establecer que la mujer había hecho ondear el cuchillo en el aire mientras estaba en el suelo, pero no fue capaz de describir el momento en el que se había producido el contacto entre la víctima y el cuchillo. De hecho, como no creía haber matado a su marido, salió corriendo de la cocina, fue a toda velocidad al garaje, cerró la puerta con llave y llamó a la policía. Y todo aquel rato los dos niños estuvieron atados a sus sillitas en el coche, delante de la casa.

¿Decía la mujer la verdad? ¿O había matado a su marido y luego se había autolesionado para hacer más creíble la historia de que él la había atacado a ella?

Las fotografías de la escena del crimen ratificaban la presencia de sangre en las paredes de la cocina, y de una gruesa capa en el suelo. Había sillas volcadas. Parecía sin duda que allí había habido una pelea.

El marido presentaba varias heridas:

- Una incisión superficial en la parte superior del pecho.
- Una herida que había penetrado tres centímetros en la parte inferior de la pierna izquierda.

- Dos heridas un poco más profundas pero pequeñas en la palma de la mano derecha.
- Una herida de arma blanca en el corazón que había perforado la pared anterior del ventrículo derecho y había provocado una herida más pequeña en el ápex.

Lo habían trasladado a toda prisa al hospital y le habían sometido a una intervención cardíaca complicada, de modo que tenía muchos puntos de sutura. La operación no había logrado su objetivo. Sin duda, era aquella herida en el corazón la que había acabado siendo letal.

Aun así, en un primer vistazo, sus heridas no tenían tan mal aspecto como las de su mujer. Yo no llegué a conocerla ni a examinarla, pero vi las muchas fotos que se hicieron de sus heridas. Buscaba indicios de que fueran autoinfligidas, la señal de un asesino que planea alegar defensa propia.

Los forenses a menudo tienen que elegir entre homicidio y suicidio, heridas accidentales y deliberadas. Y las heridas de arma blanca son terreno abonado para los impostores: tienen un aspecto tan horrible que, a primera vista, cualquiera con poca experiencia cree de inmediato que nadie podría haberse hecho algo así a sí mismo. Los años me han enseñado, no obstante, que no hay casi nada que la gente no sea capaz de hacer para evitar un cargo de asesinato. Las lesiones autoinfligidas por lo general son fáciles de reconocer: están hechas con la cantidad mínima de fuerza necesaria para provocar un efecto máximo y desde luego siempre están en partes del cuerpo a las que la mano de su dueño puede acceder fácilmente. Las lesiones que en ningún caso pueden ser autoinfligidas también son fáciles de identificar y, gracias a ello, a veces tengo la satisfacción de contribuir a que un inocente quede libre de los cargos de agresión.

La mujer en este caso presentaba:

- Contusiones en la parte superior del brazo izquierdo, hombro izquierdo, lado izquierdo del cuello, cadera derecha, cadera izquierda, muslo derecho, mano derecha.
- Una herida por incisión abierta, pero no profunda, en la zona frontal izquierda del cuello.
- Arañazos superficiales en la misma área.
- Una perforación junto a la herida del cuello.
- Una incisión por encima de la clavícula.
- Incisiones en la parte posterior del codo izquierdo.
- Una incisión horizontal bajo el pecho derecho.
- Pequeñas heridas de arma blanca a ambos lados del abdomen.
- Una herida por perforación en el muslo derecho.
- Una incisión abierta en la mano derecha.
- Cortes pequeños y poco profundos en el pulgar derecho.
- Un rasguño de cuchillo en la mano izquierda.
- Un diente roto.

El Ministerio Fiscal celebró numerosas reuniones sobre este caso. Cuando la familia del hombre fallecido vio que existía la posibilidad de que no se presentaran cargos contra la mujer, amenazaron, llenos de rabia, con una acción civil. Y contrataron a Iain para que comparara la descripción que había hecho la mujer de la pelea con las heridas que en verdad había sufrido.

Y ahí estaba su informe, esperándome encima de la mesa cuando volví de Manchester. Estaba escrito en un tono tan atronador que casi se lo podía oír retumbar.

> Las heridas por arma contundente del brazo podrían ser resultado de una serie de golpes. No presenta el típico patrón de agarre [...].

Aunque es posible que una persona se provoque moratones a sí misma golpeándose con objetos o pellizcándose, etc., en este caso las lesiones del brazo podrían ser consecuencia de una agresión del marido.

El patrón general de sus lesiones, sin embargo, no se corresponde en absoluto con la clase de heridas que habría recibido si hubiera sufrido una agresión vigorosa por parte del fallecido y él hubiera querido apuñalarla. La piel es uno de los tejidos más resistentes del cuerpo y en cuanto la punta del cuchillo la perfora, incluso si quien lo clava lo hace con un grado de fuerza moderado, nada impide que el instrumento penetre profundamente en el cuerpo; de hecho, en muchos casos se introduce la hoja entera. Todas las heridas que se observan en el cuerpo de la dama parecen ser muy superficiales y no se detecta que haya un grado de penetración sustancial.

Las heridas por incisión en el cuello autoinfligidas no son infrecuentes. Nada sugiere que el cuchillo se haya clavado en el cuello en un movimiento que recuerde al de un apuñalamiento. Teniendo en cuenta el modo en que supuestamente se produjeron las lesiones del abdomen, tengo el firme convencimiento de que no son consistentes con arremetidas vigorosas de cuchillo, sino que son consistentes con autolesiones o con heridas de arma blanca infligidas con un control considerable.

Puede que la dama haya sido víctima de una agresión en la que se hayan producido golpes como puñetazos o incluso golpetazos con una silla, aunque hay pocas evidencias que permitan sostener la acusación de que sufrió patadas fuertes en los muslos o de que le golpearon la cabeza con violencia contra el suelo. El patrón general de las lesiones es, sin embargo, consistente con la posibilidad de que sean autoinfligidas.

Yo estuve de acuerdo con el diagnóstico de que la mujer había sufrido una agresión con un objeto contundente. No lo estuve con el de que las heridas de arma blanca fueran autoinfligidas.

Enumeré varias razones.

En primer lugar, cuando la apuñalaron en el abdomen, la mujer había dicho le pareció que le estaban dando puñetazos, no que le estuvieran clavando un cuchillo. Ese es un equívoco muy habitual entre las víctimas de apuñalamiento: todas insisten en que la sensación es la de recibir un puñetazo, más que la de un cuchillo penetrando. Es un hecho, pero no es la clase de hecho que la mujer tuviera demasiadas probabilidades de saber.

En segundo lugar, aunque es verdad que la mujer podría haberse herido a sí misma en el cuello y el abdomen, sería muy difícil e inusual que alguien se autoinfligiera daño en un codo y en la parte posterior de la mano opuesta.

En tercer lugar, eran las heridas del marido las más importantes y, de las cuatro de arma blanca que había sufrido, tres estaban en áreas no letales del cuerpo. La herida poco usual de la pierna hacía pensar que la mujer estaba en el suelo cuando se la infligió, o al menos que estaba por debajo de él. La herida fatal del corazón podría haberse producido de forma deliberada, pero en el contexto de una lucha por el control del cuchillo creí que no era posible excluir más allá de toda duda razonable la posibilidad de que la herida fuera accidental. Y nadie podía decir, viendo las lesiones de la esposa, que allí no había habido una pelea de verdad.

De modo que aunque el caso estaba lleno de dudas y discrepancias, como testigo experto no pude establecer, más allá de toda duda razonable que la herida fatal de arma blanca al marido fuera deliberada o que las heridas de la mujer fueran autoinfligidas. Incluso en el grado más bajo de culpa, el cálculo de probabilidades, en mi opinión era el marido y no la mujer el responsable de las heridas que ella presentaba.

El Ministerio Fiscal decidió que no tenía ningún interés para la ciudadanía —ni para el bolsillo de la ciudadanía— seguir investigando aquel caso. El oficial de instrucción, consciente de que había una familia muy enfadada sentada en su tribunal, se aseguró de que hubiera presencia policial en la sala durante la investigación judicial. Iain no prestó declaración en persona, aunque, por supuesto, se mencionó su informe. Mi declaración se vio interrumpida por lágrimas de rabia y numerosas burlas. El oficial de instrucción tuvo que llamar a la calma en más de una ocasión.

Me sentí reivindicado cuando el oficial de instrucción dictaminó que se trataba de un homicidio en defensa propia. Durante unos instantes, la sala se quedó en silencio. Luego estallaron los gritos de indignación.

Cuando las cosas se pusieron feas, me escabullí de la sala. Hasta donde yo sé, la acción civil contra la mujer no llegó a materializarse. Al llegar a casa, Chris había salido y Anna estaba con la cabeza metida en sus libros de física, absorta y concentrada. Me recordó a Jen. Mientras guardaba el grueso expediente del caso de apuñalamiento, me pregunté si yo alguna vez había mirado con tanta atención mis libros o si, como Chris, había sido un estudiante más bien errático.

—¿Qué has hecho hoy? —preguntó Anna.

Le hablé del tribunal del oficial de instrucción, de los familiares enfadados. Era la primera vez que me preguntaba directamente por mi trabajo.

—¿Puedo ver las fotos? —dijo, para mi sorpresa.

Si una cosa sabía Anna de mi trabajo es que las fotos eran tabú.

—¿Las fotos de...?

—Del cuerpo del marido.

Mi hija tenía quince años y estudiaba para sus exámenes de final de secundaria. Sacudí la cabeza.

—Eres un poco joven para ver fotos de la morgue.

—No, en serio, quiero verlas. He visto un montón de dibujos en clase de biología.

—Pero los dibujos de tus libros de biología no tienen heridas de arma blanca.

—Creo que seré capaz de soportarlo, papá.

Quizá tenía razón. Quizá había llegado el momento de dejar de mantener a mis hijos al margen de la peculiar naturaleza de mi trabajo. Quizá todas esas muestras en formol de mi estudio que llevaba a mis charlas o los tribunales (era difícil esconderlas todas) y las conversaciones sobre temas médicos a la hora de la comida hacían que la muerte formara parte de su vida más de lo que yo había imaginado.

—Te enseñaré las heridas de la mujer —le dije— y vemos qué tal. Ella está viva, al fin y al cabo. Y quizá puedas decirme si crees que se apuñaló a sí misma para que pareciera que su marido la había atacado.

Se le iluminaron los ojos.

—Yo creo que no lo hizo y el oficial de instrucción piensa lo mismo, pero Iain West hizo un informe muy duro en el que decía que sí.

Anna asintió con entusiasmo.

—Y esto no es algo que no, repito, no debes hablar con nadie de fuera de esta familia —añadí muy serio.

—Bah. Eso ya lo sé —dijo fulminándome con la mirada.

Estuvimos una media hora —rara pero entrañable— hablando de heridas. A Anna parecía no asquearle en absoluto su aspecto. Finalmente, tras muchas súplicas, le enseñé las fotografías del marido, de la herida de arma blanca en el corazón que lo había matado. El cuerpo, limpio y en el contexto de la morgue, no impresionaba demasiado.

—Parece una persona dormida —dijo Anna—. Los cadáveres no dan miedo en realidad.

—No dan miedo en absoluto, pero aun así no voy a enseñarte las fotos del interior.

Se encogió de hombres.

—Vale —aceptó—, pero te prometo que no me iba a asustar.

Se me ocurrió, por vez primera, que Anna podría estar descubriendo su vocación de médico forense.

—Pensaba que Chris y tú queríais ser veterinarios —dije.

—Él sí quiere. Yo, también. Pero quizá también me guste la medicina.

—Bueno, espero que no quieras ser patóloga clínica, y menos médica forense.

Parpadeó sorprendida. Hasta yo estaba sorprendido por lo que acababa de decir.

—Pero ¡mamá dice que te encanta tu trabajo! —protestó.

—Y me encanta. Pero...

Pero ¿qué? De repente, las humillaciones judiciales, las familias enfadadas, los muchos rostros del dolor, las señoras de cierta edad en buen estado de salud cuyas muertes a nadie le habían parecido sospechosas y que luego había habido que exhumar, me parecieron algo que quería ahorrarle a mi hija.

—Papá —había cierta alarma en su voz—, ¿qué pasa?

—Anna, acabo de darme cuenta de algo —dije—. Ha llegado el momento de volver a volar.

30

La investigación oficial por la que la familia de Stephen Lawrence tanto había luchado llegaba a su fin, igual que el siglo. En su informe final, a principios de 1999, sir William Macpherson dijo: «Creemos que el impacto inmediato de la investigación oficial [...] ha llevado ante la opinión pública, de un modo muy contundente, las quejas justificadas del señor y la señora Lawrence, y la insatisfacción y disconformidad, a las que hasta ahora se había prestado muy poca atención, de las minorías étnicas, tanto desde el punto de vista local como nacional, en relación a este y a otros casos, por lo que se refiere al trato que reciben de la policía».

La investigación policial sobre la muerte de Stephen Lawrence se describía como «visiblemente viciada» y creo que fue allí donde el público se tropezó por primera vez con la expresión «racismo institucional». La investigación oficial y lo que puso de manifiesto cambiaron de forma significativa la imagen pública de la policía. Ya no se los veía necesariamente como a los mejores aliados de los inocentes. Y, de puertas adentro, en la Policía Metropolitana la investigación oficial también fue el inicio de un cambio de actitud hacia las minorías.

Para la familia Lawrence, aquello no fue el final. El resto de su historia es conocida: se prolongó durante trece años más, y puede que aún siga. Gracias, al menos en parte, a este caso, en 2005 se modificó la ley de doble inculpación, de forma que ahora es posible volver a juzgar a un acusado por el mismo crimen, si aparecen nuevas pruebas. En 2011, los avances científicos permitieron hallar ADN de Stephen en la ropa de los sospechosos y se consideró que era prueba suficiente para juzgarlos de nuevo. Es la más reciente, aunque quizá no sea la última, de mis citaciones a declarar por ese caso. En enero de 2012, Gary Dobson y David Norris fueron declarados culpables del asesinato y se los condenó a cumplir una condena de prisión de unos catorce años cada uno. Tres de los asesinos de Stephen permanecen en libertad, al menos por aquel crimen. Los nombres de los principales sospechosos son del dominio público desde hace tiempo.

En aquellos años de finales de la década de los noventa, mi vida en el St George parecía engañosamente estable y mi vida en general alcanzó nuevas cotas gracias a las prácticas de vuelo. Porque empecé a volar en solitario. Sí, un día frío y despejado de enero despegué. Hacia el cielo. Completamente solo.

No sé por qué la sensación de no tener nada más que aire debajo de mí, encima de mí, por todas partes, me proporcionaba tal alivio respecto a la dura realidad de mi trabajo. No sé por qué estar rodeado de espacio y disponer de una forma de surcarlo me proporcionaba una ilusión de control sobre mi propio destino que nada de lo que estaba sujeto a la tierra podía ofrecer. No sé por qué sentarme a los mandos de una avioneta borraba de un plumazo los problemas que hacían que mi cerebro no parara de dar vueltas durante gran parte del tiempo. Solo sé que me encantaba, y que durante las horas que pasaba volando no pensaba más que en lo que estaba haciendo, en hacer volar el avión.

Empecé a esperar con ganas el momento en el que volar no fuera algo limitado a los viernes por la tarde en el club de la Policía Metropolitana. Aquel año Anna tenía sus exámenes de final de secundaria y Chris, la selectividad. Nuestra vida en casa, y hasta cierto punto nuestra vida laboral, había girado siempre en torno a nuestros hijos. Chris y Anna ya no necesitaban que hubiera alguien con ellos a todas horas, aunque sí necesitaban otro tipo de apoyo. Pero en pocos años los dos se irían. Era inevitable y era horrible. Íbamos a tener que repensar nuestro mundo. Y reconocer que llegaría el día en que nuestro trabajo estaría hecho.

Esa es la razón por la que compramos una casita en la isla de Man. Nos enamoramos de ella unas vacaciones. Estaba cerca de la casa de Austin y Maggie. Necesitaba muchos arreglos, pero estuvimos de acuerdo en que, a la larga, nos gustaría vivir allí todo el año. Aunque «a la larga» parecía quedar muy, muy lejos.

En 1999 al fin dejé de fumar. Nuevo milenio, nuevo siglo: ¿iba a darle la bienvenida a través del humo del tabaco que congestionaba mis pulmones? No, ni hablar. ¿Iba a limitar a mis posibilidades de ver más allá de unos pocos años del siglo XXI inhalando cantidades industriales de cancerígenos muy caros día tras día? No, ni hablar. Así que, aunque había intentado dejarlo muchas veces antes, fue la inminente llegada del año 2000 lo que hizo que aquella vez lo consiguiera. Tras tres o cuatro meses de mal humor, de chicles de nicotina y de parecer un hámster de tanto masticarlo, llegó un momento en el que me di cuenta de que podía vivir sin tabaco, y que entraría en el nuevo siglo sabiendo que no iba a fumar nunca más. Y no lo he hecho.

Vimos llegar el nuevo año en la isla de Man.

—Me gustaría vivir aquí —dijo Jen—. Es lo que quiero para el nuevo siglo.

—Creo que tendré pronto mi licencia de piloto. Podríamos vivir aquí y volar a donde tuviéramos que ir —dije.

Los lugares son siempre más bonitos cuando llegas a ellos por el aire. Pero no había ninguna prisa. Aún no había cumplido los cincuenta y la isla de Man es un sitio al que uno va a jubilarse. ¿Verdad?

Chris empezaría a formarse como veterinario en uno o dos años. Anna estudiaba para la selectividad y seguía sin saber si quería ser veterinaria o médica.

—Papá, creo que me iría muy bien ver una autopsia —dijo un día.

Respuesta refleja: no.

Anna, tan joven, tan inexperta, con sus mejillas lisas y sus ojos brillantes. No podía permitir que se enfrentara a las feas realidades de la vida en la morgue, estaba claro.

—¡Chris ha estado en una! ¡Y no tenía ni dieciséis años!

—Chris pasó por una sala de autopsias por culpa de un delegado del oficial de instrucción idiota. Y no le hizo ninguna gracia.

—Pero esto será diferente, porque estaré preparada. Tú me lo explicarás todo, ¿verdad?

No.

—Y cuando solicite plaza en la Facultad de Medicina, piensa en lo bien que quedará en mi carta de motivación. Seguro que ningún otro candidato ha visto una autopsia.

No.

De modo que vino un día conmigo a la morgue. No para ver a una víctima de un suicidio ni de un homicidio, sino varios cuerpos de personas que habían muerto de forma repentina, pero por causas naturales. Mientras nos inclinábamos sobre ellos, miré de reojo a Anna, las cejas fruncidas en un gesto de concentración, mientras le señalaba un derrame cerebral, una arteria coronaria taponada del todo, un hígado cirrótico que se parecía a una caballa moteada.

—Si haces medicina, no tienes por qué hacerte médico forense —le recordé de camino a casa—. Pregúntale a tu madre sobre su especialidad.

—Ya lo he hecho —dijo—. Pero igual me veo más de forense, la verdad.

Costaba imaginar que la siguiente generación de Shepherds pronto sería adulta y estaría trabajando. Porque eso significaba que la generación anterior se estaba haciendo mayor.

No me quedó ninguna duda de ello un día de verano de 2001 cuando me vi asistiendo al funeral de Iain West. Había muerto, con solo cincuenta y siete años, de cáncer de pulmón, causado —puedo decirlo sin asomo de duda— por el tabaco, un hábito que, por supuesto, hasta hacía poco teníamos en común.

Hacía meses que sabíamos que se estaba muriendo, pero cuando supe la noticia me costó darle crédito. No hacía mucho que lo había visto en el tribunal del oficial de instrucción. Había acudido a prestar declaración: me hubiera gustado ver a alguien intentar convencerlo de que no fuera. Puede que supiera que aquella era la última vez que prestaría juramento y que tendría a un tribunal en vilo. Abajo, en los despachos, pensé en lo mucho que había envejecido y en lo débil que se lo veía. Subió muy despacio las escaleras en dirección a la sala revestida de paneles de roble, pero nadie se atrevió a ofrecerle ayuda. Luego, cuando se puso en pie para declarar y prestó juramento, se produjo una metamorfosis. El viejo Iain West seguía allí. Seguía al mando. Seguía teniendo presencia.

Ahora que se había ido, vi con claridad que, además de ser mi mentor y mi profesor, mi adversario y mi rival, también había sido mi amigo. Aquellas largas charlas en su oficina y en el *pub*, los gestos de amabilidad inesperados, la intimidad cómplice pero verbalizada de quienes han trabajado juntos durante muchos años... No era menos amistad porque hubiera girado en torno al trabajo. Y de repente mi amigo ya no estaba allí y yo no me había esforzado lo suficiente en verlo y en disfrutar de su compañía durante las últimas fases de su enfermedad y su retiro semiforzado.

Como si aquello no invitara lo suficiente a la melancolía, aquel mismo día, doble desolación, el padre de Jen, el admirado Austin, murió en la isla de Man, dejando a la familia destrozada.

No era un *memento mori*, sino dos. Podría parecer que los forenses, al mirar constantemente a la muerte a la cara, no necesitamos que nos recuerden nuestra propia mortalidad. Pero sí lo necesitamos. Necesitamos, igual que todo el mundo, que la muerte de los que tenemos más cerca nos anime a sacarle todo el partido a la vida. De repente, Jen y yo, que soñábamos con ir a vivir a la isla de Man, nos preguntamos si no era algo que debíamos hacer más pronto que tarde. Pensábamos también en la madre de Jen, Maggie, que ahora que era viuda podría necesitarnos más. Había llegado el momento de aceptar que, si queríamos vivir en la isla, no podíamos posponer la decisión indefinidamente.

En aquel 2001 también se hicieron públicos los informes definitivos del desastre del *Marchioness*. El juez Clarke puso en marcha una investigación formal del propio desastre y una investigación no estatutaria (que es más flexible y se considera por lo general que tiene un enfoque menos rígido) sobre la forma en la que se trató a los muertos del

Marchioness y a sus familias. Tras la investigación formal, hubo nuevas recomendaciones dirigidas a mejorar la seguridad y los sistemas de rescate del Támesis. Y en la investigación no estatutaria, el juez Clarke confirmó que las familias de los fallecidos en el *Marchioness* fueron víctimas de errores humanos y sistémicos. Su informe reconocía fallos en los procesos de gestión y de identificación, y señalaba errores de comunicación entre figuras con cargos esenciales que estaban de vacaciones y sus sustitutos; entre los muchos rangos de agentes de policía; entre la policía, el oficial de instrucción y los expertos en huellas dactilares; entre los delegados del oficial de instrucción; entre el personal de la morgue y el de la funeraria.

En cuanto a mí, la investigación oficial cerró un capítulo de mi vida. Los forenses fuimos por fin absueltos de toda culpa por los errores que se cometieron. Me libraba, once años después del desastre, de las reacciones airadas que causaron los problemas de identificación, y en especial las manos desaparecidas. Las llamadas telefónicas llenas de rabia y el desdén de la prensa desaparecieron de la noche a la mañana, después de tantos años reapareciendo cada cierto tiempo.

El informe de la investigación no estatutaria era interesante sobre todo por las recomendaciones sobre el trato a los familiares y sobre la identificación de las víctimas de una tragedia así. De hecho, hacía varios años que yo también le daba vueltas a aquel asunto. A lo largo de la década de los noventa me había estado preguntando cuál sería nuestra reacción —la de los forenses y los equipos de emergencia en general— ante una catástrofe de grandes dimensiones en Londres. Porque los desastres empezaban a ser distintos.

En 2001, nuestros sistemas de transporte y nuestras ciudades eran mucho más seguras de lo que lo habían sido en el pasado. La nueva gran amenaza era el terrorismo. Seguíamos teniendo muy recientes las bombas del IRA de la década de los setenta, ochenta y parte de los noventa. Y otras ciudades lo habían pasado mal. En 1993 estalló una bomba en el World Trade Center de Nueva York; mató a seis personas y más de un centenar resultaron heridas. En 1995 miembros de una secta liberaron gas sarín en el metro de Tokio.

La oficial de instrucción del oeste de Londres, Alison Thompson, compartía mi preocupación por los planes, o más bien por la falta de planes, que deberían hace frente a desastres tanto naturales como no naturales. Bajo su jurisdicción caían la morgue de Fulham, donde trabajábamos los forenses del St George, y, lo que era más importante, el aeropuerto de Heathrow. Ante una catástrofe de grandes dimensiones en Londres, había un acuerdo previo que decía que los cuerpos se trasladarían a un hangar especial del aeropuerto. Decidimos ir a verlo. Y nos encontramos con algo que era más bien un garaje grande. Estaba lleno de vehículos quitanieve para las pistas de aterrizaje y de equipos auxiliares.

Habría sido difícil encontrar un lugar menos adecuado. No solo estaba sucio, lleno de grasa y ocupado por maquinaria pesada, sino que el acceso era difícil y no había más agua que la que salía de un pequeño lavamanos. Lanzamos a la policía, al resto de los servicios de emergencias, a las autoridades locales y a las ONG de apoyo la propuesta de revisar los planes de Londres ante una eventual crisis de grandes dimensiones. Y resultó que no éramos los únicos preocupados por cómo afrontaría la capital un incidente así, por lo que todo el mundo se mostró encantado de colaborar.

Sabíamos cómo definir lo que era una emergencia. El doctor David Paul, oficial de instrucción jubilado de la zona norte de Londres, lo había hecho de una forma muy simple: «Mi idea de una emergencia es tener al menos un cuerpo más del que mi morgue puede asumir».

Nuestro grupo se reunía con regularidad en la comisaría de Heathrow y lo primero que hizo fue tratar de anticiparse al tipo de emergencias con las que creíamos que nos podíamos encontrar. Nos sentábamos en torno a una mesa, bebíamos café y hablábamos de cómo lidiar con una pandemia de gripe. O con un accidente de avión en la ciudad. O con un ataque terrorista. Aunque sabíamos que, por más situaciones descabelladas y atroces que imagináramos, la realidad siempre sería otra, y que necesitábamos pensar un plan que fuera de lo específico a lo general.

Y se demostró que hacíamos bien. Chris estaba a punto de irse de casa. Cuando me llamó, las maletas estaban hechas y le faltaban pocas horas para coger un tren en dirección a la universidad del norte a la que iría a estudiar Ciencias Veterinarias.

—Anna y yo estamos viéndolo en la tele...

—¿Viendo qué?

—Papá, ¿estás de guardia para emergencias internacionales?

Era el 11 de septiembre de 2001.

Encendí el televisor y vi imágenes del vuelo 11 de American Airlines estrellándose contra la Torre Norte del World Trade Center. En un primer momento, parecía el tipo de horrible accidente sobre el que nuestro grupo de trabajo había especulado. Pero cuando, poco después, el vuelo 175 de United Airlines se estrelló contra la Torre Sur supe que, pese a que habíamos hablado de la posibilidad tanto de actos de terrorismo como de accidentes de avión en la ciudad, nunca se nos había ocurrido que ambos pudieran combinarse de un modo tan letal.

Luego, lo más increíble, lo que parecía imposible, ocurrió, y mientras el mundo miraba, las Torres Gemelas cayeron. Primero la Torre Sur. Y luego la Norte. Y en aquel momento me pareció que aquellos terroristas habían llevado las catástrofes de grandes dimensiones a un nivel que estaba mucho, mucho más allá de cualquier cosa que hubiéramos podido soñar.

Estaba tan sobrecogido y fascinado como el resto del mundo por aquel golpe espectacular. No se me ocurrió que pudiera verme involucrado. Supuse que mis compañeros estadounidenses acometerían la descomunal tarea de rescatar a los heridos y de encontrar e identificar a los muertos: ¿en qué podían ayudar los británicos a eso? Pero Alison Thompson no tardó en llamar por teléfono.

Como oficial de instrucción del oeste de Londres, Alison iba a tener que encargarse de los cuerpos repatriados de los ciudadanos británicos y establecer la causa de su muerte. Todo ciudadano británico que muere en el extranjero tiene derecho a una investigación judicial en el Reino Unido por ley: es así desde 1982, cuando el padre de una joven enfermera británica que murió en Arabia Saudí en sórdidas circunstancias se negó a aceptar la causa oficial que se le dio a su muerte; el impacto de aquel cambio en la ley se ha hecho notar en las décadas que han pasado desde entonces.

Alison también era consciente de que, más de diez años atrás, cuando un avión civil fue derribado por una bomba terrorista sobre Lockerbie, Escocia, hubo unos pocos errores en la gestión, y también en la identificación, de algunos de los cuerpos. Pero «unos pocos» errores, en una situación tan crítica, pueden desestabilizar y alarmar a un gran número de familias.

La inquietud de Alison por cuál iba a ser el procedimiento en el caso de las víctimas británicas hizo que se creara de inmediato un grupo en Scotland Yard del que formaban parte no solo la policía y miembros de los servicios de emergencia de nuestro comité de catástrofes de gran envergadura, sino también muchos otros oficiales de alto rango.

Las preguntas que nos hicimos eran: ¿qué ayuda podemos ofrecer a las autoridades de Nueva York? ¿Cómo íbamos a repatriar a nuestros muertos? ¿Debíamos practicar nuestras propias autopsias a las víctimas británicas una vez estuvieran en el Reino Unido? ¿Las familias considerarían aceptable que se volvieran a manipular los cuerpos de sus seres queridos? ¿O debíamos dejar en manos de la Oficina del Jefe Médico Forense (OCME, por sus siglas en inglés) de Nueva York todas las autopsias y las identificaciones? Tras la repatriación, los cuerpos irían a parar a sus lugares de origen, cada uno con su respectivo oficial de instrucción: ¿debía poner en marcha cada oficial de instrucción una investigación judicial y alcanzar su propio veredicto? Las investigaciones judiciales podrían alargarse durante meses, o incluso años, y habría, seguramente o sin duda alguna, una amplia variedad de veredictos que quizá entrarían en conflicto, desde muerte accidental a homicidio, pasando por homicidio imprudente.

Acordamos que primero evaluaríamos lo que la OCME de Nueva York estaba haciendo. Solo después podríamos decidir cuál sería nuestra respuesta formal y qué ayuda podía ofrecer el Reino Unido.

Hablábamos directamente con el primer ministro, Tony Blair, en la sala de reuniones del grupo de coordinación central de emergencias de la Oficina del Gabinete (COBRA, por sus siglas en inglés). Quedó claro que necesitábamos tener alguna opinión de primera mano y, por ello, se decidió que el 20 de septiembre —el día que cumplía cuarenta y nueve años— volaría a Nueva York para ver cómo estaban haciendo las cosas en la Oficina del Jefe Médico Forense. Llamé por teléfono a mi compañera de la OCME Yvonne Milewski y quedamos en vernos a mi llegada. Noté en su voz que estaba físicamente cansada y emocionalmente agotada. Y aun así me hizo saber que sería bienvenido.

Aterricé en una Nueva York extrañamente silenciosa, incluso para aquellas horas de la madrugada. El horror había hecho enmudecer la ciudad. Nueve días después de que las torres se desplomaran, el aire seguía impregnado de polvo y del olor de lo ocurrido. Y, aunque había carreteras cortadas y túneles cerrados, en las retenciones nadie hacía sonar la bocina. Le dije al taxista dónde me alojaba y contestó que había al menos cuatro hoteles con ese nombre. De modo que fuimos de uno a otro a través de las calles silenciosas. Al final supe que habíamos encontrado el hotel correcto porque el vestíbulo estaba lleno de agentes de policía británicos, y reconocí a algunos. Me dieron una cordial bienvenida y me preguntaron si quería ir a tomar algo con ellos, pero tuve que rechazar la invitación. Había quedado con Yvonne en la morgue de la OCME e iba a coger un taxi para que me llevara directamente hasta allí.

Al llegar, a las 2:30 de la madrugada, me esperaba una escena inolvidable. El edificio en sí era un feo mazacote de hormigón de los años sesenta, pero el edificio no era lo que llamaba la atención. Las calles adyacentes y los aparcamientos se habían dividido en parcelas y estaban rodeadas de un cordón de seguridad, porque es allí donde estaba la zona de recepción, abierta las veinticuatro horas. Tras pasar el control de seguridad me vi en una plaza improvisada, bien iluminada, llena de carpas que hacían las veces de cafeterías y de trabajadores que se tomaban un respiro frente a un café y un dónut. Más allá había grandes remolques frigoríficos, al menos treinta, colocados ordenadamente en hileras en los aparcamientos colindantes, sobre los que se habían instalado carpas, con flores custodiando las entradas y banderas estadounidenses a modo de tristes centinelas.

Olfateé el aire. Ese aroma. Estaba claro que los remolques estaban llenos de fragmentos de cuerpos humanos.

Incluso a aquellas horas de la noche, de vez en cuando un coche fúnebre daba marcha atrás en el muelle de carga con una bolsa de cadáver en su interior. Los equipos de rescate trabajaban día y noche en la zona cero y los forenses tampoco paraban. Yvonne se había presentado voluntaria para el turno de noche. Y para el turno de mañana. Dormía cuando podía.

Hace falta ser muy resiliente para lidiar con una situación tan extraña e inquietante. Muchos se dieron cuenta entonces de que en realidad no tenían esa resiliencia. Las consecuencias psicológicas entre los equipos de rescate y el personal de las morgues fueron enormes. Algunos siguieron adelante. A otros los enviaron a casa, y su aspecto era el de personas con estrés postraumático.

Como se trabajaba por turnos, no había nunca retrasos en el proceso de reconocimiento y de identificación. Algunas de las bolsas de cadáveres que llegaban se sabía que llevaban dentro a un policía o bombero que había arriesgado —y perdido— la vida en la masacre. En homenaje a su valor, se formaba a su paso con banderas mientras se los llevaba al interior de la OCME.

Dentro de las bolsas había cuerpos enteros, o casi enteros. A veces las partes más pequeñas llegaban en cajas más pequeñas. La norma básica de cualquier operación de rescate tras una tragedia es que si un miembro de los equipos de emergencia encuentra, por decir algo, un dedo, ese dedo debe catalogarse por separado y etiquetarse con un número aparte, por más que parezca evidente a qué cuerpo pertenece. La naturaleza de aquel desastre, la tremenda fuerza de los impactos y el desplome de los edificios habían hecho que los cuerpos estuvieran a menudo en fragmentos tan pequeños que era imposible decidir cuáles iban juntos a simple vista, o por su localización o la ropa que llevaban. Muy pronto se hizo evidente que para muchas o quizá la mayoría de las identificaciones habría que confiar en el ADN. Más adelante, en ocasiones mucho más adelante, a partir de esa técnica maravillosa, miembros, trozos, partes, pedazos y fragmentos de tejido se integrarían para formar algo parecido a un cuerpo, o a lo que quedaba de un cuerpo. Como en todas las catástrofes de grandes dimensiones, la identificación de las víctimas iba a ser una gigantesca operación administrativa, además de científica. Y en aquel desastre la tarea era aún mayor, peor y más dura que cualquier otra que se hubiera acometido hasta entonces.

Nada más llegar, los cuerpos pasaban a una sala de admisión en la que se realizaba un primer examen preliminar. Luego eran trasladados directamente a una de las salas de exámenes. En cada una de ellas había un equipo de policías, forenses, fotógrafos, radiólogos y auxiliares. Las autopsias se llevaban a cabo de la forma habitual, ya fuera en cuerpos enteros o en partes de un cuerpo. Se documentaba todo profusamente y cualquier hallazgo se relacionaba más tarde con fragmentos de ropa, con artefactos personales —joyas, tarjetas de crédito, etc.— y cualquier otra característica, y con la descripción de dónde había aparecido el cuerpo exactamente. Luego, el cuerpo o el fragmento de cuerpo, ya numerado, iba a ocupar un espacio propio en un estante con su propio número, dentro de un remolque también numerado.

Se trataba a los cuerpos con el mayor de los respetos, y los remolques se mantenían limpios y bien ordenados, con las barras y estrellas como símbolo del poder del Estado y las jardineras de flores en representación del pueblo. Los remolques resolvían el problema principal de un desastre de semejante envergadura, que era no tanto procesar los cuerpos como conservarlos hasta que pudieran ser identificados. Una vez resuelto ese trámite, se entregaban a las familias. Me pareció que los estadounidenses estaban haciéndolo todo de la mejor de las maneras, siguiendo un método y con un enorme respeto.

Intenté molestar lo menos posible; allí todo el mundo estaba trabajando sin parar. Seguían haciéndolo cuando regresé al día siguiente para reunirme con el jefe médico forense en persona, Charles Hirsch. Era un hombre bajo, delgado y claramente sometido a mucho estrés, de unos sesenta y cinco años, que estaba coordinando aquella enorme operación con varios puntos en la cabeza y unas cuantas costillas rotas. Había sido uno de los primeros miembros de los equipos de rescate que había llegado al World Trade Center justo antes de que la primera de las torres cayera. Parecía un milagro que hubiera conseguido sobrevivir solo con heridas relativamente menores cuando los compañeros que estaban junto a él habían quedado enterrados por los escombros y estaban ahora en cuidados intensivos.

Los remolques se estaban llenando con rapidez. Con el tiempo se sabría que las víctimas habían sido 2.753. Se hallaron en total setenta mil partes o fragmentos de cadáveres. Muchos de los cuerpos habían quedado pulverizados, bien en la explosión inicial o cuando los edificios se desplomaron. Habría sido mucho más fácil meterlo todo en una fosa común pero, por supuesto, las familias de los muertos no podían soportar la idea de que sus seres queridos fueran enterrados junto con los secuestradores.

Muy pronto todos los escombros del World Trade Center se trasladaron a un viejo vertedero de residuos en Staten Island, en el estuario de la bahía del Hudson, curiosamente llamado Fresh Kills, «muertes frescas». Se cribó por completo, todo entero, no una vez sino dos. Lo hizo un equipo especializado coordinado por la policía y el FBI, en el que había antropólogos y médicos. Empezó después el largo viaje por el ADN de casi tres mil personas. Había que identificar cada minúsculo fragmento de tejido humano, cada efecto personal.

Hicieron falta años: hubo cuerpos identificados en 2013. Al fin, en 2015, se hizo saber que 1.637 víctimas habían sido identificadas, lo que representaba solo el 60 % de los que se creía que habían muerto: los demás se habían convertido en polvo, que es el destino de todos los cuerpos. En la actualidad hay planes para convertir Fresh Kills en uno de los parques urbanos más grandes del mundo.

Una amiga antropóloga que trabajó en el cribaje de los restos acabó, como muchos otros de los involucrados en el desastre, traumatizada por lo ocurrido. Tras meses tamizando escombros en busca de tejido humano y de huesos, empezó a sentir pánico a volar. Al volver al Reino Unido, y antes de embarcar en el avión, escribió su nombre en cada parte de su cuerpo, en cada miembro, por si la aeronave se estrellaba y acababa desmembrada. Estuvo sin trabajar muchos años después de aquello.

Al final de mi breve viaje, me llevaron en coche a un edificio de Manhattan de aspecto anodino, sede de una de las oficinas del consulado británico en Nueva York. Un grupo de personas del Ministerio de Asuntos Exteriores del Reino Unido me esperaba allí. Por aquel entonces sabíamos que había muchos ciudadanos británicos fallecidos, pero no exactamente cuántos.

—A ver —preguntó uno de los funcionarios—, ¿cómo vamos a trasladar a casa a nuestros cuerpos?

Me pregunté cómo imaginaban que se repatriaban los cadáveres. Luego uno de ellos, un político, dijo algo de una hilera de ataúdes en coches fúnebres yendo en marcha lenta desde el aeropuerto de Londres, envueltos en la bandera británica.

Sacudí la cabeza. Llevaba casi dos días sin dormir, y estaba cansado y conmocionado. Desde el punto de vista de los que estaban sacando las castañas del fuego, una fila de coches mortuorios cubiertos con la bandera sonaba a artimaña política pensada para que el Gobierno sacara el máximo partido del drama humano, y también una buena foto. Noté cómo dentro de mí nacía algo peligroso, algo realmente terrible, algo que, si le daba rienda suelta, podía convertirse en furia. Y yo nunca me enfado, y menos me pongo furioso. Pero en aquel momento se me escapó algo que se le parecía.

—¿Ataúdes? ¿Ha dicho ataúdes? Casi todos han quedado pulverizados, ¿no lo entiende? ¡En lugar de ataúdes va a tener que utilizar cajas de cerillas!

Sus miradas lo dijeron todo. La conversación no se alargó mucho más. Me dieron las gracias y dejaron que me fuera.

Mi informe alababa la gestión que habían hecho los estadounidenses de la tragedia y sugería utilizar sus formularios, en lugar de elaborar unos propios. Como consecuencia, y aunque finalmente la masacre se cobró 67 vidas británicas, un solo tribunal y un solo oficial de instrucción, empático y con experiencia, lidió con todas las víctimas del

Reino Unido. Se requirió la presencia de un solo agente de la policía estadounidense para prestar declaración. Y solo hubo un veredicto: homicidio imprudente.

Cuatro años después, Londres fue víctima también de un ataque terrorista. El 7 de julio de 2005, 52 personas fueron asesinadas y más de setecientas resultaron heridas por la explosión de cuatro bombas, tres de ellas en el metro de Londres y la cuarta en un autobús. Habían pasado solo unos días desde la firma del plan de contingencia ante catástrofes de grandes dimensiones en el que la oficial de instrucción Alison Thompson y yo habíamos empezado a pensar en los noventa, y al que desde entonces se habían unido muchos otros organismos.

Yo no estaba en Londres en el momento de la tragedia, pero volé de vuelta en cuanto llegó el llamamiento de ayuda y me puse a trabajar sin perder un minuto en la excelente y provisional morgue móvil que se había construido en menos de cuarenta y ocho horas en el campo de juego de la Honorable Compañía de Artillería, en la City de Londres, adonde se había trasladado a todos los cuerpos. Las instalaciones, de hecho todo nuestro plan, demostraron ser plenamente operativos. Hice mi trabajo con una inmensa pena. Quizá una parte de mí, una parte irracional, esperaba que tener el plan nos salvara de tener que ponerlo en práctica. Qué iluso.

Los oficiales de instrucción a cargo de aquella crisis quizá solo se arrepintieron de una cosa. Las familias de las víctimas del *Marchioness* habían criticado con amargura la decisión de practicar autopsias completas: les parecieron innecesarias, porque la causa de la muerte, tras un desastre así, sin duda era evidente. En consecuencia, tras las bombas de 2005 se nos pidió que no hiciéramos exámenes *post mortem* completos. Nuestro trabajo consistía únicamente en identificar a las víctimas. Abríamos los cuerpos solo para localizar la vesícula y el apéndice, porque su ausencia podía ayudarnos a identificar el cuerpo.

Un tiempo después, y aunque cueste creerlo, el servicio de ambulancias fue objeto de críticas por el tiempo que tardaron en ir a buscar a los heridos. Las ambulancias no acuden a lugares donde pueda haber peligro y, puesto que existía el riesgo de que hubiera aún más bombas, se les dijo que esperaran antes de acceder a las zonas en las que se habían producido las explosiones. Algunos proclamaron poco después que el retraso había causado varias muertes y se dio a entender que los abogados de las familias de algunas de las víctimas pedirían indemnizaciones a los servicios de emergencias. Como no se habían practicado autopsias completas, los forenses no lo tuvimos fácil a la hora de responder a las preguntas que tanto las familias como el oficial de instrucción nos hacían para averiguar si lo que se reclamaba tenía algún sentido.

Todo aquello me sirvió de experiencia. Años después, me tocó estar al mando del equipo forense tras la matanza que perpetró el taxista Derrick Bird en Cumbria, en una masacre que recordaba mucho a la de Michael Ryan en Hungerford veinte años atrás. Hubo quien me presionó para que no practicáramos autopsias completas, aduciendo que la causa de la muerte estaba clara. Pero, con el recuerdo del 7 de julio muy presente, no cedí a las súplicas. Se le hizo una resonancia magnética a cada paciente para revelar la posición de cada bala y luego se practicó un examen *post mortem* completo. No hubo una sola crítica a la respuesta de los servicios de emergencia.

31

Volví a vérmelas con la obra de Osama Bin Laden en Bali, un año después del 11 de septiembre de 2001. Dos bombas colocadas por extremistas islamistas vinculados al terrorista saudí estallaron en dos zonas muy turísticas de la paradisíaca isla indonesia. Más de doscientas personas murieron, la mayoría veraneantes occidentales y la mayoría de menos de treinta años.

De nuevo, y sin apenas tiempo para los preparativos, me subí a un avión. A mi lado se sentaban varios hombres corpulentos. Pensé que era probable que fueran de las fuerzas especiales. No hablamos en todo el trayecto, aunque supuse que todos volábamos hacia el este por el mismo motivo. Creí que ellos pensarían que yo era un turista o un periodista. Sin embargo, en el aeropuerto de Denpasar, cuando, junto a la cinta de recogida de equipajes, se dieron cuenta de que nadie había venido a buscarme, se volvieron hacia mí por primera vez.

—¿Quiere que lo llevemos, doctor?

—¿Cómo han sabido quién soy?

—Imaginamos que era el forense nada más verlo.

—¿Por qué?

—Bueno, para empezar, no se rio con la película.

Eso somos los forenses para el resto del mundo. Tristes

carniceros de rostro adusto obsesionados con la muerte. Aunque agradecí que me llevaran. Y a la primera persona a la que vi en el hotel fue a la oficial de instrucción Alison Thompson, que resultó que estaba en Hong Kong y que había volado hasta allí enseguida, sabiendo que de nuevo todos los cuerpos británicos quedarían bajo su jurisdicción en cuanto aterrizaran en Heathrow. Nos saludamos efusivamente y, aunque era muy temprano en Bali, decidimos salir en dirección al hospital donde se conservaban los cuerpos.

Antes de salir de Londres, me habían dicho que mi misión era supervisar la operación desde el punto de vista británico. Pero cuando entré en la morgue los otros forenses (había sobre todo australianos, pero también holandeses y alemanes) me reconocieron de los congresos internacionales a los que habíamos asistido y me pusieron de inmediato en las manos una bata, un delantal, unos guantes de goma y un bisturí. Y dijeron: «Al ataque, Dick».

El personal de la embajada británica había hecho un trabajo magnífico localizando los cuerpos británicos. No solo eso, sino que había conseguido combustible para mantener en marcha el generador de uno de los pocos contenedores frigoríficos del lugar, sino de todo el país. En realidad, como en todas las catástrofes, los forenses trabajábamos con un sistema tipo cinta transportadora, y nos ocupábamos del cuerpo que se nos asignaba, al margen de la nacionalidad.

El problema era que no había instalaciones adecuadas en las que conservar los cadáveres, y las temperaturas en Bali son elevadas. Jamás olvidaré la visión ni el olor de los cuerpos tendidos a la sombra, cubiertos con bolsas de hielo del supermercado. Cómo deseé encontrar un camión lleno de hielo para volcarlo por encima de todos ellos. Cambiaban a toda velocidad, y no para mejor. Algunos ya venían en pedazos y la identificación era el rompecabezas habitual, solo que un poco más difícil aún porque los equipos de rescate, por falta de experiencia, ponían todo lo que encontraban en el mismo sitio en una sola bolsa. Sentí un gran alivio al encontrar una mano solitaria con un anillo de boda en el que aparecía grabado, en el interior, el nombre de quien lo llevaba. Era un objeto pequeño y trágico que nos proporcionó una pieza pequeña de aquel puzle trágico.

Muchas de las víctimas eran personas jóvenes y atractivas que se habían sentido atraídas por aquella isla sibarítica y que habían estado pasándolo bien en el bar o en el club nocturno donde las dos bombas estallaron, una tras otra. Las había colocado un grupo extremista se creía que financiado por Al Qaeda.

A la larga se confirmó que había habido 28 víctimas mortales británicas y que, en conjunto, más de doscientas personas habían resultado heridas y 202 habían muerto. Fueron unos días duros, agotadores y traumáticos. Desde entonces he visitado los monumentos en recuerdo a aquella atrocidad tanto en Londres como en Perth, al oeste de Australia, aunque no me hace falta ningún monumento para recordar los cuerpos en descomposición, el hielo, el olor, el grifo goteante que era nuestra única fuente de agua y, planeando por encima de todo, la sensación de que el terrorismo es un empeño inútil. No estoy seguro de que esa sensación me haya abandonado jamás del todo.

De vuelta a casa, mi vida laboral atravesaba momentos inciertos. El mundo de la medicina forense estaba cambiando y sobre él se cernían un tipo de amenazas al que seguro que el gran Simpson no tuvo que enfrentarse nunca. Las facultades de Medicina nos habían pagado siempre para impartir clases sobre nuestra materia, pero por aquel entonces decidieron —casi todas ellas, una tras otra— que no iban a seguir financiando ni enseñando la especialidad de medicina legal. La razón principal que dieron era que no había suficiente investigación forense y que no se publicaba lo suficiente en revistas científicas de prestigio. Estábamos demasiado ocupados con las autopsias, los oficiales de instrucción y los tribunales como para cumplir con los nuevos requisitos de lo que debía ser una buena universidad. La era de la valoración intelectual a través de la evaluación de lo que se investigaba había llegado. Y nosotros, los médicos forenses, no estábamos a la altura.

Una a una, las facultades de Medicina, también las que tenían una larga tradición en medicina legal, cerraron sus departamentos, entre ellas el reino de Iain West en el Guy, y no mucho después de su muerte. Mi departamento en el St George aún resistía, pero su sentencia de muerte ya estaba firmada.

A efectos prácticos, nos estaban privatizando. Desde aquel momento, en lugar de prestar nuestros servicios como forenses sin cargo alguno, porque nuestro salario lo pagaban las universidades en las que enseñábamos, pasaríamos la factura directamente a la policía, a los oficiales de instrucción o a los abogados defensores.

Yo sabía que, sin un salario, sería difícil seguir con cierto tipo de trabajo, necesario pero no remunerado. Me refiero a todo lo que era un servicio público, como las clases en las que enseñaba a agentes con algún tipo de autoridad cómo inmovilizar de forma segura a un detenido. O mi participación en los comités de planificación de emergencias: todos los demás miembros del equipo recibían un salario de la policía o de alguna otra organización, mientras que yo ya no tenía tras de mí el peso de una universidad.

No solo decía adiós a los ingresos regulares, sino también a las clases y a los estudiantes, con la única excepción de unos pocos centros especializados a las afueras de Londres. Las clases que yo daba siempre estaban llenas y me constaba que a los estudiantes de Medicina les parecía muy interesante el trabajo forense. Yo creía que era importante que aprendieran al menos los rudimentos de la medicina legal. Cualquier médico, al margen de cuál sea su especialidad, debería ser capaz de identificar las señales de que algo sospechoso ha ocurrido, para poder saber cuándo llamar a un experto o a la policía. Pero había demasiada medicina «de verdad» compitiendo por el poco tiempo disponible en los currículos formativos y la medicina forense quedó relegada a los cursos especializados para posgraduados de unas pocas universidades.

Puse en marcha una asociación a la que llamé Servicios de Medicina Forense, más conocida como SMF, para canalizar el trabajo de los forenses de Londres y del sudeste del Reino Unido en aquel mundo feliz privatizado. Y, de repente, cuando estaba hasta el cuello organizándolo y planificándolo todo, me di cuenta de que quizá no era aquello lo que quería.

Aquel otoño, con el corazón encogido, había ido a llevar a Anna a la universidad: finalmente había decidido estudiar Medicina. Nuestros dos hijos estaban ahora en el norte de Inglaterra. Seguían necesitándonos, claro, pero no de la misma manera. Nuestra casa parecía ahora más grande, vacía y silenciosa. ¿Era por eso por lo que pasábamos cada vez más tiempo en la isla de Man? Nuestra casa allí estaba más cerca de donde estaban los chicos que Londres. ¿Era porque, como yo ya apenas tenía que dar clases en el St George, había poco que nos atara a la ciudad? ¿Era porque nos encantaba nuestra casita en la isla y queríamos ayudar a la madre de Jen, ahora viuda —aunque no es que Maggie hubiera dejado que la viudez supusiera una traba en su vida social—, de cuyo torbellino de vida ya formábamos parte?

¿O... era que mi trabajo en Londres empezaba a hartarme? ¿A hartarme tanto que ni siquiera ir a volar los viernes hacía que me sintiera mejor? Cada comparecencia ante un tribunal parecía convertirse en una escaramuza y a veces sentía que no tenía la resiliencia necesaria para seguir haciéndole frente a todo aquello. Ya no acudía con paso alegre cada vez que la policía me avisaba de un nuevo crimen, de un nuevo cuerpo. Había abandonado la esperanza de que fueran a llamarme alguna vez para pedirme mi opinión sobre un caso. Y, si pensaba en el futuro, veía que los forenses a la larga acabarían peleándose por contratos, compitiendo por cuerpos e incluso rebajando la tarifa del compañero. La medicina legal era un servicio, pero ya no era el lugar intelectualmente riguroso en el que yo había empezado a trabajar, con su margen para el debate, el estudio y el cambio social.

Jen también había acabado desilusionada de su trabajo. Pese al enorme logro que había sido completar la carrera de Medicina a la edad a la que lo había hecho, en cuanto empezó a ejercer como médica de familia se dio cuenta de que aquello no era lo que de verdad quería ser.

Ella siempre había querido que nos trasladáramos a vivir a la isla de Man y creía que allí podía dedicarse a su especialidad, la dermatología, y vivir en el lugar en el que quería estar.

¿Qué más nos empujaba a ir allí? ¿La certeza de que nos hacíamos mayores? ¿Un anhelo por el tipo de vida del que Maggie y Austin habían disfrutado? ¿La esperanza de que, si pasábamos un tiempo juntos y aislados en una isla reaparecería de repente la conexión amorosa que habíamos perdido?

Quizá yo —y quizá también Jen— estaba atravesando esa cosa que la gente llama «crisis de la mediana edad», y que ningún forense ha conseguido localizar en el cuerpo humano, ni siquiera con la ayuda de un microscopio. Pero cuando me pidieron que escribiera la duodécima edición de *Medicina forense de Simpson* (fue la tercera edición de ese libro la que me llevó a ejercer esta profesión), lo viví como un honor inmenso. Y como una excusa. Ayudé al nacimiento de Servicios de Medicina Forense, pero no me quedé para ver qué pasaba luego. En lugar de eso, Jen y yo abandonamos Londres. Cambiamos los cuidados setos y los céspedes bien cortados de Surrey por una preciosa casita azotada por el viento en una isla cercana a Liverpool. La mayoría de mis compañeros y coetáneos creían que yo había perdido del todo la cabeza.

Rehabilitar la casa me mantenía feliz y ocupado. Íbamos a dar largos paseos por los páramos salvajes y ventosos, bajo cielos muy, muy grandes, tan claros que a veces podíamos ver cómo, al otro lado del agua, los montes de Mourne descendían sobre el mar. Nos sentábamos junto al fuego mientras fuera soplaba el vendaval. O nos quedábamos mirando cómo el océano, tras los campos, invocaba tormentas espectaculares desde sus profundidades. Durante todo aquel tiempo, no hice una sola autopsia.

Y allí teníamos una vida social. Habíamos estado demasiado atareados hasta entonces para algo así, pero allí teníamos amigos. No importaba mucho que fuéramos considerablemente más jóvenes que la mayoría de ellos. Nos limitamos a ocupar el lugar en la sociedad que Maggie nos había reservado. ¿Y qué si a Maggie se le empezaba a notar la edad? Seguía sin faltar a una fiesta, seguía siendo la mujer con armarios atiborrados de vestidos de alta costura en casi cada habitación de la casa. Siempre había algo delicioso burbujeando en los fogones, siempre había un *gin-tonic* preparado y siempre había a su alrededor un círculo de amigos que la admiraban. Era agradable estar con ellos, era agradable formar parte de una comunidad a la que los chicos podían venir a vernos a menudo.

Yo había dejado de practicar autopsias, pero seguía teniendo cosas interesantes que hacer. Escribía mi libro sobre medicina legal. Volaba a Londres para participar en los comités de la Asociación Británica de Medicina Forense, que trataba de resolver el asunto de los contratos con el Ministerio del Interior y otros muchos detalles del nuevo paisaje privatizado. Se me pedía que opinara en casos complejos. Participaba en varios grupos de trabajo ministeriales, formulando y promoviendo métodos de inmovilización más humanos.

No perdía de vista las últimas novedades en mi campo, por supuesto. Supe que la policía había reabierto la investigación oficial por el asesinato de Rachel Nickell: empezaban a aceptar, al fin, que Colin Stagg podría no ser el culpable. Hicieron falta seis años más para que el desarrollo de las pruebas de ADN dejara claro que el responsable de su muerte era Robert Napper, el hombre que había asesinado a Samantha Bisset de forma tan violenta y que ya cumplía cadena perpetua en Broadmoor. Recordé la segunda autopsia que le practiqué al cuerpo mutilado de Samantha Bisset y recordé decirle al detective lo mucho que me recordaba al asesinato de Rachel Nickell. Deseé no haber hecho solo un comentario de pasada, sino haber presionado más, haber preguntado más, haber insistido más.

Hubo también novedades importantes en el caso de Sally Clark, la madre condenada por haber matado a sus dos hijos cuando eran bebés. Por lo visto planeaba apelar de nuevo. Llevaba más de dos años en la cárcel, pero aquella apelación se basaba en nuevas pruebas. Nuevas pruebas forenses.

Se habían dado a conocer los resultados de las pruebas practicadas en las muestras de sangre y de tejido de su segundo hijo. El forense no había desvelado aquella información hasta entonces. Según algunos expertos, pero no todos, los resultados demostraban que el segundo hijo podría haber fallecido de forma natural por una infección bacteriana (estafilocócica).

Lo que el tribunal de apelación debía determinar era si aquella información, en caso de que el jurado la hubiera conocido en el momento del juicio, habría afectado de forma razonable su decisión de condenarla. Los tres jueces decidieron que podría haberlo hecho, y que por lo tanto se trataba de una condena viciada.

En 2003, Sally Clark, para entonces una mujer derrotada y alcohólica, salió de la cárcel. Murió cuatro años después.

Sir Roy Meadow, el autor de la espectacular estadística de que había una entre setenta y tres millones de posibilidades de que dos niños de la misma familia murieran de forma natural, quedó públicamente desacreditado. Varias madres en contra de las cuales había prestado declaración y que estaban cumpliendo condena apelaron y ganaron. Algunos de sus cálculos fueron cuestionados y lo expulsaron del Colegio de Médicos. Más adelante, mucho más adelante, apeló la decisión y consiguió que lo readmitieran, pero para entonces tenía más de setenta años. Un mal cálculo improvisado en un juicio durante un contrainterrogatorio agresivo puso un triste punto y final a una carrera que hasta entonces había sido intachable.

El Colegio de Médicos declaró culpable de una falta grave al forense que había examinado a los dos bebés y que cambió la causa de la muerte de uno de ellos, además de supuestamente ocultar los resultados de algunas pruebas. Durante dieciocho meses no pudo practicar autopsias para el Ministerio del Interior.

David Southall había sido un analista, más que un participante directo, en el caso de los hermanos Clark, pero la puesta en libertad de Sally Clark desató una inevitable reacción negativa hacia sus puntos de vista y hacia el movimiento de protección a la infancia, en pleno crecimiento. Southall nos ha ayudado a profundizar en las complejidades médicas y morales de la mortalidad infantil en general y del SMSL en particular, pero los irritados grupos de presión estaban formados por padres bajo sospecha y por otros que simpatizaban con ellos. (¿Y no simpatizamos todos con la indignación de aquellos que aseguran que se los ha acusado injustamente?)

Los grupos de presión presentaron una queja contra el profesor Southall ante el Colegio de Médicos, que llevó sus protestas ante el Tribunal de la Profesión Médica. Se lo consideró no apto para la práctica médica y fue inhabilitado. Hicieron falta muchos años y una sentencia del tribunal de apelación para anular aquel veredicto. La condena del Colegio de Médicos recibió una amplia cobertura; su posterior exoneración apenas apareció en los medios.

El caso de Sally Clark resume tal vez la historia de nuestra relación con el SMSL. En el mundo de la verdad científica, las corrientes de pensamiento no deberían desempeñar ningún papel, pero el caso es que lo desempeñan. Diez años atrás, a Sally Clark se la habría considerado una figura trágica por haber perdido a dos bebés. Cuando su primer hijo murió, el SMSL iba a la baja pero seguía recurriéndose a él de forma habitual en los certificados de defunción. Cuando su segundo hijo murió, las cosas habían cambiado, y cualquier forense del país habría tenido en cuenta todas las circunstancias del caso. La causa de la muerte que de hecho se hizo constar fue que el bebé había sido zarandeado, y aquello reflejaba hasta qué punto el síndrome del bebé zarandeado estaba de moda para entonces. En resumidas cuentas, el caso reveló el modo en que de repente empezó a sospecharse de las madres cuando sus bebés morían de improviso. Que la apelación de Sally Clark tuviera éxito quizá sea también un reflejo del momento en el que la opinión pública empezó a reconsiderar sus sospechas.

De hecho, aunque el forense del caso sin duda cometió errores a la hora de documentar y de dar a conocer ciertos datos, los indicios médicos eran extremadamente complejos y controvertidos, y durante el juicio desfilaron muchísimos expertos que se mostraron en desacuerdo los unos con los otros en casi cada aspecto de las muertes de ambos niños. La verdad en el caso Clark, como en tantos otros, se demostró que no era sólida sino más bien líquida, e impredecible. Los tribunales, que querían honestidad y verdad, actuaron de forma selectiva y extrajeron sus propias conclusiones sobre problemas médicos muy complejos.

Nadie salió indemne de la tragedia del caso Clark. Para los médicos forenses, sin duda, fue un terrible recordatorio de las enormes responsabilidades de nuestra profesión.

32

Aunque me gustaba la vida que llevaba en la isla de Man, tras un par de años empecé a echar de menos el toma y daca del día a día de la medicina forense. Echaba de menos el compañerismo de la morgue y de las visitas a los lugares del crimen, la sensación de trabajar mano a mano con un equipo. Recordaba la gran humanidad de todos los que trabajaban allí, frente a la sobrecogedora realidad de la inhumanidad homicida y cruel que se mostraba ante nosotros.

Mi trabajo en los comités vino a llenar ese vacío. Participaba en concreto en la elaboración de pautas que ayudaban a la policía y a otras autoridades a hacer frente a los nuevos retos que planteaba el consumo en aumento del crack. Los estados mentales extraordinarios que esta droga provoca en algunos consumidores los hace tan fuertes como un buey y el doble de peligrosos. ¿Cómo inmovilizar a personas con semejante fuerza, y que no sean una amenaza para los demás, sin matarlas? Ayudar a resolver ese problema fue un trabajo valioso y que valió la pena, pero no podía compararse con resolver un problema en la morgue. De repente parecía que siempre había un grado de separación entre donde estaba yo y el cuerpo, la escena del crimen, las trincheras.

Entonces, en 2004, me vi absorbido por una de las investigaciones oficiales más interesantes y de mayor repercusión mediática de su tiempo. Partía de acontecimientos ocurridos siete años atrás y a muchos kilómetros de distancia.

El 31 de agosto de 1997 yo no era el forense de guardia en el Ministerio del Interior: esa responsabilidad recayó sobre mi compañero del St George, Rob Chapman. En las primeras horas de aquella mañana, la princesa de Gales y Dodi al-Fayed murieron en un accidente de tráfico en un túnel de París, él en el acto y ella en el hospital tras una operación. Los cuerpos llegaron en avión ese mismo día a la base aérea RAF Northolt y a continuación el oficial de instrucción del oeste de Londres, John Burton, que por casualidad resultaba ser también el oficial de instrucción de la familia real británica, se hizo cargo de ellos. A última hora de la tarde, en Fulham, rodeado de altos cargos policiales, policía científica, un experto en escenas del crimen, el oficial de instrucción, fotógrafos de la Policía Metropolitana y auxiliares de la morgue, y con varios agentes más conteniendo al público que esperaba fuera, Rob les practicó la autopsia. Los dos habían muerto como consecuencia de las heridas que habían sufrido en el accidente.

Las dudas sobre esas dos muertes nunca se han despejado del todo. En un intento de cortar de raíz la inevitable marea de teorías conspirativas, en 2004 se abrió una investigación policial. La presidía sir John Stevens, entonces comisario de la Policía Metropolitana, luego lord Stevens, y aspiraba a establecer si había o no motivos para tratar aquellas muertes como otra cosa que no fuera un accidente de tráfico. El nuevo oficial de instrucción de la familia real,

Michael Burgess, sugirió que fuera yo el médico forense en esa investigación. Hacía mucho tiempo que los cuerpos estaban enterrados, de modo que mi trabajo consistía en revisar las evidencias que habían recopilado mis compañeros en 1997.

Se ha especulado mucho, no es ningún secreto, sobre la causa del accidente, pero no creo que haya ninguna duda sobre el hecho de que Dodi y Diana abandonaron la puerta trasera del Ritz en el Mercedes del hotel, conducido por Henri Paul, y que, cuando cruzaban París a toda velocidad, perseguidos por los fotógrafos, su coche chocó contra el decimotercero pilar de hormigón del túnel del Alma, a casi cien kilómetros por hora.

Cuando un coche se detiene en seco tras un impacto así, y a menos que los frenen los cinturones de seguridad, los cuerpos de las personas que viajan en el coche no se detienen con el vehículo. Siguen avanzando hacia delante y chocan con el parabrisas, el salpicadero o las personas que tienen delante. Diana y Dodi, que estaban en los asientos de detrás, no llevaban puesto el cinturón de seguridad. Tampoco lo llevaba el conductor. Henri Paul chocó contra el volante, como ponían de manifiesto sus heridas, pero, microsegundos después, también lo golpeó por detrás Dodi, que era un hombre corpulento y cuyo cuerpo seguía viajando a casi cien kilómetros por hora. El conductor hizo, a efectos prácticos, de airbag de Dodi, y murió al instante. Igual que Dodi.

Diana tuvo algo más de suerte, porque el guardaespaldas de al-Fayed, Trevor Rees-Jones, estaba sentado en el asiento del copiloto, delante de ella. Los guardaespaldas no suelen llevar puesto el cinturón de seguridad, porque limita sus movimientos, pero Rees-Jones, quizá alarmado por la forma de conducir de Henri Paul o tal vez porque se dio cuenta de que era probable que chocaran, se puso el cinturón en el último momento. Los cinturones están diseñados para ir cediendo, sin dejar de sujetar. De modo que a él lo estaba refrenando el cinturón y le amortiguaba el golpe el airbag del coche —que para entonces se había llenado de aire— cuando el cuerpo de Diana salió catapultado desde el asiento de atrás. Ella pesaba mucho menos que Dodi, y el cinturón de Rees-Jones habría absorbido parte de la fuerza adicional. Aquello redujo la energía del impacto, en su caso, y por eso, como estaba más protegida que Dodi, sufrió solo varias fracturas y una pequeña herida en el pecho.

Cuando la ambulancia llegó, como era evidente que Dodi al-Fayed y Henri Paul estaban muertos, los técnicos de emergencias sanitarias centraron su atención en los heridos, como siempre se hace en estos casos. No reconocieron a Diana, que según parece podía hablar. Trevor Rees-Jones había absorbido el doble impacto de su propio peso que lo propulsaba hacia delante y del peso de Diana golpeándolo por detrás, y parecía que sus heridas eran más graves. De modo que, por supuesto, se lo sacó de allí en primer lugar. En realidad, tampoco habrían podido sacar a Diana de detrás del asiento del copiloto hasta llevárselo a él.

Rees-Jones, cuyas heridas parecían revestir más gravedad, salió con la primera ambulancia. Luego se extrajo a Diana del coche y se la trasladó de urgencia al hospital. Nadie sabía que tenía un desgarro diminuto en la vena de un pulmón. Desde el punto de vista anatómico, se trata de un lugar escondido en lo más hondo del centro del pecho. En las venas, por supuesto, la sangre no bombea con tanta presión como en las arterias. El sangrado es mucho más lento, de hecho tan lento que identificar el problema es muy difícil y, una vez identificado, repararlo es aún más complicado.

Al servicio de ambulancias le pareció en un primer momento que Diana estaba herida pero estable, sobre todo porque era capaz de comunicarse. Pero mientras todo el mundo centraba su atención en Rees-Jones, la vena sangraba en el interior del pecho de Diana. En la ambulancia poco a poco fue perdiendo la conciencia. Poco después sufrió un paro cardíaco. Se hizo todo lo posible por reanimarla y una vez en el hospital se la intervino. En el quirófano identificaron el problema y trataron de solucionarlo. Pero por desgracia para entonces ya era demasiado tarde. Su periodo inicial de conciencia y que sobreviviera en un primer momento al accidente es del todo compatible con un desgarro en una vena vital. De hecho, es característico de este tipo de desgarros. Por otro lado, la herida que sufrió es tan extraña que no creo que haya visto otra igual en toda mi carrera. La de Diana era una herida muy pequeña, pero en el peor de los sitios.

Su muerte es un ejemplo de manual del modo en que, después de casi cualquier muerte, decimos «y si». Y si se hubiera golpeado contra el asiento en un ángulo ligeramente distinto. Y si el coche hubiera circulado a quince kilómetros por hora menos cuando salió despedida hacia delante. Y si se la hubiera trasladado en una ambulancia de inmediato. Pero el «y si» más grande, en el caso de Diana, estaba en sus manos. Y si hubiera llevado puesto el cinturón de seguridad. Si se lo hubiera abrochado, seguramente habría reaparecido en público a los dos días con un ojo amoratado, quizá un poco sin aliento por las costillas fracturadas, y con un brazo roto en cabestrillo.

La causa de su muerte es, creo, indiscutible. Pero en torno a aquel desgarro diminuto y fatal en una vena pulmonar se entretejen muchos otros hechos, algunos de los cuales han dado pábulo a multitud de teorías, quizá porque nunca se han aclarado del todo.

Los teóricos de la conspiración, y en particular el padre de Dodi, Mohammed al-Fayed, creen que al accidente fue provocado. La premisa más aceptada es que la pareja fue asesinada porque Diana estaba a punto de dejar en evidencia el *establishment* británico anunciando que estaba embarazada. Como yo no practiqué la autopsia no puedo decir de forma categórica que no lo estuviera. Rob Chapman ha respondido a múltiples interrogatorios sobre este asunto y siempre ha dicho que nada indicaba que Diana estuviera embarazada: los cambios corporales habrían sido detectables quizá a las dos y sin duda a las tres semanas de la concepción, antes incluso de que ella misma hubiera sido consciente de que estaba embarazada.

Hay quien me ha preguntado si alguien podría haber convencido a Rob de mentir. La respuesta es un «no» rotundo. Él jamás habría dejado de lado su forma habitual de trabajar y jamás habría aceptado ocultar la verdad de una autopsia (ni yo tampoco, ya puestos).

Las teorías de la conspiración, en cualquier caso, no beben solo del supuesto embarazo de Diana. Se han propuesto varias explicaciones sobre por qué se estrelló el vehículo aquella noche y algunas de las anomalías del caso han alimentado esas hipótesis.

En primer lugar está la presencia de un segundo coche, un Fiat Uno blanco, que al parecer chocó inicialmente con el Mercedes del Ritz antes de que este se estrellara con el pilar. Pero nadie ha podido descubrir lo que pasó, porque ni el coche ni su conductor —pese a que se los ha buscado por toda Francia y Europa— han aparecido nunca.

Luego están las anomalías relacionadas con el chófer, Henri Paul. Sus muestras de sangre revelaron que había bebido, pero su familia y algunos de los que estuvieron con él poco antes del accidente lo niegan de forma acalorada. Se dijo que la sangre de Paul había sido reemplazada por la de otra persona, en parte porque la muestra contenía restos de un medicamento que se utiliza como tratamiento para las lombrices intestinales, y Paul no tenía ni lombrices ni niños. Ese medicamento se utiliza también a menudo para «cortar» la cocaína, pero quedó claro que Paul no había consumido cocaína, al menos no aquella noche ni tampoco en los días anteriores. Por añadidura, los niveles de monóxido de carbono de la sangre de Paul eran excepcionalmente altos, aunque no hasta el punto de ser letales, y tampoco nadie pudo explicar el motivo de forma satisfactoria.

El cuerpo de Diana había sido embalsamado, lo que es poco habitual. Un tanatopractor francés fue al hospital a iniciar al proceso, y nadie ha explicado nunca por qué se lo llamó ni quién lo hizo. Desde luego no fue la forense del hospital de París. A los miembros de la familia real se los suele embalsamar, es el procedimiento habitual, pero teniendo en cuenta que los cuerpos volaron de vuelta al Reino Unido de inmediato y que Rob practicó las autopsias cuando no habían pasado veinticuatro horas de su muerte, no había ninguna necesidad real de que los franceses introdujeran en el cuerpo de Diana fluidos para preservarlo. Al hacerlo, todos los resultados toxicológicos quedaron distorsionados. A algunos aquello les pareció sospechoso, pero como ni Diana ni Dodi iban al volante cuesta imaginar qué importancia podría tener el análisis toxicológico de cualquiera de los dos.

Tras mucho tira y afloja diplomático, y armado con muchas preguntas, un equipo policial y yo nos pusimos en marcha en dirección a París. No se puede decir que las autoridades francesas nos recibieran con cordialidad, ni siquiera que fueran de mucha ayuda, pero vimos el lugar del accidente y en última instancia también el coche. Había con nosotros especialistas que intentaban explicar la presencia de monóxido de carbono en la sangre de Paul y que se pusieron de inmediato a examinar el airbag. Pero mi papel, por supuesto, me llevó a la morgue.

Conocí allí a la profesora Dominique Lecomte, la encantadora forense que había tenido la mala suerte de estar de guardia aquella noche. Era ella quien le había practicado la autopsia a Henri Paul. Pareció no tener problemas para expresarse en inglés hasta que empezamos a hablar de la autopsia y de si existía la posibilidad de que se hubiera cometido algún error en el seguimiento de todo el proceso que hubiera permitido que las muestras de sangre pertenecieran a otra persona que no fuera Henri Paul. Al llegar a ese punto, apenas volvió a abrir la boca e insistió en hablar solo a través de un intérprete. Buscaba también a menudo el consejo del abogado que se sentaba a su lado.

Espero que entendiera hasta qué punto simpatizaba y empatizaba con ella. Una noche cualquiera de sábado en la morgue de una gran ciudad suele consistir en algún accidente de tráfico, borrachos con mala suerte, víctimas de crímenes y peleas. En París, por lo general, los forenses no lidiaban con todo aquello durante el fin de semana; empezaban con las autopsias el lunes por la mañana. De modo que la profesora Lecomte estaba durmiendo en su casa a medianoche y de repente se vio metida en una situación de una presión insoportable. El rostro más fotografiado del mundo había muerto en un accidente de coche, y su novio y la persona que conducía habían llegado también a la morgue. En el exterior, gobiernos, familia y la prensa internacional reclamaban a gritos el dictamen de la profesora.

Cuando se trata de una muerte de gran repercusión mediática, la consigna es parar. Hacerlo todo muy despacio. Llevar a cabo todos los procedimientos con corrección y siguiendo un orden estricto. Vale la pena seguir estas normas porque, cuando quien muere es famoso, van a seguir preguntándote sobre ello durante mucho tiempo, en público y en privado. En el momento en el que todo ocurre, te presionan para que las cosas estén hechas lo antes posible. Con la mitad de tiempo y con la mitad de la información habitual. Te piden que des respuestas simples a cuestiones médicas complejas. He aprendido a las malas que nadie te da las gracias en esos casos. Nunca. Solo recibirás críticas: o bien hiciste algo que no deberías haber hecho o (lo que es más habitual) no hiciste algo que, visto en perspectiva, seguramente deberías haber hecho.

Por desgracia, los forenses, en esas situaciones, a veces ceden ante la inmensa presión a la que se nos somete para que corramos, para que nos saltemos algunos pasos, para que aceptemos «lo evidente». Es posible acabar haciendo cosas en un orden que no es el correcto o comportarse de forma desacostumbradamente descuidada. No estoy sugiriendo que la autopsia de la profesora Lecomte fuera descuidada. Creo que hizo un buen trabajo y, pese a que luego descubrí algunos errores, no tengo nada que criticarle. Y entiendo muy bien que estuviera a la defensiva ante un forense británico que se puso a hacerle preguntas insistentes sobre hasta qué punto había sido escrupulosa con los procedimientos que había llevado a cabo una noche de hacía siete años, después de que la despertaran de improviso para una tarea particularmente exigente.

La investigación capitaneada por Stevens costó cuatro millones de libras y de ella salió un informe de novecientas páginas que vio la luz a finales de 2006. En él se decía: «Nuestra conclusión, a partir de todas las pruebas disponibles en este momento, es que no hubo ninguna conspiración para asesinar a ninguno de los ocupantes del vehículo. Fue un trágico accidente».

El informe no detuvo a los teóricos de la conspiración, y por supuesto no detuvo a Mohammed al-Fayed. En 2007, tras muchas presiones, se abrió una investigación judicial. Se me citó para declarar como testigo experto, y en aquella ocasión los franceses aceptaron mostrar documentación que no habían enseñado hasta entonces. Yo ya había visto el informe completo de la autopsia de Henri Paul, claro. Pero, a finales de septiembre, cuando se acercaba la fecha del inicio de la investigación, las autoridades francesas facilitaron al fin las fotografías de la autopsia de Henri Paul.

En 1997, los fotógrafos de la policía utilizaban cámaras de carrete. Los números de los negativos aparecían en la parte trasera de cada copia, lo que hacía que fuera posible seguir sin dificultades cuál era la secuencia de imágenes que se habían tomado en la morgue. La primera fotografía dejaba claro que a Paul se lo había colocado boca abajo al principio del examen. En medicina forense te enseñan a mirar toda la superficie del portaobjetos del microscopio: siempre existe la posibilidad de que haya un diminuto elemento cancerígeno en una de las esquinas. Lo mismo vale para las fotografías. Para empezar, ignora lo que salta a la vista y fíjate en el fondo. Así que miré lo que había en un segundo plano en las imágenes de Paul y lo que se veía era una hilera de frascos de cristal vacíos, alineados y a la espera de las muestras de sangre, en un lavamanos que había junto a la mesa de autopsias, tras el cadáver.

El informe de la profesora Lecomte describía una enorme hemorragia en la nuca de Paul, probablemente causada por el impacto del cuerpo de Dodi. No había nada raro en ello. Pero lo que era muy extraño era que los frascos fueran llenándose a medida que se pasaban en orden las imágenes.

Varios de ellos no cabía duda de que estaban llenos antes de que se le diera la vuelta al cuerpo para abrirle el pecho y el abdomen.

Aquello no tendría más importancia si no fuera porque, en su informe, la profesora Lecomte manifestaba que las muestras de sangre que había enviado a analizar se habían extraído del corazón. Y no del cuello.

Por supuesto, quizá tomó primero muestras del cuello a modo de precaución y luego las descartó cuando le dio la vuelta al cuerpo y se dio cuenta que podía sustituirlas por muestras del corazón (se considera que las muestras cardíacas son aceptables; de hecho, las muestras de la arteria femoral son las mejores). Aquella habría sido una buena práctica. Pero solo si hacía constar que lo había hecho.

O quizá había etiquetado las muestras de sangre del cuello como si fueran del corazón. No importa demasiado de dónde se toman las muestras. Lo que sí es importante es decir de dónde son. El lugar del que se toman puede tener un impacto significativo en el modo en que el toxicólogo interpreta los resultados, y un etiquetado incorrecto puede llevar a grandes imprecisiones.

Puedes pensar que es un despiste. Puedes pensar que quizá quiere decir que no se ha llevado un registro demasiado cuidadoso del procedimiento. Pero, en un caso como este, en el que hasta el último detalle cuenta, puede hacer que alguien se haga muchas otras preguntas sobre dónde se tomaron las muestras, sobre el modo en que se etiquetaron los frascos y sobre si se trasladaron de forma segura. Y, desde luego, dio alas a los que pensaban que de todas formas aquellas no eran muestras de la sangre de Paul. La sangre residual de las muestras se analizó, y se demostró que era de Henri Paul, pero aquello no acabó con el asunto porque había muestras perdidas, muestras que se habían derramado, muestras que habían ido a parar a otros laboratorios... Lo que dejaba espacio de sobra para las dudas de quienes de verdad querían seguir planteando preguntas.

Quedaba en manos del jurado decidir cuál era el significado, si es que tenía alguno, de lo que declaré durante la investigación. Aquel era un caso de gran envergadura, presidido por el juez Scott Baker, al que se había designado oficial de instrucción especialmente para aquella investigación. A él lo representaban tres abogados; a Mohammed al-Fayed, tres; había dos por parte del hotel Ritz de París y dos de la familia de Henri Paul. Tres abogados más participaban en nombre de la Policía Metropolitana y otros dos por el Servicio de Inteligencia y el Ministerio de Asuntos Exteriores. Había también abogados presentes en representación de otras partes interesadas, entre ellos los hijos de Diana y su hermana.

Aunque, desde luego, la atención mediática fue considerable en ciertos momentos, la mayoría de los días el número de abogados superaba con mucho al de la totalidad de prensa y público.

Como suele ser habitual en este tipo de investigación, quien empezaba con las preguntas era el abogado del oficial de instrucción. Pero luego llegaba el contrainterrogatorio de uno o varios de los demás abogados. Se examinó cada minúsculo detalle de aquella noche y de los meses precedentes. Mi contribución fue mínima pero, creo, importante a la hora de llegar a una conclusión. Me preguntaron cuál era mi impresión general de lo que había ocurrido. ¿Mi opinión? Un simple accidente de tráfico por exceso de velocidad y de alcohol.

El veredicto final del jurado no sorprendió a nadie y alegró a muchos:

> Homicidio imprudente, conducción muy negligente de los vehículos que lo seguían y del Mercedes. El choque se produjo —o contribuyó a que se produjera— por la velocidad y la forma de circular del Mercedes, la velocidad y la forma de circular de los vehículos que lo seguían y la merma de las facultades del conductor del Mercedes a causa del alcohol.

Ojalá la profesora Lecomte no hubiera sido tan inmune a mis encantos y hubiera hablado un poco más: su silencio hace que, desde el punto de vista forense, siga habiendo algunas zonas de sombra. Pero eso no significa que considere que las teorías conspirativas tienen algún crédito. No creo que lo que pasó en la morgue aquella noche de locos formara parte de un plan para asesinar a una mujer de un modo azaroso y luego ocultar las pruebas. En términos simples, la profesora Lecomte cometió pequeños errores mientras trabajaba bajo una fuerte presión, los cuales, en un caso en el que no hubiera tantas personas que buscaran con qué alimentar sus teorías, no serían significativos. Estoy del todo de acuerdo con el veredicto del jurado.

33

En 2006, Tony Blair seguía siendo primer ministro, en verano hubo una ola de calor y *CSI* era la serie de televisión más popular del mundo. Chris estaba a punto de convertirse en veterinario y Anna había superado ya los primeros cursos de la carrera de Medicina. En la isla de Man, la duodécima edición de *Medicina forense de Simpson* no solo estaba escrita sino que ya se había publicado. El orgullo que sentía solo lo mitigaba la sensación de que aquello era el final de algo. Leer la tercera edición me había hecho elegir aquella carrera. ¿Escribir la duodécima edición era una señal de que mi carrera estaba a punto de acabar?

Seguía haciendo muchas cosas: tenía mis comités, actuaba como asesor en casos complejos y prestaba declaración en investigaciones oficiales. Pero mi vida quedaba lejos de aquel mundo, tan bullicioso, del que había formado parte, en el que siempre había un cuerpo por examinar, alguien que había fallecido por causas desconocidas y cuyo nombre quizá aún no se sabía.

Empecé a notar una sensación de hastío mientras caminaba por las colinas con los perros y contemplaba el mar. ¿A qué se debía? Me llevó un tiempo reconocer que era algo que pocas veces había tenido ocasión de experimentar a lo largo de mi vida: aburrimiento. ¿O era soledad? Esa tampoco era una sensación que me resultara demasiado familiar.

Fuera de los animados actos sociales a los que atendíamos, cuando estábamos juntos y solos, Jen y yo parecíamos tener poco que decirnos el uno al otro. Nuestros hijos ya no eran un tema de conversación como cuando eran pequeños y la casita ya estaba del todo reformada, por lo que no había mucho que hablar sobre aquel tema tampoco. Jen se compró unas ovejas y empezó a aprender a llevar un rebaño. Yo intenté interesarme también por las ovejas. Pero el hecho era que, por más que me gustara nuestra casa con vistas al mar, empezaba a parecerme un lugar muy silencioso. Llegué a agradecer las tormentas ruidosas que hacían golpear las ventanas y atronaban en el tejado, porque hacían que la casa pareciera estar viva.

Cuando nos trasladamos a vivir a la isla los dos pensamos que allí habría algún empleo a tiempo parcial para nosotros, para mí quizá en la morgue y para Jen sin duda en una clínica dermatológica. Pero, por la forma en que funcionaba la atención médica en la isla, aquellas puertas estaban cerradas para nosotros y Jen acabó aceptando trabajar una semana al mes en una clínica en tierra firme. En 2006 me ofrecieron trabajo como forense sustituto de fines de semana en Liverpool. Y dije que sí.

Quizá había salido arrastrándome de Londres en dirección a la isla de Man porque mi trabajo me agotaba. Por sus politiqueos, sus responsabilidades administrativas, las complejidades interpersonales del nuevo mundo de la medicina forense privada. Solo entonces me di cuenta de qué era lo que echaba de menos: lo que estaba en el centro de mi trabajo, es decir, la muerte y sus misterios. En la morgue de Liverpool, con mi ropa quirúrgica, mi PM40 afilada en la mano, sentí que me invadía un renovado entusiasmo profesional ante mi primer paciente, una víctima de apuñalamiento, maloliente y con una elevada tasa de alcohol en sangre, que había aparecido en un bajante de basura. Era una sustitución y trabajaba para la policía, y hacía que tuviera que pasar un fin de semana al mes en un hotel. A veces me llamaban porque había habido una oleada de homicidios y otras veces no pasaba nada en absoluto, lo que resultaba bastante decepcionante.

Yo no hacía tanto que me había alejado del trabajo en la morgue, solo unos dos años, pero la medicina forense parecía haber entrado en una nueva era. No se trataba de cambios drásticos, sino de la evolución de algunas de las tendencias que ya había notado que estaban en marcha en Londres.

Los cuerpos estaban y están cambiando. La grasa corporal se ha incrementado exponencialmente en la población, hasta el punto de que, a menos que el cuerpo pertenezca a una persona sin hogar o haya muerto de cáncer o sea tan mayor o tan pobre que no pueda comer, pocos tienen el mismo aspecto que los de la década de los ochenta, cuando empecé a ejercer. Cuando miro las fotos forenses de aquella época me sorprende lo habitual que era entonces la delgadez.

Otra diferencia es que los cuerpos ahora vienen con mucha más ornamentación. Hubo un tiempo en el que los tatuajes eran solo propios de boxeadores y marineros. Ahora tengo la impresión de que la mayoría de los que llegan a la morgue llevan *piercings* o tatuajes. Por otro lado, la autolesión era un fenómeno casi desconocido entonces y ahora me asombra la cantidad de cuerpos, en particular si son jóvenes, que aparecen en la morgue con viejos cortes y laceraciones autoinfligidas: dice mucho sobre su vida y sobre nuestra sociedad cambiante pero nada sobre su muerte, cuya causa suele no estar relacionada directamente con las autolesiones.

Para los forenses de los ochenta, el sida y la hepatitis se estaban convirtiendo en un enemigo declarado, y siguen siéndolo. Pero cuando volví al trabajo tras la etapa de la isla de Man, la tuberculosis era un riesgo laboral para cualquiera que trabajara en una morgue y yo conocí a varios forenses y trabajadores de la morgue que habían contraído la enfermedad. La tuberculosis tiene una prevalencia mucho mayor de lo que se cree y no es infrecuente que, incluso durante una autopsia, no sepamos que vamos a vernos expuestos a esta enfermedad altamente contagiosa, porque no es infrecuente que los médicos la confundan con una simple neumonía.

Los informes de autopsia también han cambiado. Cuando yo empecé, tres páginas se consideraba una extensión adecuada. Cuando volví, se pedía que fueran al menos diez, y se esperaba que los textos fueran discursivos y explicaran con detalle los mecanismos del cuerpo humano.

En los noventa, el ADN empezó a contribuir de forma significativa al trabajo forense, y la criminalística pronto pasó a ser el área de nuestro campo que más contribuía a solucionar crímenes, por encima de los exámenes *post mortem.* Antes de irme, la policía había empezado a pedirnos que nos pusiéramos guantes en la escena del crimen. Cuando regresé, además de los guantes había que llevar botas, trajes de Tyvek (con capucha) y mascarilla. El análisis de ADN había alcanzado tal grado de sensibilidad que ahora sabíamos que bastaba con respirar o con hablar para lanzar saliva con ADN en todas direcciones. Se acabaron los días en los que el forense y el responsable de la investigación paseaban por la escena del crimen en ropa de calle hablando sobre el caso. Los trajes blancos sin duda no estaban diseñados de forma que fuera fácil ponérselos, ni para que resultaran cómodos, y siempre es un engorro intentar meterse uno cuando la prensa mundial te está enfocando. Pero es un placer sacárselo cuando acaba el examen de la escena del crimen e introducirlo en una bolsa para guardar pruebas. Porque sí, ahora se guardan hasta esos trajes, para que sea posible rastrear el origen de cualquier hallazgo.

Hacía años que notaba en los tribunales que los casos, por parte de la fiscalía, cada vez se investigaban y planificaban con menos cuidado. Las reuniones preparatorias con los abogados eran ya cosa del pasado. Nadie llama por teléfono: ni la policía ni el Ministerio Fiscal; ni siquiera los abogados. Con suerte, charlo diez minutos con el letrado antes de entrar en la sala. Pero lo más habitual es que los abogados, cuando empiezan a hacerme preguntas, no tengan la menor idea de lo que voy a responder. Muchas veces ni siquiera me dan la oportunidad de decirle al jurado quién soy ni por qué mis años de experiencia me convierten en alguien particularmente cualificado para hablar de ese tema: «Doctor Shepherd, es usted médico colegiado, dígame qué vio al examinar el cuerpo».

La era de los abogados vociferantes y grandilocuentes ya estaba llegando a su fin cuando dejé Londres: aquel abogado de la defensa que me lo hizo pasar tan mal con el caso del chapero cubierto de moratones había pasado a ser una reliquia del pasado, y casi no quedaban letrados de ese tipo. El Ministerio Fiscal, seguramente por razones económicas, suele optar ahora por abogados jóvenes, y no tanto por los más veteranos y de reconocido prestigio, que tienen otros honorarios. Por supuesto, los abogados con experiencia —aunque ya no tan vociferantes— siguen formando parte del paisaje, pero ahora casi siempre trabajan para la defensa.

Los tribunales prefieren que los testigos expertos presten lo que ahora se llama una declaración «basada en las pruebas», más que una declaración basada en la experiencia, por más experiencia que tengan. Hay jueces que en ocasiones me han interrumpido cuando trataba de dar una respuesta importante con un lacónico: «Responda con un sí o un no, doctor Shepherd». A menudo tras una pregunta larga y detallada del abogado.

Que los médicos forenses sean ahora en Inglaterra y Gales, a efectos prácticos, empleados por cuenta propia, como empezaba a pasar cuando me fui de Londres, ha eliminado casi por completo la posibilidad de la investigación forense. La mayoría de nosotros ni trabaja ni enseña en la universidad: la medicina legal ya no tiene cabida en los currículos de las facultades de Medicina. La investigación ha quedado cercenada por la insistencia de los organismos oficiales, sobre todo de la Autoridad del Tejido Humano, en que las familias de los fallecidos deben dar su consentimiento antes de que las muestras, incluso las más insignificantes, puedan emplearse para la investigación. Pero, entonces, cabe preguntarse, ¿cómo hacemos para responder ante un tribunal «basándonos en las pruebas»?

Siempre habrá homicidios y suicidios y accidentes. Pero la rutina forense incluirá cada vez más casos de negligencia y relacionados con la protección de las personas mayores en las residencias. Incluirá sin duda un gran número de muertes por sobredosis de estupefacientes. Lamentablemente, se producen cada vez más muertes bajo custodia policial, lo que dice mucho de nuestras cárceles: 316 en los doce meses anteriores a marzo de 2017, de las que 97 fueron suicidios. En ese mismo año, en las prisiones se produjeron más de cuarenta mil incidentes con autolesiones y más de veintiséis mil agresiones. Y las cifras aumentan de forma alarmante cada año.

El cambio más sorprendente que noté al volver es que a los médicos forenses cada vez se nos llama menos para investigar muertes sospechosas. El coste y el papeleo necesarios para abrir una investigación judicial hacen que algunos oficiales de instrucción se sientan inclinados a pasar por alto las dudas que pueda haber. Si existe la posibilidad de que pueda haber una causa natural y de que un médico quiera firmar un certificado de defunción, muchos oficiales de instrucción lo dejarán pasar sin demasiadas preguntas. Es triste, pero tener que pagar una tarifa estándar de varios miles de libras a un médico forense en ocasiones basta para convencer a la policía de que una determinada muerte (sobre todo, podría llegar a pensarse en algunos casos, si ocurre cuando se acerca el cierre del año fiscal) no es tan sospechosa en realidad, y que puede encargarse de ella un médico anatomopatólogo, en lugar de uno de los cuarenta y pico forenses autorizados para ejercer por el Ministerio del Interior.

La mayoría de las personas estarían de acuerdo en que una sociedad civilizada debería siempre tratar de encontrar, cueste lo que cueste, la verdadera causa de una muerte. Los millones invertidos en los juicios, la investigación judicial y la investigación oficial por la muerte de Stephen Lawrence deberían recordarle a cualquiera que tenga dudas al respecto que es mucho, mucho mejor y mucho, mucho más barato hacer las cosas bien desde el principio.

Disfruté de mi vuelta a las trincheras en Liverpool, pese a todos los cambios. De vez en cuando algún organismo médico o algún grupo profesional me invitaban a dar alguna charla, y también disfrutaba de aquello. Al finalizar la charla, muchas veces las personas más interesadas en el tema se acercaban a hacerme preguntas. Tras una conferencia en Londres, estuve hablando de mi trabajo con una pediatra forense, que es alguien que, por su profesión, puede estar en contacto con casos de abusos a la infancia, tanto físicos como sexuales, y de hecho aquella era su especialidad: no la muerte, sino la protección de los que están vivos. Me hizo varias preguntas sobre hematomas y coincidimos en que, juntando nuestros conocimientos, podríamos escribir un buen trabajo académico sobre el tema. Nuestro trabajo se solapaba en un área problemática que se situaba entre mis investigaciones sobre la posibilidad de que la muerte de un bebé fuera natural y sus investigaciones sobre la posibilidad de que hubiera hermanos vivos en peligro, así que nos reunimos para hablar del artículo sobre los hematomas a lo largo de varios de los viajes posteriores que hice a Londres.

En la isla de Man, nuestra casa era cada vez más y más silenciosa. Jen pastoreaba su rebaño. Yo investigaba para mis artículos.

—Deberíamos hablar de nuestro matrimonio —dijo ella un día.

—¿Qué matrimonio? —dije yo—. Casi no existe.

Así terminó todo. Una noche de febrero. No saltó en pedazos, sino que acabó languideciendo. No dijimos mucho. Pero dolió. Eran treinta años.

Con qué rapidez, si se compara con todo el tiempo que habíamos estado juntos, se vino abajo aquel matrimonio. Quizá todo lo que existe tiene una vida limitada. Quizá las relaciones vienen con una fecha de caducidad incorporada, igual que el cuerpo humano. Yo creía que no quedaba nada de nuestro matrimonio, pero era imposible decirlo, pensarlo, sin hacer daño, sin provocar ira. Había un pasado y había dos hijos y un patrimonio compartido y, por supuesto, hubo que hablar de todas esas cosas, a menudo con amargura, con mucho dolor siempre por ambos lados. Pero compartíamos tan poco más que yo estaba seguro de que, cuando se acabaran los gritos y el dolor pasara a un segundo plano, a los dos nos esperaba una vida mejor.

Jen inició los trámites de divorcio y antes de un año todo estaba resuelto.

Yo no tenía nada claro en aquel momento que me enamoraría de la pediatra forense con la que me había estado reuniendo para hablar de nuestro trabajo sobre los hematomas, y mucho menos que se convertiría en mi futura esposa, pero nunca conseguí convencer a Jen de mi inocencia. Era verdad que estaba quedando con alguien que me transmitía calidez, empatía e inteligencia, pero no hubo ningún tipo de estrategia por mi parte. Ni por parte de Linda. Su marido había muerto cuando sus tres hijas eran muy pequeñas y tenía pareja desde hacía varios años. Aquella relación y mi matrimonio acabaron de un modo caótico y furioso.

Pese a que Jen quería el divorcio, lo pasó mal. Nuestra separación también fue difícil para nuestros hijos, quienes, creo, sospecharon, sin razón, que yo había abandonado a Jen tras conocer a Linda. Anna, que estaba a punto de licenciarse, durante la época en la que su madre lo pasó peor y sentía más rabia, dijo que lo único que no sería nunca es forense como su padre.

Me alegra decir que Jen encontró la felicidad con otra persona. Y en septiembre de 2008 Linda y yo nos casamos. Otra familia se sumó a la mía y me vi de vuelta en el mundo de la adolescencia y de los padres atareados y entrados en años. Por más cariñosa y acogedora que sea una nueva familia, las relaciones entre cada uno de sus miembros, entre las dos familias, deben construirse despacio, a lo largo de los años. Nosotros hemos puesto todo nuestro empeño en ello y el resultado, espero, es una unidad familiar extensa, fuerte y en la que reina el amor.

Desde entonces, he vivido y trabajado como médico forense en el norte de Inglaterra. La vida aquí es rica y variada: un trabajo estimulante, un hogar cálido y lleno de amor, vacaciones interesantes, expediciones sorprendentes, un avión compartido para pilotar, cinco hijos entre los dos y, para mí, ahora, también dos nietos.

Mi hijo, Chris, trabaja como veterinario especializado en caballos. Vive en el extranjero, donde los paisajes y quizá las mentes son más abiertos. Sea de un modo u otro, al menos se ha librado de los sueldos bajos y las mañanas grises. Y sigue mis pasos en un sentido: ha aprendido a volar.

Anna estudió la especialidad de histopatología y, sí, siente un profundo interés por la medicina legal y forense e incluso trabaja para algunos de los oficiales de instrucción para los que yo trabajé hace años. Hablamos a menudo de los casos que llevamos: yo le pido consejo sobre pruebas que a mí me parecen moderneces y ella pregunta mi opinión sobre la causa de alguna muerte. Cuando se casó se cambió de apellido y nadie puede decir que el nombre de su padre haya tenido nada que ver con ninguno de sus logros. Aunque seguramente nadie lo diría porque ella es quien es por derecho propio. Anna no se debate entre la medicina moderna y el deseo de ser Keith Simpson. No, el mundo de Anna es mucho más complejo y sensato que el que yo conocí a su edad. A mí ese mundo me parece menos colorido. Pero a ella no. Nunca conoció los horizontes sin límites de Simpson.

Diría que lo que sé de la muerte me ha ayudado a valorar los pequeños placeres de la vida y disfruto de ellos: un niño querido que se lanza con entusiasmo a través de una alfombra de hojas caídas, rojas y amarillas, o que recorre con el dedo, fascinado, las arrugas de mi cara; un perro que se abalanza sobre mí para darme la bienvenida a casa; una mano cariñosa sobre la mía. La alegría no me es ajena. Sé que la alegría solo pueden experimentarla de verdad los que han conocido la adversidad. Y la adversidad es inevitable.

34

Una mañana sonó el teléfono y una voz muy enfadada gritó al otro lado:

—¿Has leído esa mierda? ¿La has leído?

Reconocí la voz al instante. Era la de Ellie, una especialista en anatomopatología pediátrica con la que he trabajado en algunos casos. ¿Y la mierda a la que se refería? Habíamos practicado una autopsia conjunta a un bebé llamado Noah dieciocho meses atrás, y habíamos dictaminado que la causa de la muerte era el SMSL. Había visto que había alguna novedad sobre el caso en mi bandeja de entrada, pero no había llegado a abrir el email.

Ellie parecía imparable.

—¿Creen que se nos podrían haber pasado heridas en el labio y también fracturas en las costillas posteriores? ¿Cómo? ¡Lo de los labios o eran heridas por los intentos de reanimación o yo soy Naomi Campbell! Y miramos y no vimos ninguna fractura en el arco costal posterior, y tampoco vio nada la radióloga. ¿Se supone que esta persona, solo mirando las fotos, ha descubierto lesiones de asfixia y viejas fracturas? ¡Cómo, Dick, dime cómo!

Los padres del fallecido Noah habían tenido otro bebé, una niña. Para los servicios sociales, la muerte por SMSL de su anterior vástago hacía temer por la seguridad de la niña hasta el punto de que vieron justificado retirarle la custodia a los padres. Cursaron la petición ante el tribunal de familia, que hacía poco había solicitado que enviáramos nuestro informe sobre Noah, el historial y las fotografías de la autopsia. Y por supuesto todo aquello lo había revisado de nuevo otro anatomopatólogo que trabajaba de forma habitual con ese tribunal. Abrí el email. Sí, aquellas eran sus apreciaciones.

—Ellie, dudo que diga que no vimos...

—¡Sí que lo dice!

—Miro las fotos y te llamo.

Empecé a encontrarme mal. ¿De verdad habíamos examinado a un bebé muerto que había sufrido abusos y luego había sido asesinado y no habíamos sido capaces de detectarlo? De hecho, ¿habíamos dictaminado que había muerto de SMSL, absolviendo a los padres y poniendo en peligro a cualquier futuro hijo que pudieran tener? ¿Y los indicios habían sido tan obvios que dieciocho meses después otro forense podía deducirlo solo a partir de las fotografías?

Desenterré el expediente. Habían pasado muchos casos desde el de Noah. Traté de recordar aquel día.

La policía me había pedido que fuera a la morgue porque la madre se había encontrado al bebé muerto por la mañana. En la sala de espera, junto al inevitable acuario mortuorio, me esperaba Ellie. Cuando se trata de un bebé, la autopsia la practican dos médicos anatomopatólogos, uno forense y otro pediátrico. Trabajar con Ellie es fácil: es ingeniosa e inteligente, y siempre está al cien por cien segura de sus conclusiones, algo que secretamente envidio.

Hojeé el historial. La madre le había dado un biberón al pequeño Noah a las ocho de la noche y, como moqueaba, también un poco de paracetamol. El bebé se durmió, pero se despertó dos veces durante la noche. La primera, sobre las dos de la madrugada. El padre lo había acunado hasta que se había dormido de nuevo. La segunda fue a las cinco, y el padre ya se estaba levantando, porque trabajaba en el turno de mañana. Calmó al bebé y salió de casa a las seis, sin despertar a la madre. A las siete ella se encontró al niño muerto. Salió corriendo a la calle, gritando. Un vecino que había visto un capítulo de *EastEnders* en el que explicaban técnicas de reanimación intentó hacer revivir al bebé, hasta que la ambulancia llegó y los técnicos de emergencias sanitarias tomaron el relevo. Tampoco pudieron reanimar a Noah.

Las fotografías de la casa mostraban el desorden que suele ser habitual tras la llegada de un bebé. Había pocos muebles, y todas las superficies estaban ocupadas por grandes juguetes de plástico del tipo que las abuelas compran en los grandes almacenes. En la nevera solo había leche y envases de comida para llevar con sobras. En el piso de arriba, un dormitorio en el que a duras penas cabían la cama y la cuna; en los pocos espacios libres del suelo se veían pilas de ropa de bebé.

Para Ellie y para mí, lo que de verdad era significativo era la temperatura de la casa. Vimos que el termostato de la caldera, en el piso de abajo, estaba puesto a treinta grados y que los radiadores del dormitorio estaban al máximo. La policía había hecho notar el calor que hacía al llegar. Como se sabe, hay una estrecha correlación entre el SMSL y los bebés que pasan calor.

Poco después de que completáramos la autopsia, salieron a la luz una serie de anomalías y falsedades. Unos vecinos musulmanes se sorprendieron al encontrar botellas de alcohol vacías en sus contenedores de basura y se lo mencionaron a la policía. Los padres de Noah admitieron más adelante que se habían deshecho de las botellas por la noche. Según los análisis toxicológicos, el nivel de alcohol en sangre extrapolado del padre en el momento en el que en teoría el bebé se despertó por primera vez debía de ser de doscientos miligramos por cien mililitros, más del doble del límite de alcoholemia al volante. Y los mismos análisis revelaron que tanto el padre como la madre habían estado fumando cánnabis.

Al padre lo habían condenado hacía tiempo por un delito de lesiones por una pelea, pero no constaba ningún antecedente por violencia doméstica. El bebé tenía una lesión no reciente en el hombro, pero podía ser de nacimiento, ya que el parto había sido muy difícil. La policía sospechaba claramente de la pareja, pero no era capaz de concretar los motivos. Eso sí, descubrieron que la temperatura en la casa era tan alta porque cultivaban unas cuantas plantas de marihuana en la buhardilla. Los técnicos de emergencias sanitarias insinuaron que el bebé podría llevar muerto varias horas, no solo una como decía la madre. Pero no estaban seguros. Y todas las marcas que se veían en el cuerpo del pequeño Noah podían explicarse por los torpes intentos de reanimación del vecino y por el tiempo, que no fue poco, que estuvieron intentándolo también los técnicos.

Ellie y yo teníamos que ponernos de acuerdo en la causa de la muerte. Era ella, como anatomopatóloga pediátrica, la que iba a redactar el informe. Yo haría las correcciones necesarias y lo firmaría.

Ellie no tenía dudas sobre lo que quería decir.

—SMSL, Dick. Es SMSL.

—Pero hay demasiadas cosas que no cuadran del todo. Yo pondría «indeterminada».

—No vamos a juzgarlos porque tengan unas cuantas plantas de marihuana en el desván, por Dios. O porque les guste beber de vez en cuando. Está claro que no son un par de adictos fuera de control. El padre tiene un trabajo fijo, el bebé estaba sano y bien cuidado, no faltaron a ninguna de las visitas de la enfermera domiciliaria ni a las vacunas, tienen ayuda de la familia extensa, la abuela, la hermana. No, no hagamos que la palabra «indeterminada» penda como una amenaza sobre una pareja joven con pocos recursos que lo está haciendo lo mejor que puede.

De modo que pusimos SMSL.

El problema era que ahora otro especialista había mirado las fotos de la autopsia y había decidido que no era SMSL.

Abrí las fotos en la pantalla. Allí estaban los labios del bebé. Eran más rojos de lo que recordaba y las marcas en ellos más visibles, pero no había hinchazón ni hematomas. Aquellas heridas las habían provocado los intentos de reanimación. Luego busqué la serie de imágenes del interior del pecho en el que se veían las costillas del bebé. Efectivamente, había algunas áreas más blancas. Lo que podría indicar viejas fracturas. ¿O no era más que el reflejo del flash del fotógrafo?

Llamé a Ellie.

—En las fotos los labios parecen más rojos y tienen más señales de las que tenían en realidad, y hay algunas zonas en el arco costal posterior que se ven más blancas. —Me pareció que Ellie estaba a punto de estallar, de modo que seguí hablando sin detenerme—. Sabemos que no es ese el aspecto que tenían. Si miras las fotos con atención, verás que algunos de los órganos tienen un color raro y parece haber reflejos del flash que ensucian las imágenes. Son las fotos.

—¿Quién las hizo? —rugió—. ¿Quién hizo esas fotos de mierda?

Recordé que un agente de criminalística se había presentado con cierta timidez con una cámara. ¿Quizá aquel había sido su primer trabajo «de verdad»? Había buscado varias veces el consejo de un compañero con más experiencia, y en un momento dado el flash auxiliar había dejado de funcionar y había acabado utilizando el flash de la propia cámara.

Cuando miré el resto de las imágenes vi que tenían tan poca calidad que el pañal blanco del pequeño Noah tenía una marcada tonalidad azul. ¿Cómo no me había dado cuenta de aquello antes?

—No te preocupes, Ellie —dije—. Debe de ser un problema técnico con el flash que se ha agravado por la baja resolución a la que se han guardado las imágenes.

—No estoy preocupada —me dijo con frialdad—. No. Lo que estoy es muy, muy enfadada. El anatomopatólogo que dice que hemos cometido errores ni siquiera hace autopsias. Y desde luego no estuvo presente en esta. Los otros forenses que examinaron el cuerpo, los que envió la familia, estuvieron de acuerdo con nosotros, ¿a que sí? ¿Cómo se atreve a poner en duda lo que dijimos cuando...?

—Porque... en fin, ¿has leído el resto del expediente?

—¡No, todavía no!

—Han descubierto todo tipo de cosas sobre los padres. Cosas que no sabían antes. Lo que cambia la película. Pensábamos que era una pareja de jóvenes con pocos recursos que intentaban llegar a final de mes con sus plantas de marihuana en el desván... Pero ahora resulta que el padre ya había tenido un bebé con otra mujer, en algún lugar del sur. Hace unos cuatro años. Y que el bebé murió. Se dijo que la causa de la muerte era el SMSL.

Aquello dejó sin palabras incluso a Ellie durante unos segundos.

—Tampoco ayuda que él sea un exadicto a la heroína que hasta hace poco tomaba metadona. Ojalá nos hubieran contado todo esto.

—Oh, venga. Victimicemos a un hombre que está haciendo todo lo posible para desintoxicarse. ¿Tomaba metadona cuando el bebé murió?

—No.

—Ahí lo tienes.

—Cuando conoció a la madre y tuvieron el bebé, estaba de verdad intentando pasar página; es lo que se desprende de los interrogatorios de la policía.

—Exacto, y si les quitamos todos los bebés a todos los adictos a la heroína en rehabilitación no quedaría ni un niño en algunas partes de la ciudad.

—Ellie, oye, iremos a juicio, diremos lo que vimos, explicaremos que las fotos no están bien y que estamos seguros de que el niño no tenía fracturas que se nos hubieran pasado por alto, explicaremos que la radióloga coincide con nosotros y ya está, fin.

—No será tan fácil. Dijimos que era SMSL y no es lo que quieren oír. Creo que quieren quitarles al otro niño. Está claro que piensan que al pequeño Noah lo mataron.

—A los tribunales se los informa para que descubran la verdad, no lo que quieren oír.

Emitió un sonido que estaba a medio camino entre la risa y el bufido, y colgó.

El juicio a mí no me preocupaba. En realidad, sentía curiosidad. Los tribunales de familia habían conservado su aura de misterio para mí, igual que para el resto del mundo, porque hasta entonces solo había intervenido en ellos por escrito. Los asuntos que se dirimen entre sus paredes son tan personales y delicados que están cerrados a cal y canto a la prensa y al público: nadie que no tenga una razón concreta para estar allí puede entrar, y eso vale también para familiares cercanos del fallecido o sus familias.

Ellie me esperaba fuera. Parecía nerviosa.

—Deberías ver cuánta gente hay ahí dentro.

—¿Cómo puede ser? Aparte de los abogados y los testigos, no debería haber casi nadie.

—Hay tropecientos abogados. La madre tiene tres abogados. El padre, lo mismo. Las autoridades locales igual. ¡Hasta el bebé tiene tres abogados! ¡No llegó a los tres meses y tiene tres abogados! Eso son ya doce personas, y luego hay montones de funcionarios. Dick, ahora que hay recortes en el turno de oficio para los casos criminales, los abogados deben de estar sobrevolando los tribunales de familia como buitres. ¡Los casos aquí duran semanas!

Pensé que probablemente exageraba.

—Menos mal que solo hay un juez —dije—. Porque parece que no habría sitio ahí dentro también para un jurado.

Pero una vez en el interior de la sala vi que era verdad: estaba atestada de abogados. No se estaba juzgando a nadie allí, por supuesto. El banquillo del acusado estaba vacío. Era trabajo del juez, y solo del juez, decidir si era necesario poner a aquel menor bajo tutela del Estado o protegerlo de alguna otra manera. Había que tener en cuenta muchos factores, pero lo principal era determinar si, según el cálculo de probabilidades, uno de los dos progenitores había causado lesiones o provocado la muerte del pequeño Noah. De modo que aquello no era un juicio, sino un intento de averiguar la verdad. Aunque el formato era el de un contencioso, con los abogados interrogando, contrainterrogando y defendiendo los intereses de su cliente. Me hizo pensar en la frase atribuida a Esquilo, la de que la verdad es la primera víctima de la guerra.

Me dejaron estar en la sala durante la declaración de Ellie, lo que me permitió ver al padre y a la madre. Se sentaron lejos el uno del otro, sin mirarse. Tenían otro hijo, pero al parecer ya no estaban juntos; por supuesto, sus abogados se dedicarían ahora a echarle las culpas al otro.

La madre estaba enfadada. Sufría sobrepeso, apenas se movía y tenía la cara grande, como hinchada. No sabía estar callada: tan pronto le lanzaba maldiciones al oído a su abogado como lo hacía en voz alta en dirección a la silenciosa sala. El padre estaba muy delgado y resoplaba y se removía en el asiento todo el rato, como si el proceso judicial le impidiera estar haciendo algo más importante. Como meterse un chute. Si de verdad habían matado al pequeño Noah, no eran dignos de compasión. Pero si no lo habían hecho... parecían dos personas muy infelices a las que habían querido muy poco, y a las que quizá les había costado aprender a querer a su hijo.

En el banquillo de los testigos, Ellie estaba perdiendo la calma. Vi cómo se ponía cada vez más tensa a medida que un abogado tras otro ponía en duda que estuviera capacitada para dictaminar que el SMSL hubiera sido la causa de la muerte del pequeño Noah. Cuando terminaron de vapulearla supe que había llegado mi turno.

Nada más prestar juramento, el primer abogado me hizo notar que el bebé llevaba, en realidad, un pijama azul con conejos verdes. Ellie, ya es mala suerte, había invertido los colores en el informe de la autopsia, y yo no me había dado cuenta de que los conejos no eran azules cuando lo revisé. Mi compañera había cometido otro pequeño error en una fecha, el mes y el día aparecían invertidos, y yo, de nuevo, no me había dado cuenta. Eran las típicas pequeñeces que se sacan a relucir al principio de un interrogatorio y que tienen como objetivo de poner en duda mi competencia y minar mi confianza antes de la batalla final. Y la batalla iba a girar en torno, por supuesto, de las heridas en los labios del bebé y las supuestas fracturas en el arco costal posterior.

—Doctor Shepherd, ¿está de acuerdo en que fracturas anteriores, ya curadas, en la parte posterior de las costillas del bebé podrían ser un claro indicio de que el bebé sufrió abusos durante el tiempo que duró su corta vida?

—Estoy de acuerdo en que, en el caso de que esas fracturas curadas hubieran existido, los abusos habrían sido una posible explicación.

—¿Intentó ver si había fracturas de ese tipo?

—Se examinaron todas las costillas con la máxima atención.

Señalé que las fotografías eran de mala calidad y no reflejaban de forma fiel lo que vimos. Ni caso.

—Todos los que estamos aquí vemos que en la parte posterior de las costillas había fracturas previas, doctor Shepherd. ¿Cómo es que usted no lo ve?

Tuvimos la misma conversación sobre las heridas en el labio.

—¡Mire las fotografías, doctor Shepherd! ¡Está claro que hay heridas!

Le expliqué que, por la forma en la que las imágenes se habían guardado, enviado y luego impreso en papel de mala calidad, no podíamos fiarnos de lo que mostraban. Pero estaba claro que no estaba llegando a ninguna parte. Veían lo que veían. Yo debía de estar ciego o ser estúpido para no aceptarlo, y en cualquiera de los dos casos era obvio que trataba de confundirles para no afrontar que yo, o más bien nosotros, Ellie y yo, que entre los dos sumábamos setenta años de experiencia en anatomopatología, habíamos pasado por alto unas lesiones por asfixia y queríamos hacerlas pasar por lesiones de reanimación.

Lo que vino a continuación fue una de las tardes más difíciles que recuerdo haber pasado en el banquillo de los testigos de cualquier sala, incluida la del Tribunal Penal Central. Lo peor era que, en lugar de un abogado hostil, había muchos, en representación de todos los bandos, y cada uno me atacaba desde un ángulo distinto. Conseguí mantenerme firme y al mismo tiempo reconocer la posibilidad de que pudiéramos estar equivocados, pero dejando claro que era muy improbable que dos anatomopatólogos con tanta experiencia pudieran haber pasado por alto unos indicios tan evidentes de la existencia de abusos.

—¿Es usted traumatólogo, doctor Shepherd?

—No, no lo soy.

—Pero ¿le llamaron la atención las costillas del bebé, las fracturas evidentes en la parte frontal?

—Me llamó la atención la posibilidad de que las fracturas pudieran interpretarse de varias maneras, sí, pero era consciente de que hubo intentos de reanimación contundentes que llevó a cabo un vecino sin ningún tipo de form...

—¿Le llamó la atención, pero no lo suficiente como para enviar las costillas a un traumatólogo para tener la opinión de un especialista?

—No creí que un traumatólogo pudiera aportar nada en relación a las costillas. Habíamos visto cuáles estaban rotas y sabíamos que...

—Pensó que sabía tanto como el especialista, ¿es eso?

—La radióloga dijo que, en su opinión, no había fracturas en el arco costal posterior. Ya habíamos visto, se veían sin dificultad, las fracturas en la parte frontal. Creí que lo que pudiera decir un traumatólogo no iba a añadir gran cosa.

—¿No es eso un tanto arrogante, doctor Shepherd?

—No me considero una persona arrogante. Pido disculpas si lo he parecido.

Las palabras de Alexander Pope me vinieron a la mente, como si mi padre acabara de ponerlas allí.

Pero reconoce con gusto tus errores pasados
y haz todos los días una crítica del último.

—¿Admite la posibilidad de que pudiera estar equivocado al dictaminar que la causa de la muerte era el SMSL?

—Determinar la causa de la muerte en este tipo de casos es siempre muy difícil, hay una línea muy fina. A partir de los datos que teníamos cuando redactamos nuestros informes, el SMSL es la que prevalecía. Si se nos hubiera proporcionado más información sobre las circunstancias de la vida y la muerte del bebé, creo que es probable que hubiéramos dictaminado una muerte por causa indeterminada en lugar de SMSL.

Lo que más me sorprendió de aquella tarde en el tribunal de familia no fueron tanto los ataques a mi profesionalidad como los ataques a mí, como persona. Lo segundo que me sorprendió fue la sentencia escrita. Llegó varias semanas después. Supe gracias a ella que varios testigos habían explicado durante el juicio hasta qué punto los padres del pequeño Noah tenían desatendido a su hijo. Al parecer, la madre era alcohólica y el padre se drogaba de forma habitual. La hermana de la madre y una tía habían estado ayudando a cuidar del pequeño Noah, haciendo, sin darse cuenta, que las enfermeras domiciliarias y otros profesionales tuvieran la impresión equivocada de que la madre lo tenía todo bajo control. Según el juez, eran la hermana y la tía las que se aseguraban de que el bebé estuviera bien atendido y asistiera a las citas con el pediatra y se le suministraran las vacunas.

El juez afirmaba que los padres habían tenido un comportamiento negligente hacia el pequeño Noah y se mostraba sorprendido por que los dos anatomopatólogos que habían examinado el cuerpo rechazaran o fueran incapaces de aceptar que habían pasado por alto indicios de abuso tan evidentes y flagrantes que cualquiera podía apreciarlos en las imágenes. De hecho, añadió, los anatomopatólogos parecían seguir pensando que el SMSL podría haber sido la causa de la muerte. El juez no mencionó en ningún momento que las imágenes eran, en el mejor de los casos, de calidad desigual. Ni tampoco que no se nos proporcionó suficiente información sobre los padres el día del fallecimiento del bebé, que fue cuando le practicamos la autopsia. Ni que nadie nos puso al día de todo lo que se descubrió *a posteriori* sobre la familia.

Lo que dijo es que, en el cálculo de probabilidades —que es el criterio que le tocaba aplicar—, debía concluir que el padre había matado al pequeño Noah. Durante el contrainterrogatorio se había revelado que, la noche en la que murió el bebé, los padres habían consumido grandes cantidades de bebida y algo de droga, y que, cuando el bebé lloró, el padre fue a ver qué pasaba. El juez suponía que lo que probablemente hizo fue presionar el pecho y quizá también la cara del bebé, asfixiándolo y tal vez rompiéndole las costillas. Había pruebas, decía, según podía apreciarse en el arco costal posterior, de que algo así había ocurrido en anteriores ocasiones. Aquella noche, la madre le había pedido que hiciera lo que fuera para que el bebé dejara de llorar y, aunque ella era consciente de que él trataba de forma brusca al pequeño Noah, no hizo nada para evitarlo. Por lo tanto, no se podía dejar al cuidado de ninguno de los dos a otro niño. El hijo que acababan de tener debía ser dado en adopción.

No puedo imaginar lo que sintieron los padres del pequeño Noah al recibir la sentencia. A mí me dolió tanto que noté que me faltaba el aliento. Era imposible que las duras palabras del juez sobre un forense del Ministerio del

Interior no tuvieran consecuencias, y considerables. Yo tenía sesenta años y había trabajado siempre, a través de la medicina, a favor de la justicia. Y ahora parecía que se me negaban tanto la imparcialidad como la justicia.

Aquella noche no pude dormir. Apenas podía respirar. El juicio que emitía la sentencia pedía a gritos una investigación y, como forense del Ministerio del Interior, debía comunicárselo a mis superiores. ¿Me abriría una investigación el Ministerio del Interior? ¿Pondría el asunto en manos del Colegio de Médicos? El Colegio de Médicos puede inhabilitar a un médico si se lo considera culpable de mala praxis.

Lo injusto de aquella posibilidad hizo que me irguiera en la cama. Se me acusaba de actuar con mal juicio a partir de unas malas fotos. La presencia de heridas en los labios y de fracturas en el arco costal posterior podían indicar que en algún momento del pasado se había producido un abuso, pero es que no había heridas en los labios, las fracturas en el arco costal anterior podían explicarse por los intentos de reanimación y no había fracturas en el arco costal posterior. Yo estaba seguro, Ellie estaba segura y la radióloga estaba segura. Habíamos hecho constar en el informe que, aunque las lesiones en el arco costal anterior probablemente las habían provocado los intentos de reanimación, no podíamos descartar la posibilidad de que tuvieran otro origen, deliberado. Pero, claro, luego habíamos dictaminado que la causa de la muerte era el SMSL.

A ver, a ver, no podían inhabilitarme por algo así, ¿verdad?

Cuando al fin me dormí, mis sueños fueron un extraño revoltijo de juzgados y bebés. Mis miedos nocturnos siguieron persiguiéndome al día siguiente. Estaban presentes en todo lo que hacía, estuviera pensando directamente en el caso o no. En el estómago, una pátina del terror. En la cabeza, una sensación de crisis. Sentado a mi escritorio aquella tarde, torturado por una ansiedad inexplicable, dejé de resistirme. Sabía lo que iba a suceder. Había empezado a pasar hacía poco, mientras sobrevolaba Hungerford. Luego otra vez tras los atentados de París. Había aprendido a apretar el puño y a recurrir a toda mi fuerza de voluntad para casi mantenerme lejos del abismo. Pero ahora se abría ante mí.

Cerré los ojos. Me estaba esperando. Los cuerpos amontonados, el hedor a descomposición y a calor, jóvenes que habían estado bailando cuando estalló la bomba, cuando se hundió el barco, jóvenes sin manos, niños exhumados en sus ataúdes, cuerpecitos de bebé que evidenciaban la inhumanidad del ser humano, cuerpos carbonizados, cuerpos ahogados, cuerpos cercenados en la vía ferroviaria. Un agujero sin fondo de sufrimiento humano.

Levanté la vista de nuevo. Parpadeé. Miré a mi alrededor, a mi estudio. Ordenador, escritorio, fotos, expedientes, perros. Todo normal. Había sido otro de esos viajes rápidos al infierno, tan repentinos y estremecedores como un ataque epiléptico.

Volvía a estar en el presente, en cualquier caso. Iba a seguir con mi trabajo. Que era escribir al Ministerio del Interior para informar de lo que había dicho el juez sobre mí en el caso del pequeño Noah.

Desde el Ministerio del Interior no tardaron en responder. Estaban al corriente del caso, decían, y desde hacía tiempo. Aunque no se habían molestado en hacérmelo saber. El agente de policía que llevaba el caso había dado parte sobre mí al ministerio y ellos habían decidido hacer llegar el expediente al Colegio de Médicos. Quizá, añadían, había llegado el momento de que hablara del asunto con mi abogado.

Lo hice, desde luego. Mi abogada me aseguró que todo saldría bien, pero yo no estaba tan seguro. Por la noche tenía unos sueños horribles. Durante el día, despierto en mi oficina, luchaba contra las pesadillas.

Al fin llegó la carta. La abrí con manos temblorosas. Deseé que dijera que habían desestimado el caso. Que todo hubiera acabado.

Decía que el Colegio de Médicos me estaba investigando. Mi capacidad profesional estaba en entredicho por la causa de la muerte que aparecía en el informe de la autopsia del pequeño Noah, que yo había firmado.

Fue como si la alegría desapareciera del mundo. ¿Y aquellos episodios que no había estado llamando ataques de pánico? Bueno, hasta yo tuve que admitir que eso es exactamente lo que eran.

Me había pasado toda la vida examinando casos. Y de repente yo era un caso. Era a mí a quien examinaban. El Colegio de Médicos funciona, a grandes rasgos, como un tribunal privado que investiga a su propio ritmo y a puerta cerrada. No proporciona ninguna información sobre el tiempo que llevará resolver el asunto y cuando emite algún tipo de comunicación por escrito es para dictar algún requerimiento. Al que yo tenía que responder en un plazo muy corto de tiempo.

Sabía que el Colegio de Médicos se estaba poniendo en contacto, discretamente, con compañeros, oficiales de instrucción, agentes de policía y otras personas que habían trabajado conmigo, para recabar sus opiniones sobre mí y sobre mis capacidades. El Colegio de Médicos no decía si, o cuándo, iba a derivar el caso a la instancia superior, el tribunal. Se me informaría cuando esa derivación se produjera.

El tribunal es el Tribunal de la Profesión Médica, que es independiente del Colegio de Médicos y juzga los casos que este le deriva. En él se presta declaración bajo juramento, los abogados interrogan y contrainterrogan, y se emite un veredicto sobre si el médico es apto para ejercer. O no. Es, a todos los efectos, un tribunal.

Y todo porque otro médico que trabajaba para el tribunal de familia decidió que yo había cometido errores, que pasé por alto lesiones evidentes y que dictaminé una causa de la muerte para el pequeño Noah que a su juicio era incorrecta. La medicina forense es una combinación de hechos, experiencia y buen juicio. Pero el tribunal podía ignorar todo aquello y llegar a la conclusión, a partir de las acusaciones que se habían hecho, de que no se podía confiar en mí para determinar cómo había muerto un niño y, por tanto, si sus hermanos corrían peligro. Podían decidir que había que inhabilitarme. Es decir, eliminarme del registro de médicos considerados aptos para ejercer.

Cuando la investigación del Colegio de Médicos se puso en marcha empecé a experimentar nuevos ataques de pánico, con una frecuencia renovada y alarmante. Una sucesión de imágenes de infarto, desgarradoras, se apoderaban de mi mente.

Intenté verlo de forma imparcial, clínica. Aquellas emboscadas habían empezado mientras sobrevolaba Hungerford un día. ¿Por qué habían empezado exactamente, por qué habían dejado de suceder exactamente? Sin duda, la investigación del Colegio de Médicos había provocado aquel retorno, tan desagradable y contundente, de los ataques. ¿Acaso el hecho de que dudaran de forma pública de mí, de alguien que se suponía que no podía estar equivocado, había abierto un abismo de miedos ocultos? ¿Estaban esos miedos fuera de control? No había respuestas. Solo imágenes que poblaban mi cabeza de repente y la ocupaban del todo en los momentos más inesperados. No tenía más que poner unos cubitos de hielo en la bebida de Linda para estar de vuelta en Bali, viendo descomponerse a aquellos cuerpos jóvenes bajo bolsas de hielo que se derretían. Ni contemplaba la posibilidad de abrir ninguno de los expedientes que se apilaban en mi estudio. Porque en su interior acechaban las imágenes. Y ya había demasiadas imágenes campando a sus anchas en mi cabeza. Una sensación de terror me paralizaba. Me sentía invadido por un horror que solo puedo calificar de irrefrenable. El hedor de la muerte me acompañaba a todas partes.

Cada emboscada me robaba el sueño, me arrebataba la capacidad de sentir placer, me atormentaba con preocupaciones, me llenaba de inseguridades. Tras perder la capacidad de dormir, pronto perdí la capacidad de leer. Porque no era capaz de tomar la decisión de elegir un libro ni de abrirlo. No era capaz de tomar ningún tipo de decisión. ¿Quería una taza de té? No tenía ni idea. Apenas sabía si levantarme por las mañanas, por no hablar de si molestarme en vestirme. ¿El futuro? No existía. Todo lo que pensaba que sabía o que me importaba dejó de tener sentido de repente. Pasaba gran parte del día concentrándome para no parpadear, porque me había dado cuenta de que las imágenes que planeaban sobre mí, listas para apoderarse de mi mente, me asaltaban en cuanto cerraba los ojos.

Una mañana de verano de mucho calor mi mente se vio invadida de trozos de cadáveres en descomposición. Había intestinos. Hígados esponjosos. Corazones que no latían. Manos. Había una con un anillo de matrimonio. Tuve que sacarlo a la fuerza para leer la inscripción del interior y averiguar de quién era la mano. El hedor a putrefacción me dejó sin aliento de un zarpazo.

Pensé que era mejor morir que vivir así.

Pero ¿cómo?

Lanzarse a la vía es rápido, pero es un método egoísta. Ponerse delante de un tren puede traumatizar al conductor y provocar un caos inolvidable que atormentará a sus seres queridos para siempre. Ahorcarse no siempre funciona, o no es siempre lo más rápido. Una pistola estaría bien, pero ¿dónde se consigue una? Despeñarme con el coche por un barranco parecía una opción limpia, pero me obligaba a buscar un barranco adecuado y accesible. Difícil cuando apenas me veía capaz de pasar de segunda sin forzar las marchas.

No sabía lo que estaba haciendo o diciendo porque solo podía ver el mundo desde dentro de mi cabeza, y aquel no era un mundo en el que nadie querría seguir viviendo. Mi forma de actuar, fuera cual fuese, alarmó enormemente a Linda. Me llevaron, y no protesté cuando lo hicieron, a urgencias, desde donde me derivaron a psiquiatría. El equilibrado, sensato y veterano doctor Shepherd, médico forense, se sentó y se estremeció cuando un psiquiatra le pidió amablemente que compartiera las imágenes que veía. Intenté describírselas. Pero no conseguí pronunciar una sola palabra.

No fue un diagnóstico difícil. Me atrevería a decir que todas las personas que están leyendo este libro saben ya que sufría de un trastorno por estrés postraumático (TEPT). Por lo visto yo era el único que no era capaz de reconocer los síntomas.

Mi TEPT no tiene su origen en ninguno en particular de los veintitrés mil cadáveres a los que he practicado una autopsia. Ni tiene su origen en todos ellos. No tiene su origen en ningún desastre concreto que yo haya contribuido a explicar. Y no tiene su origen en todos ellos. Tiene su origen en una vida entera siendo testigo de primera fila, en nombre de todo el mundo —tribunales, familiares, público, sociedad—, de la falta de humanidad con la que el ser humano trata al ser humano.

¿El resultado de aquel diagnóstico?

Baja laboral durante el verano de 2016.

Dos tratamientos: terapia y medicación.

Y este libro.

En otoño estaba previsto que volviera a la sala de autopsias, pero yo no veía claro que fuera a ser capaz de trabajar de nuevo. No veía claro que pudiera volver a trocear arterias en secciones diminutas o volver a sacar cerebros de cráneos o volver a examinar la parte interior de un rostro o volver a plantarme en medio de una morgue desbordada tras otro desastre, con una cola de muertos esperándome. Una y otra vez y otra vez. Me costaba imaginar un futuro en el que yo pudiera ejercer como médico forense.

Entonces hubo un cambio, muy pequeño al principio. Empecé a hablar. Recordé la vez en que Jen y yo nos habíamos sentado juntos en aquella sala en Clapham, tantos años atrás, recordé cómo mi mente había volado, pero mi boca había permanecido la mayor parte del tiempo cerrada. De repente, en aquella habitación silenciosa, con un profesional comprensivo, dejé que mi mente volara —solo un poco al principio— y luego le dije a aquel profesional dónde había estado. Era peligroso dejar que mi mente vagara a su aire. Porque Dios sabe adónde podía llegar si no la mantenía bajo un férreo control. Pero con ayuda profesional, paso a paso, semana a semana, conseguí controlar el modo en que dejaba salir mis pensamientos. Y descubrí que hablar de mis excursiones al infierno hacía que hubiera menos. Poco a poco.

Un día, y no hace tanto de eso, empecé a sentirme mejor. Seguía sin saber nada del Colegio de Médicos y no tenía ni idea de adónde se había ido el verano ni cómo había llegado el otoño, pero, de repente, casi tan de repente como aquel primer ataque de pánico sobre Hungerford, noté que mi ansiedad se disipaba. Aquella roca enorme que sentía que iba a pasarme por encima en cualquier momento perdió impulso. El terror, que había pesado tanto que no dejaba caminar a mis pies e impedía a mi mente pensar, elevó el vuelo y se alejó un poco flotando, como una nube radiactiva.

A la ansiedad la sustituyó un amago, quizá el fantasma, del placer que antes encontraba en la vida. Sabía que aquello no podía durar, que solo era un atisbo de normalidad, pero bastaba de momento. Quise aprovechar aquel instante, subirme a una avioneta y volar, sentir la emoción del despegue, elevarme por encima de las pequeñas cosas, de lo mundano y del día a día. Pero, por supuesto, tras mi verano de locura me había visto obligado a renunciar a mi licencia de piloto.

Irrumpí en la habitación en la que estaba Linda, que trabajaba en su escritorio, con el ceño ligeramente fruncido, en un caso de abuso infantil que se iba a juzgar poco después.

—¡Vayamos a dar una vuelta! —grité.

Quizá demasiado alto. Me miró de forma extraña pero dejó de teclear de inmediato.

Hicimos subir al coche a nuestros perros, el viejo y el joven, y me pareció que el sol de otoño brillaba con más fuerza de lo que lo había hecho en todo el verano. La luminosidad del paisaje me dejó maravillado, como si nunca hubiera salido de la ciudad. Llegamos a un lugar agreste y las hojas eran tan doradas y crujientes que parecían iluminar las laderas de la colina. El cachorro daba vueltas sin parar, entusiasmado, y hasta el perro más anciano correteó un poco. El mundo era un lugar espléndido, y se había vestido con sus mejores galas, como para una fiesta. Las había lucido durante todo el verano y yo había sido incapaz de darme cuenta y de admirarlo.

—Parece que estás... —dijo Linda.

—¿Mejor?

Asintió y vi que, sin mover un músculo, algo se transformaba en su rostro, como si, siguiendo un patrón secreto y muy sutil, cada célula hubiera cambiado de sitio. Ni siquiera hizo falta que sonriera para parecer feliz. Qué duro es el TSPT para los que tienen que convivir con él.

Traté de empaparme de las laderas y de las hojas y de los perros y de Linda y de la belleza del mundo, traté de emborracharme de todo aquello del mismo modo que otros hombres se emborrachan de cerveza. Quise absorberlo todo antes de que la oscuridad se cerrara de nuevo en torno a mí. Porque sabía que era lo que debía hacer. La curación no forma parte del vocabulario del TSPT, por desgracia. Pero aquel atisbo del mundo más allá de la enfermedad —las dos, tres horas que duró— bastó para hacer que anhelara más, para darme la energía necesaria para llegar a más. El siguiente amago de normalidad sería más largo. Hubo uno que duró un día entero. Poco a poco, el color y la belleza del mundo empezaron a formarse de nuevo a mi alrededor, como un puzle.

Hubo (sigue habiendo) muchos momentos de regresión, por supuesto. Si Linda quería una bebida se aseguraba de ser ella quien ponía los cubitos. Cualquier mensaje de mi abogada sobre la investigación del Colegio de Médicos, aunque solo fuera para decirme que no había novedades, me dejaba fuera de combate durante un día, como si mi abogada me hubiera dado literalmente un empujón. En el estudio había algunos expedientes que sabía que tenía que evitar, porque contenían imágenes que no podía ver. Incluso este libro, que había estado escribiendo a rachas durante un año o dos y que finalmente aparqué, tiene capítulos que decidí no revisitar en aquel momento. Pero aquel verano me hizo ver que tenía que acabarlo, que no quería que el trabajo de mi vida, la medicina forense, fuera para el público un secreto fantasmal, abominable. Porque hablar de las cosas que una sociedad civilizada exige a personas civilizadas que hagan nos hace a todos más fuertes.

Luego, un día, sonó el teléfono y era mi abogada. No había recibido aún la carta pero le habían dicho que estaba de camino. El caso contra mí había quedado desestimado. De repente. Sin consultas ni explicaciones, tal como había empezado. No había llegado ni a plantearse que pudiera llegar al tribunal.

No puedo decir que brindara con champán. El camino que había recorrido había sido demasiado largo y doloroso. Pero noté que me sacaba un peso de encima. El mundo parecía más despejado, más nítido, mejor enfocado. Pasaron unos minutos durante los que no supe qué sentir. Con o sin investigación del Colegio de Médicos, una grieta profunda se había abierto en mi psique y siempre estaría allí.

Cuando le di las buenas noticas a Linda, el alivio y la felicidad que contemplé en su rostro me hicieron reaccionar, y empecé a sentir algo de su alegría y quizá un poco de la mía. Tantos años de profesión no iban a acabar en un magma de acusaciones injustas. Podía seguir ejerciendo. Si quería.

La vuelta al trabajo daba miedo. Pacté la fecha en la que iba a reincorporarme, pero a medida que se acercaba el día empecé a tener la sensación de que no podría hacerlo. La psicóloga me recordó que había estado aprendiendo a gestionar mis malos recuerdos. Tenía razón. Era capaz de sacarlos, de examinarlos cuando lo necesitaba y de meterlos de nuevo en el cajón cuando quería también. No iban a marcharse del todo. Pero podía manejarlos. Podía volver al trabajo.

Al entrar por la puerta en mi primer día de trabajo hubo un momento en el que me invadió el olor del lugar, al cerrarse la puerta tras de mí, y perdí un poco de impulso.

Me quedé quieto.

No podía continuar. Tampoco podía volver atrás. La idea de entrar era insoportable; la de huir, imposible. Dudé, con la mente enturbiada. En ese momento llegaron unos agentes de policía.

—Hola, Shepherd. Qué bien tenerte de vuelta. ¿Cómo estás?

Ya no podía huir. Pero tampoco tenía por qué moverme, podíamos saludarnos y charlar allí mismo. Me quedé donde estaba.

El detective era un hombre al que conocía y que me caía bien.

—Hoy tengo un caso muy raro para ti —dijo—. Tengo ganas de que me digas cómo lo ves.

Un caso muy raro, ¿eh? Quizá fueron esas palabras las que me dieron el empujón final. Cinco minutos después estaba sentado en un sofá con una taza de té caliente en una mano y una galleta en la otra.

El detective consultó sus notas.

—Mujer de cincuenta y pico años, bebedora habitual y un poco problemática, la verdad. Su yerno le pidió dinero y luego dejó a su hija y jamás le devolvió el dinero, así que un día la mujer, después de haber bebido, decide que irá a casa de él y le cantará las cuarenta. Gritos, insultos, de todo. El yerno dice que la acompañó amablemente fuera de su propiedad, pero que ella estaba tan borracha que se cayó. La mujer dijo que la había empujado. En cualquier caso, ella acaba en el suelo.

Aquello no sonaba nada raro. En el mundo en el que vivo es de lo más corriente.

—¿Y es verdad que la empujó? —pregunté.

—Creemos que sí. Aunque al principio la nueva novia del yerno dijo que no lo había hecho. Y es la única testigo.

Seguía sin ver nada raro en todo aquello.

Podía oír el ruido que hacían las puertas de las cámaras frigoríficas cuando metían y sacaban los cuerpos de su interior. Tragué saliva. Aquel sonido me llevaba a muchos desastres, a muchos cuerpos. Traté de concentrarme en el detective.

—La pregunta que te hago, Shepherd, es: si él la empujó, ¿es eso lo que la mató?

—¿Tardó mucho en morir tras la caída?

—Varios días. Ella está en el suelo y no puede levantarse. Él llama a una ambulancia. El hospital le dice a la mujer que tiene una fractura en la pelvis y que no hay mucho que se pueda hacer en esos casos. Solo tomar analgésicos. Es el tratamiento habitual. Y el caso es que la mujer gritaba e insultaba al personal de urgencias y se la sacaron de encima en cuanto pudieron...

¿Quizá podía acabar siendo un caso de negligencia médica? Bebí un sorbo de té. Aquello empezaba a ponerse interesante.

—La mujer va a recuperarse a casa de la hija y allí bebe sin parar. Pero le duele muchísimo y ni el alcohol ni los calmantes la ayudan. Finalmente, unos días después, la hija llama a una ambulancia. Va a parar a un hospital diferente esta vez. Le dicen que tiene cinco fracturas en la pelvis, no una, y que van a ingresarla. Pero le cuesta respirar y el departamento de ortopedia decide que deberían llevarla a la planta de medicina interna porque está muy mal de su asma.

—¿Y en medicina interna estuvieron de acuerdo? No fue muy inteligente por su parte. ¿O sea que es una alcohólica asmática con múltiples fracturas en la pelvis?

—Creo que además es epiléptica, de hecho...

El detective me alcanzó el historial médico y siguió hablando mientras yo ojeaba al expediente. Osteoporosis. Asma. Alcoholismo. Epilepsia...

—Oh, y también diabetes —dije.

—Esa mujer tenía todos los números para morirse —dijo uno de los agentes de policía—. Era casi un diccionario médico.

—Pero eso no significa que muriera por causas naturales —intervino, rápido, el detective.

—Es verdad —coincidí—. ¿Qué pasó luego?

—Bueno, en la planta de medicina general ven que tiene unos ataques de tos muy fuertes y la tratan por el asma y por una infección respiratoria. La mujer tose sin parar, por lo visto hasta desmayarse. Cinco días después tiene otro de esos ataques de tos. Pero esta vez pierde el conocimiento y muere.

—¿Qué hizo el hospital?

—Intentaron reanimarla, claro. Pensaron que era una emo... embo...

—¿Una embolia pulmonar? Tenía la pelvis fracturada y llevaba varios días en cama, es el diagnóstico más evidente.

—Eso. En fin, intentan reanimarla y le ponen algo para que... mmm...

—Para disolver los coágulos de sangre.

Vaya. Desde luego era lo que tocaba hacer, pero aquello no salvó a la paciente y sin duda no ayudaba al forense. Porque en caso de que hubiera habido un coágulo que encontrar ahora estaría disuelto.

—Nosotros estábamos esperando a que se encontrara mejor para hablar con ella de la denuncia por lesiones contra el yerno y cuando llamamos al hospital para saber si podíamos interrogarla, la enfermera dijo: «Oh, olvidamos decírselo, ha muerto». O sea que de golpe no es un delito de lesiones, sino homicidio involuntario.

Me acabé el té. Se confirmaba que era un caso extraño. Habían mencionado cinco posibles causas de la muerte, y pese a ello era posible que la muerte tuviera un motivo completamente distinto. Solo su cuerpo podría decirnos de qué había muerto, y estaba esperándonos allí mismo. Me levanté. Aquel misterio me intrigaba.

—Venga. Vamos a echarle un vistazo.

De camino a la sala de autopsias quise decirle algo al detective.

—No forma parte de mi negociado, pero no parece que tengáis forma de demostrar que el yerno la empujara. Si ella había bebido pudo haberse tropezado y haberse hecho daño incluso antes de llegar a casa de él.

—Tenemos a la novia, en realidad. Ya no están juntos. Y ahora ella ha cambiado su declaración. Dice que vio cómo él empujaba a la mujer, y que lo hizo con fuerza.

Mmm. Los jurados no conceden demasiada credibilidad a los testigos que dicen primero una cosa y luego la contraria.

—Y tenemos imágenes de una cámara de seguridad en las que se ve a la fallecida cinco minutos antes de entrar en la casa del yerno, y camina sin problemas —añadió—. O sea que lo que necesitamos es que nos des pruebas para presentar cargos.

Buscaría esas pruebas. Pero teniendo muy presente que sobre el acusado pesaba un cargo de homicidio involuntario y la posibilidad de una condena de prisión. Debía estar completamente seguro de lo que decía antes de comunicar mis conclusiones a la policía.

La mujer tenía cincuenta y seis años pero aparentaba noventa y seis.

—¿Seguro que la edad está bien? —pregunté.

El agente de policía asintió.

Examiné el exterior del cuerpo abotargado de la mujer. Había abrasiones y cicatrices, lo que no era raro tratándose de una alcohólica. Habría que medirlas y describirlas todos. Tomé notas e hice trabajar al fotógrafo.

—¿Con qué resolución haces las fotos? —pregunté.

Me miró sorprendido.

—La más baja.

Yo estaba intrigado.

—¿Por qué la más baja? Imagino que querrás que las imágenes tengan la mejor calidad posible, ¿no?

—Sí —dijo—, pero el sistema informático de la policía no trabaja bien con archivos grandes, o sea que tenemos que hacerlas a baja resolución.

No dije nada. No había nada en su voz que indicara que le molestaba tener que hacer las cosas de ese modo. Desde su punto de vista, era una decisión simple y sensata, teniendo en cuenta las deficiencias del sistema informático. No parecía importar que las fotos que él hacía podían meter en la cárcel a centenares de personas. Y casi acabar con mi carrera. Suspiré. ¿Qué otra cosa podía hacer?

Había llegado el momento de hacer la primera incisión. Me coloqué a la derecha de la paciente, con la PM40 en la mano. Parecía que hiciera muchos años desde la última vez que había estado así junto a un cuerpo desnudo y muerto. ¿Quería seguir de verdad con aquello? ¿Almacenar más malos recuerdo en aquel álbum de feos recortes que guardaba en la cabeza y que podía abrirse, sin previo aviso, en cualquier momento?

Destapé el cuerpo poco a poco, entrando en la cavidad abdominal con un corte peculiar. Peculiar porque lo había inventado yo. Llamémoslo el corte Shepherd. En lugar de cortar los músculos por el centro y hacia abajo, yo corto a lo largo de la parte baja de las costillas y hacia abajo a ambos lados del abdomen. Luego pliego los músculos de la pared abdominal, como quien abre la tapa de una caja. Limpio y efectivo. Y vi que había, alrededor de la pelvis fracturada, una gran cantidad de sangre en los músculos y los tejidos.

—¡La cosa promete! —dijo el detective con voz alegre.

—Sin duda ha sufrido hemorragias —coincidí mientras limpiaba la sangre y observaba los órganos internos del cuerpo que descansaban en el interior del pecho y las cavidades abdominales—, pero ninguna parece reciente.

Mientras examinaba, sacaba y tocaba, la hoja de ruta de la vida de la mujer se extendió ante mí.

—¿Eso es el hígado? —preguntó un agente de policía señalando un órgano pequeño y gris que atravesaba la parte superior de su abdomen. Hasta un profano podía ver que hacía tiempo que aquel no era un órgano sano—. Parece un loro muerto.

—No va a hacer falta que lo pongas en conserva, Shepherd —dijo otro—. Ya lo ha hecho ella.

El detective sacudía la cabeza.

—Shepherd, por favor no me digas que la culpa es del hígado —dijo.

—Estoy de acuerdo en que no tiene buen aspecto, pero no sabré seguro cómo de mal está hasta que no pueda verlo más de cerca... Sus pulmones tampoco tienen buena pinta. Hay enfisema, y bastante.

O bien la fallecida había vivido durante toda su vida junto a una carretera muy transitada o bien había trabajado en una fábrica contaminante o bien fumaba mucho. Sus pulmones tenían un color oscuro, casi negro en algunas zonas, y grandes agujeros.

—Tampoco quiero oír que la mató el asma —dijo el detective, desesperado—. Y si me dices que también tenía problemas de corazón, me echaré a llorar.

—Seguramente con lo que tenía iba haciendo. Tendré que sacar el corazón para echarle un vistazo de cerca.

—Shepherd, por favor, causas naturales, no. Quiero pillar a ese tío. Esta mujer puede que solo tuviera cincuenta y seis años pero parece mayor y estaba muy débil, y él es un tipo grande que la empujó con fuerza y le rompió la pelvis en cinco lugares distintos, y luego ella murió. No debería irse de rositas.

—Su familia podría tener motivos para presentar una reclamación contra el primer hospital por enviar a la mujer a casa con paracetamol cuando tenía cinco fracturas pélvicas. A menos, claro, que se cayera en casa de la hija y se hiciera las otras cuatro...

—La hija no ha dicho nada, pero haremos que revisen las radiografías del primer hospital —dijo el detective tomando nota—. No me interesan mucho las negligencias médicas, de todas formas. Y, además, se hizo la fractura porque él la empujó.

—¿Cómo te mueres de una pelvis rota, a todo esto? —preguntó otro agente.

—Una causa indirecta de muerte por una pelvis rota

podría ser un embolismo pulmonar: la mujer estuvo varios días tumbada en la cama de un hospital y eso quiere decir que podría habérsele formado un coágulo de sangre en las piernas y haberse desplazado a través de los vasos sanguíneos hasta los pulmones. Lo malo es que en el hospital, durante los intentos de reanimación, le dieron anticoagulantes para deshacer cualquier coágulo, de modo que es improbable que los encuentre, si es que los hubo.

—Oh, Dios —gimió el detective—. Necesitamos poder probarlo.

—A ver, otra posibilidad, bastante habitual tras una fractura, es que la muerte se deba a un tipo diferente de embolismo que se llama «embolia grasa». No sabemos por qué se produce. Puede que grasa de la médula ósea del lugar en el que está la fractura se desplace, a través de los vasos sanguíneos dañados, hasta los pulmones. Una vez allí, se introduce en los pulmones y puede llegar al corazón, los riñones, el cerebro... Suele ser letal. Lo raro es que la muerte no llega hasta una semana después del traumatismo.

—¡Ah! —Al detective se le iluminó la cara—. ¿Cuándo sabrás si eso es lo que le pasó?

—Seguramente en alguna medida lo tuvo, a mucha gente le pasa cuando sufre una fractura, y en otros casos, también. Es una cuestión de grado... Necesito saber cuántos émbolos grasos tuvo y si se trata de un número significativo, antes de poder decir que esa fue la causa de la muerte.

—¿Cuándo lo sabrás, Shepherd?

—En una semana, más o menos. También estamos esperando los resultados de las pruebas de toxicología, de todas formas.

El detective me miró.

—Te dije que era un caso raro.

Le devolví la sonrisa.

—Sí —reconocí—. Lo es.

Aquel caso me dio que pensar. Pero no al día siguiente. Porque acababa de recuperar mi licencia de piloto y salí a volar. Estaba solo, en medio de la nada, sin nada que me sostuviera, con el festín para los ojos que es el paisaje inglés extendido a mis pies y, en la distancia, el azul profundo y oscuro del mar. La avioneta se elevaba. Yo me elevaba. Con la mente tan despejada como el cielo, como el mar.

Una semana más tarde coincidí con el mismo detective en otra autopsia. Otro caso peculiar.

Un hombre había salido del *pub* y horas después había aparecido muerto en el río. Su familia estaba convencida de que había sido víctima de una agresión, y luego arrojado al agua.

—¿Qué? —dijo el detective desde el otro lado de la sala de autopsias—. ¿Ha habido suerte con la causa de la muerte de la mujer con problemas con el alcohol a la que empujaron?

Yo estaba echándole un vistazo al hombre del río. Tenía una teoría sobre él.

—Le he estado dando muchas vueltas a eso. Era un caso muy complicado el de esa mujer. Encontré unos cuantos émbolos grasos en los pulmones y el cerebro pero, según los estudios que se han hecho, no tantos como para estar al cien por cien seguro de que fueron letales.

El detective lanzó un gemido.

—Voy a poner como causa de la muerte la pelvis fracturada, con hemorragias internas y émbolos grasos. En la segunda parte, o sea los motivos asociados, añadiré cirrosis, diabetes, etcétera, como condiciones subyacentes.

Se me quedó mirando.

—¡Entonces fueron las fracturas!

—Yo solo doy mi opinión sobre la causa de la muerte. Otros podrían no estar de acuerdo y, al final, es la fiscalía la que decidirá si quiere presentar cargos. Creo que deberían hacerlo. Pero sabiendo cómo funciona la fiscalía hoy en día... —Puse los ojos en blanco—. Claro que al final dependerá de un jurado decidir si eso está más allá de toda duda razonable.

—Jamás podrán decidir si no se presentan cargos. Gracias, Shepherd. Arrestaré a ese yerno por homicidio involuntario, te lo prometo.

—En la fiscalía no dejarán que lo hagas hasta que no estén seguros de que pueden ganar el caso, y ahora mismo no lo están.

—¿Qué quieren?

—Que les dé más importancia a las fracturas pélvicas.

Me miró con intención.

—¿Y puedes?

Le devolví la mirada por encima del cuerpo ahogado.

—He ido todo lo lejos que me permite mi conciencia.

—Pero...

—La causa de la muerte que he puesto lo dice todo. Murió por complicaciones derivadas de las fracturas en la pelvis, pero era ya una mujer enferma, con varias enfermedades crónicas. No eliges en qué estado te encuentras a las víctimas, ¿verdad? Es posible que quien lea el informe en la fiscalía no entienda lo que pone en el informe (de hecho, creo que no lo entenderán), pero se han negado en redondo a que nos reunamos para hablar de mis conclusiones y de mis argumentos. ¿Qué más puedo hacer?

—Shepherd...

—He sido justo. Ese es mi trabajo: ser justo.

Al llegar a ese punto los detectives suelen enfadarse con los forenses, de modo que preferí concentrarme en el cuerpo que tenía ante mí. Sospechaba que aquel iba a ser uno de aquellos casos de muerte por micción. Una persona que ha bebido, como se sabe, puede que camine de forma inestable y que se tambalee. No suele ser un gran inconveniente, ni siquiera al orinar, aunque los cuartos de baños no siempre acaben como resultado en las mejores condiciones. Pero tambalearse puede convertirse en un problema si el borracho en cuestión se detiene, de camino a casa, para aliviarse en un río o un lago. En una situación así, si hace más eses de la cuenta, puede llegar a producirse una combinación traicionera: que esté increíblemente borracho y además sumergido en agua fría.

Examiné minuciosamente el cuerpo del hombre en busca de señales de la pelea que su familia estaba convencida que lo había matado. Unos pocos morados... muy pocas laceraciones, con aspecto de que se las había hecho ya en el río. Y el hallazgo crucial: bragueta bajada y pene expuesto. Estaba seguro de que cuando le examinara la pelvis descubriría que tenía la vejiga llena. Y había mucha espuma saliéndole por la boca y la nariz, un indicio clásico de ahogamiento. Es decir, que el hombre estaba vivo cuando entró en el agua y luego... Estaba tan concentrado que casi me había olvidado del detective enfadado.

—¿Shepherd...?

Levanté la vista y lo miré parpadeando.

—Te admiro de verdad.

Parpadeé más rápido. Ningún agente de policía me había dicho nunca nada parecido. Jamás.

—Has hecho un trabajo, todos estos años, en el que la mayoría de la gente no quiere ni pensar. Y sigue resultándote fascinante, se te nota. Aquí hay un idiota que la ha palmado, seguramente porque se cayó mientras meaba estando borracho. Aquella mujer era una alcohólica sin remedio que ya estaba a las puertas de la muerte. Pero tú te preocupas por ellos igualmente. Te empeñas en ser justo con ellos, pase lo que pase.

Detrás de nosotros se oían los ruidos habituales de la morgue, las camillas que transportaban los muertos de un lado a otro. No demasiado lejos, en la sala de duelo pintada en colores pastel y tenuemente iluminada, un familiar sollozaba de forma audible. A nuestro alrededor, el grupo de agentes de policía esperaba con la mirada puesta en la cuchilla que yo sostenía en la mano. Contemplé el cuerpo que tenía ante mí. Sobrepeso, calvicie incipiente, dedos arrugados y blanquecinos, piel que empezaba a desprenderse, primeros indicios de descomposición, mucha mala suerte. Un ser humano, como yo.

Quise responder a las palabras del detective quitándole hierro al asunto. Decir algo sobre cómo, cuarenta años después, seguía gustándome resolver acertijos. Pero no pude. Porque sabía que el detective tenía razón. Me preocupaba por ellos. Sigo haciéndolo.

Agradecimientos

He tenido la suerte de dedicar mi vida laboral a una profesión que me ha fascinado desde el momento en el que supe que existía. Pero es al echar la vista atrás cuando me doy cuenta del papel crucial que familia, amigos y compañeros han desempeñado a lo largo de estos fugaces cuarenta años. Me acuerdo de todos, pero son, por supuesto, demasiados para enumerarlos, de modo que solo daré aquí las gracias a unos pocos de ellos.

Gracias al doctor Rufus Crompton y al profesor Bill Robertson, que crearon una plaza de medicina forense especialmente para mí en el Hospital de St George y me mostraron el camino a seguir.

A los muchos oficiales de instrucción con los que he trabajado y para los que he trabajado, entre ellos Paul Knapman, John Burton, David Paul, Alison Thompson y Michael Burgess; juntos hemos hecho que muchas familias desoladas pudieran entender mejor lo ocurrido y pasar página.

A mis compañeros en el Hospital de Guy, el doctor Iain West, la doctora Vesna Djurovic y el doctor Ian Hill. Y, por supuesto, a la Unidad de Medicina Forense del St George: el doctor Robert Champman, la doctora Margaret

Stark y la doctora Debbi Rogers, además de la infatigable Rhiannon Layne y la siempre entusiasta Kathy Paylor.

Al personal de las morgues de todo el país: imposible olvidar su inmenso talento, tan pocas veces reconocido o alabado, su compañerismo, su apoyo y, por supuesto, ¡todas esas tazas de té!

He trabajado en tribunales de todo tipo, en el Reino Unido y en el extranjero, y el personal que trabaja en ellos ha sido siempre amable y servicial. Debo mencionar en particular a los trabajadores del Tribunal Penal Central, a algunos de los cuales he llegado a conocer bien durante las muchas horas que he pasado esperando para prestar declaración. He agradecido siempre sus alegres sonrisas y sus palabras de ánimo cuando de vez en cuando un abogado agresivo me hacía morder el polvo.

Gracias a los muchos agentes de policía con los que he trabajado, pero en particular a Steve Gwilliam: fue un compañero maravilloso y tuvimos la ocasión de crecer juntos a nivel profesional en los primeros años de nuestras carreras. También fue él quien me enseñó a volar y me abrió todo un nuevo mundo.

Gracias a los muchos abogados y jueces con los que ha sido un placer trabajar. Y, por supuesto, gracias a mi familia. En primer lugar a Jen, que fue un gran apoyo para mí al empezar mi carrera y cuya determinación en los años que pasamos juntos llevaron su propia carrera en el mundo de la medicina a lugares que nunca había imaginado. Siento un orgullo desmesurado por nuestros hijos, Chris y Anna, y por mis nietos, Austin y Iona. Y a Linda, mi maravillosa esposa y punto de referencia en mi vida, que hace que tenga los pies en el suelo y que me ha enseñado a amar nuestro jardín. Sin su amor y su apoyo en ocasiones no habría sido capaz de seguir adelante. También, por supuesto, a las tres «incorporaciones» que me alegra decir que trajo con ella, Rachael, Sarah y Lydia. Os doy las gracias, a todos los que formáis parte de mi familia, por lo que os esforzáis en evitar que me convierta en un viejo pretencioso.

La paciencia y el apoyo de Mark Lucas y Rowland White y de todo su gran equipo —pero en especial de Ariel Pakier— en la editorial Michael Joseph han conseguido que la nave que tienes en las manos haya aterrizado a salvo, y les doy por ello las gracias de todo corazón.

Acabo con mis jack russells, *Archie* y *Bertie*, y sus predecesores, que han sido mis compañeros siempre fieles, mis entrenadores personales y los confidentes más comprensivos que he tenido.